新冠肺炎综合防控诊治丛书

SERIES IN COMPREHENSIVE PREVENTION, CONTROL, DIAGNOSIS, AND TREATMENT OF COVID-19

影像学诊断

分册

U0839116

河南省卫生健康委员会
河南省人民医院 编写

河南科学技术出版社
·郑州·

图书在版编目（CIP）数据

新冠肺炎综合防控诊治丛书. 影像学诊断分册 / 河南省卫生健康委员会，河南省人民医院编写. —郑州：河南科学技术出版社，2020.6

ISBN 978-7-5349-9971-0

Ⅰ. ①新… Ⅱ. ①河… ②河… Ⅲ. ①日冕形病毒—病毒病—肺炎—影像诊断 Ⅳ. ①R563.1

中国版本图书馆CIP数据核字（2020）第150116号

出版发行：河南科学技术出版社

地址：郑州市郑东新区祥盛街27号　　邮编：450016

电话：（0371）65788858　　65788110

网址：www.hnstp.cn

策划编辑：马艳茹

责任编辑：李　林

责任校对：崔春娟

封面设计：张　伟

责任印制：张艳芳

印　　刷：河南新华印刷集团有限公司

经　　销：全国新华书店

开　　本：787 mm × 1092 mm　1/16　　印张：9.5　　字数：166千字

版　　次：2020年6月第1版　　2020年6月第1次印刷

定　　价：60.00元

如发现印、装质量问题，影响阅读，请与出版社联系并调换。

丛书编委会

主　任　顾建钦　邵凤民

编　委　武素英　田海峰　陈传亮　申志强　孙培春

张连仲　李建军　赵东卿　王宇明　王留义

王梅云　李　刚　张加强　张红梅　武启峰

秦秉玉　康　谊　梁新亮　程兆云

本书编委会

主　审　顾建钦　邵凤民　金征宇　刘士远　史大鹏

主　编　王梅云

副主编　娄江华　徐俊玲　白　岩　吴青霞　吕传剑　谭红娜

编　委　王梅云　娄江华　吕传剑　谭红娜　白　岩
徐俊玲　顾建钦　邵凤民　金征宇　刘士远
史大鹏　雷志丹　朱绍成　葛英辉　窦社伟
闫峰山　张云翔　王　莹　魏　巍　陈丽娟
张丹丹　王　政　李晓栋　郭　潆　李晓晨
高海燕　文泽军　程天明　李　艳　王　艳
吴亚平　马　蕾　付　聪　付芳芳　陈慧芳
郭慧慧　许晨阳　梅　昂　滕　琳　张　凯
杨瑞静　单腾飞　马　澜　樊　婧　胡妞妞
马千里　王　兵　王全忠　王永尚　邬　毅
闫　莉　张红伟　刘红明　史莉莉　李寒寒
陈嘉琦　张　源　董嘉慧　黄雪岩　代　博
陆　擎　付　畅　张伟峰　李　娜　李会强
李鹏宇　武成莉　李　沛　轩　昂　张　中
申　雨　董　健　韩艳红　高永举

主编简介

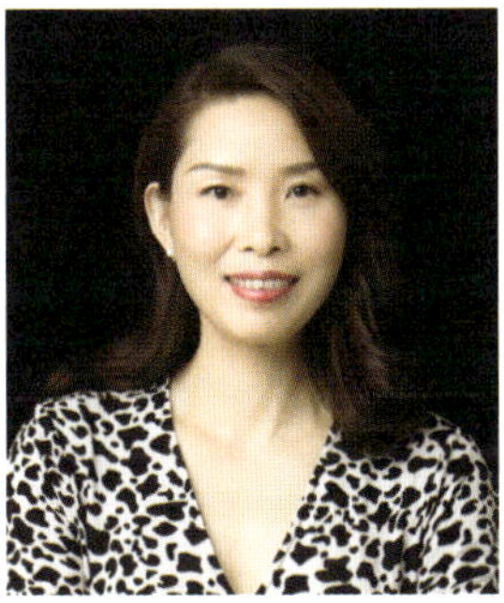

王梅云　主任医师，教授，博士生导师，美国哈佛大学医学院博士后，美国约翰霍普金斯大学医学院访问教授，河南省人民医院医学影像科主任，河南省医学影像中心主任，河南省神经疾病影像诊断与研究重点实验室主任，河南省功能与分子成像国际联合实验室主任。担任国际医学磁共振学会（ISMRM）理事会理事、精神学组的副主席和2021年主席，国际华人医学磁共振学会（OCSMRM）主席，国际神经血管疾病学会（ISNVD）2021年主席，国际磁共振学会认证培训师，中华放射学会委员、磁共振学组副组长，河南省放射学会副主任委员。长期致力于医学影像诊断新技术研发及临床应用研究。主要学术成果：以第一作者或通讯作者在*JAMA*、*Nature*子刊*Nature Communi cations*、*Molecular Psychiatry*、*Radiology*、中华放射学杂志等发表学术论文100多篇，主编/参编专著8部。主持国家重点研发计划国际科技合作、国家自然科学基金重点国际合作项目等国家级和省部级项目10余项，获得河南省科技进步奖一等奖2项、二等奖1项、国际华人医学磁共振学会“突出贡献奖”，中华放射学会年度金奖——“杰出青年奖”，并荣获国家百千万人才工程“有突出贡献中青年专家”、全国优秀科技工作者、河南省学术技术带头人、“中原千人计划”——中原基础研究领军人才等荣誉称号。

序

整合：构建新冠肺炎健康服务生态系统。

Integration: Building COVID-19 Health Services Eco-system.

人类发展史是一部人类与传染病的斗争史。在历史上，危害过人类的传染病有鼠疫、天花、霍乱、麻风、白喉、流行性感冒、梅毒、斑疹伤寒、疟疾、狂犬病、肺结核等数十种之多，其中以鼠疫、天花、流行性感冒影响最大。进入21世纪以来，SARS（严重急性呼吸综合征）、禽流感、埃博拉出血热、中东呼吸综合征等疫情频发，近期新型冠状病毒肺炎（简称新冠肺炎，COVID-19）肆虐，人类与传染病斗争的形势依然严峻。

医院作为重大传染病预警研判、医疗救治、临床研究、宣教培训的综合载体，在疫情防控中的地位举足轻重。但在新冠肺炎疫情暴发初期，也暴露了一些共性短板，如信息传递和反馈滞后、形势误判、决策不当、措施不力、反应迟缓、协调不畅、物资储备不足等。这说明，传统经验式的医院医疗健康服务供给模式，已经无法胜任传播速度快、感染范围广、防控难度大的疫情防控重任。

河南省人民医院是河南省省级新冠肺炎定点救治医院，疫情暴发初期就坚持以生态论、系统论、协同论、制度论、信息论、资源论等方法论为指导，积极整合院内、院外优质资源，构建医院主导、社区支持、社会参与的“三位一体”的新冠肺炎防控健康服务生态系统，取得了“确诊病例全部治愈、医务人员零感染”的成效。

作为奋战在新冠肺炎疫情防控一线的医务工作者，我们不仅有义务提供优质高效的医疗健康服务，更有责任从学术角度寻求在新冠肺炎大流行背景下实施有效干预和优化服务供给的一般规律，以期从临床、护理、社区干预、应急管理、线上服务等多维视角，提供新冠肺炎综合防治示范方案，为巩固我国新冠肺炎疫情防控成果、降低社会经济健康总体代价做出贡献。

基于这种思考，我们着手编写了“新冠肺炎综合防控诊治丛书”。本丛书采用理论分析结合案例报道的形式展开写作，全面总结了新冠肺炎防控健康服务生态系统所涵盖的八个学科在疫情防控中的做法和经验，编著形成九个分册：《应急管理分册》《互联智慧分级诊疗分册》《河南省人民医院公共卫生医学中心分册》《全科与社区分册》《临床诊治分册》《重症救治分册》《护理案例解析及管理分册》和《影像学诊断分册》及其英文版*Image Atlas of COVID-19*。

《应急管理分册》旨在全面总结河南省人民医院构建新冠肺炎疫情期间应急管理体系的做法和经验，涵盖应急管理概述、灾害脆弱性分析、应急管理系统设计、线下服务应急管理、线上服务应急管理、质量安全应急管理、人力资源应急管理、科技创新应急管理、支持保障系统应急管理、信息传播宣传应急管理和境外输入性病例应急管理十一个方面的内容。

《河南省人民医院公共卫生医学中心分册》旨在呈现河南省人民医院公共卫生医学中心尤其是新冠楼的建设成果，真实反映其在疫情防控救治中发挥的重要作用。全书从医防融合、新冠时刻两方面介绍了其建设理念，从区域相对独立、流向合理顺畅、设计标准规范、配套智能高端、防护安全可靠、人性关怀服务六个方面介绍了其特色亮点，从科学规划方面介绍了其支撑保障。

《互联智慧分级诊疗分册》旨在介绍河南省人民医院新冠肺炎线上服务供给，涵盖线上服务系统总论、互联网诊疗、远程医疗服务、96195综合服务及相关制度五个方面的内容。

《全科与社区分册》以医院–社区联防联控为出发点，涵盖疫情下全科与社区的功能定位、新冠肺炎认识、医务人员个人防护、全科及社区工作、信息管理、社区护理、慢性病管理七个方面的内容。

《临床诊治分册》旨在解决新冠肺炎临床诊疗面临的困惑，涵盖新冠肺炎的概述，新冠肺炎临床病例解析，新冠肺炎诊疗热点、难点问题解析，规范化新型冠状病毒临床实验室检测四个方面的内容。

《重症救治分册》重点关注新冠肺炎合并基础性疾病的危重型患者的救治和围术期管理，涵盖新冠肺炎重型及危重型患者在重症监护病房的诊疗及救治，新冠肺炎合并心血管疾病急重症手术及围术期管理四个方面的内容。

《护理案例解析及管理分册》旨在为各级医疗机构新冠肺炎疫情防控护理组织管理提供策略，为护理人员临床护理工作提供切实可行的指导，涵盖新冠肺炎护理案例解析与护理应急管理两方面内容。

《影像学诊断分册》收集了61例典型病例的CT、DR、PET/CT、PET/MR检查，每一张图片都有解释，部分病例还有出院后影像学检查，旨在通过汇编成功救治病例的影像资料，支持临床治疗方案完善。此外，编写委员会还编写了英文版的影像学诊断分册（*Image Atlas of COVID-19*）。

本丛书理论与案例深度融合，图文并茂，可为新冠肺炎临床诊治、社区防控，以及应急管理的日常工作和专项研究提供有益参考，同时也可为政策制定者、高等院校师生及其他有兴趣的社会大众提供借鉴。

本丛书在内容编写上引用了大量文献，皆附书末，在此对原文作者表示感谢。本丛书是在河南科学技术出版社的大力支持下，由河南省卫生健康委员会和河南省人民医院科研与学科建设部、互联智慧健康服务院、全科医学科、公共卫生医学中心、重症医学中心、护理部、影像科共同努力编撰完成，在此一并致谢。

新冠肺炎是新发疾病，研究进展不断更新，加之该病资料有限、编写时间紧迫，本丛书可能存在疏漏和不足之处，恳请各位同仁批评指正。

生命至上，谨以本丛书缅怀每一位因新冠肺炎逝去者，致敬奋战在新冠肺炎疫情防控一线的广大医务工作者！

丛书编写委员会

2020年5月27日

前　言

自2019年年底起，新型冠状病毒肺炎（简称新冠肺炎）疫情在全球暴发流行，累及200多个国家，防控形势严峻。2020年2月11日，世界卫生组织（WHO）将新型冠状病毒感染的肺炎命名为COVID-19（Corona Virus Disease 2019）。国际病毒分类委员会将新型冠状病毒命名为SARS-CoV-2（Severe Acute Respiratory Syndrome Coronavirus 2）。

目前，诊断COVID-19的金标准是新型冠状病毒核酸检测，但是医学影像学检查在COVID-19病灶检出、明确诊断、病情评估、治疗转归以及疗效评估等方面发挥着重要的作用，为COVID-19诊疗中的重要指标之一。归纳、总结COVID-19患者影像学表现及转归方面的经验并分享给大家，有助于一线的疫情防控工作。

本书编委均为COVID-19防控定点医院的一线医生和专家。全书共分四章，包括轻型、普通型、重型及危重型等COVID-19不同临床分型的临床表现、实验室检查、影像学检查、影像学表现及转归，不仅包含COVID-19患者住院期间的影像资料，还包含出院后2个月内的随访影像资料。本书以大量的临床图像为导向，图文并茂，深入浅出，力求对COVID-19影像学表现进行详尽、科学而客观的展示和解析。本书精选了河南省61例典型病例的典型图像，包含DR、CT、PET/CT及PET-MR等500余幅图片，希望能为广大影像科医生和临床医生全面认识COVID-19的典型影像学表现及转归提供重要参考，为COVID-19的科研、防控及诊治提供思路。

目前疫情还在不断变化，对COVID-19的认识在不断加深，书中若有疏漏和不足之处，恳请各位同道与广大读者在使用本书的过程中不吝批评指正，以便日后修订，并日臻完善。

本书编委会

2020 年 3 月 17 日

目 录

第一章

轻型 COVID-19 病例的 CT 表现及转归

第一节 无症状感染者家族性聚集 COVID-19 病例 CT 表现

病例 1~6

病史

病例 1，女，20 岁，从疫区回到家乡，其父亲（病例 2，45 岁）和母亲（病例 6，42 岁）在当日与病例 1 接触。3 天后病例 1、病例 2、病例 6、病例 1 的 3 位亲戚（病例 4，47 岁；病例 5，49 岁；病例 3，57 岁）一起看望亲属。病例 6 在 7 天后出现发热和咽喉痛，并在当地诊所进行治疗，该诊所当时尚无 SARS-CoV-2 感染的报告病例。

在随后的 13~16 天，病例 2~5 均出现了发热及呼吸道症状并被收治入院，SARS-CoV-2 核酸检测结果均为阳性，且上述病例中有 2 位为重型，其他为普通型，C 反应蛋白水平升高、淋巴细胞计数降低，胸部 CT 均表现为多灶性磨玻璃影，其中 1 例出现实变和纤维化。除与病例 1 接触外，病例 2~6 均无疫区滞留史，未与其他去过疫区的人有过接触。

病例 1 在其亲属发病后被隔离观察，但是截至回乡第 32 天，病例 1 未出现发热、咳嗽、咽喉痛等呼吸道症状或胃肠道症状，且第 17 天和第 21 天的胸部 CT 图像未显示明显异常。病例 1 的 SARS-CoV-2 核酸检测结果在第 16 天为阴性，第 18 天为阳性，第 26 天和第 29 天均为阴性。

实验室检查

病例 1：白细胞 5.65×10^9/L，淋巴细胞计数 1.55×10^9/L，淋巴细胞百分比 27.50%，C 反应蛋白 0.69 mg/L。

病例 2：白细胞 7.97×10^9/L，淋巴细胞计数 0.53×10^9/L，淋巴细胞百分比 6.70%，C 反应蛋白 217.17 mg/L。

病例 3：白细胞 9.43×10^9/L，淋巴细胞计数 0.69×10^9/L，淋巴细胞百分比 7.40%，C 反应蛋白 202.03 mg/L。

病例 4：白细胞 3.29×10^9/L，淋巴细胞计数 0.91×10^9/L，淋巴细胞百分比

27.70%，C 反应蛋白 66.07 mg/L。

病例 5：白细胞 3.44×10^9/L，淋巴细胞计数 0.46×10^9/L，淋巴细胞百分比 13.30%，C 反应蛋白 14.9 mg/L。

病例 6：白细胞 4.59×10^9/L，淋巴细胞计数 1.65×10^9/L，淋巴细胞百分比 35.90%，C 反应蛋白 10.14 mg/L。

影像学表现

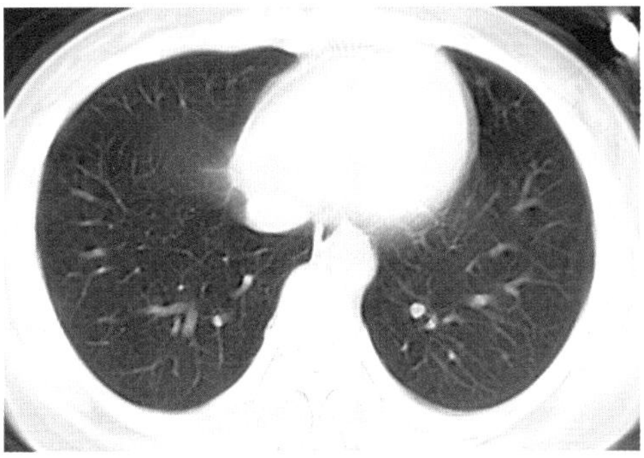

图 1–1　病例 1 胸部 CT 平扫未见明显异常

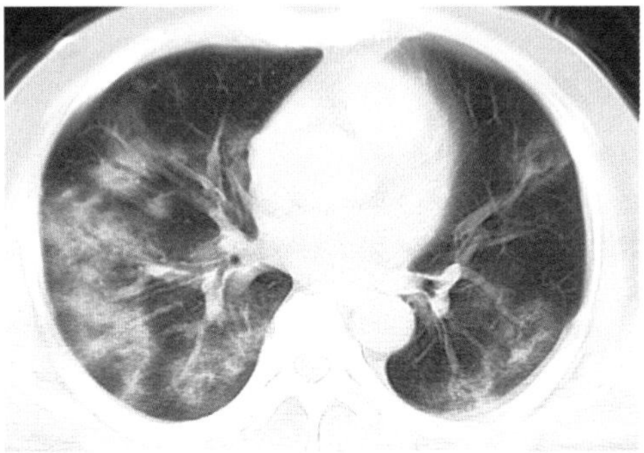

图 2–1　病例 2 胸部 CT 示双肺多发磨玻璃影

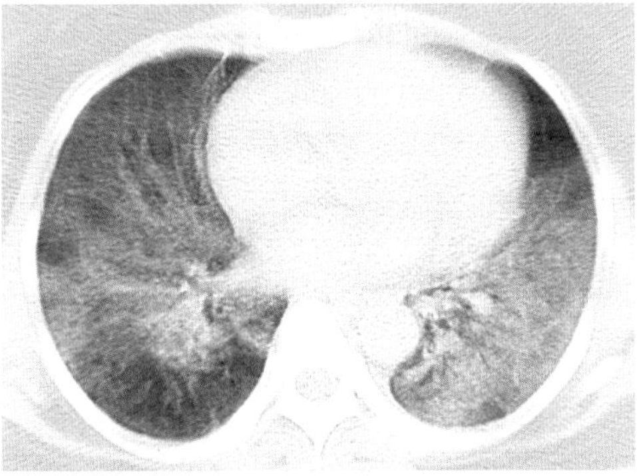

图 3–1　病例 3 胸部 CT 示双肺多发磨玻璃影

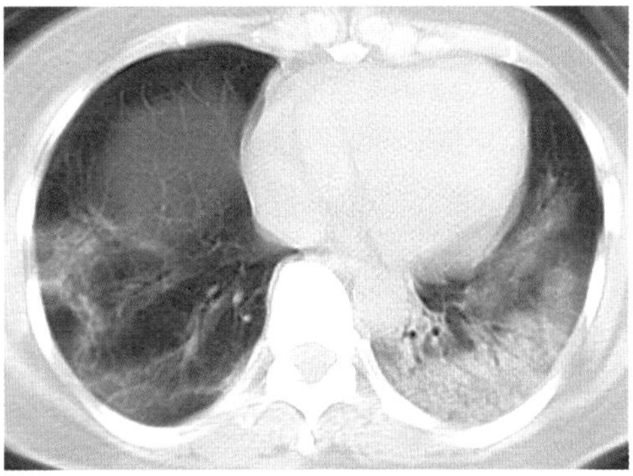

图 4–1　病例 4 胸部 CT 示双肺多发磨玻璃影，部分区域肺实变伴纤维化

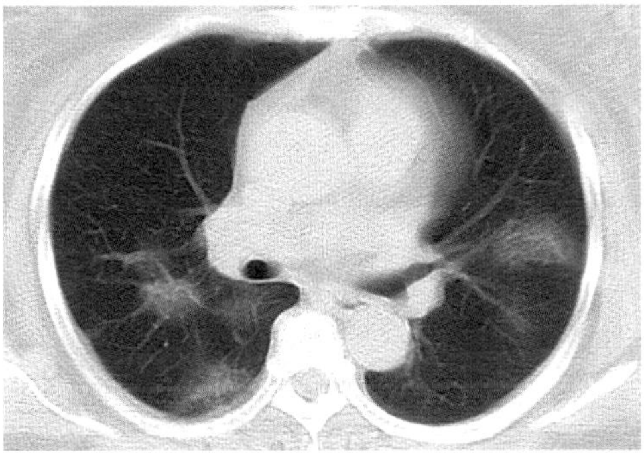

图 5–1　病例 5 胸部 CT 示双肺多发磨玻璃影

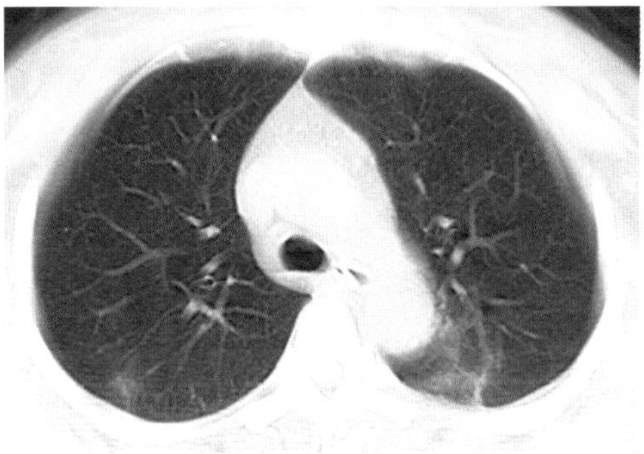

图 6–1　病例 6 胸部 CT 示双肺多发磨玻璃影

第二节 轻型转普通型 COVID-19 病例 CT 表现

病例 7

病史

女，51 岁，有疫区居住史，4 天前离开疫区，患者配偶 3 天前确诊为 COVID-19，入院前 2 小时患者无明显诱因出现咽部不适。

实验室检查

白细胞 9.20×10^9/L，淋巴细胞计数 1.26×10^9/L，淋巴细胞百分比 13.8%，C 反应蛋白 0.7 mg/L。

影像学表现

患者住院期间 CT 检查表现如下：

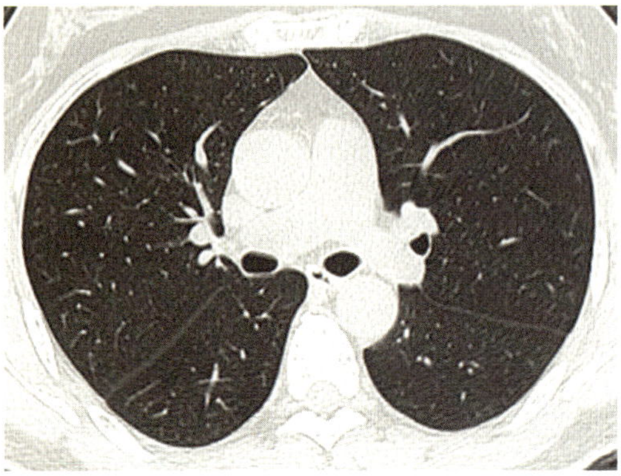

图 7-1 患者入院当天胸部 CT 检查示双肺未见明显异常

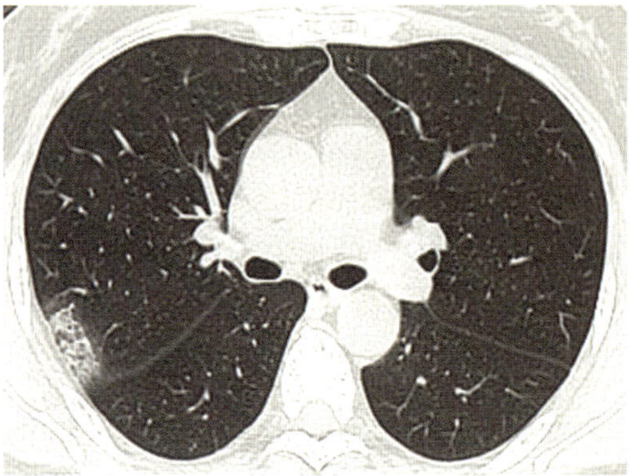

图 7-2 患者入院第 5 天胸部 CT 复查示右肺上叶后段片状网格状磨玻璃影，边界模糊

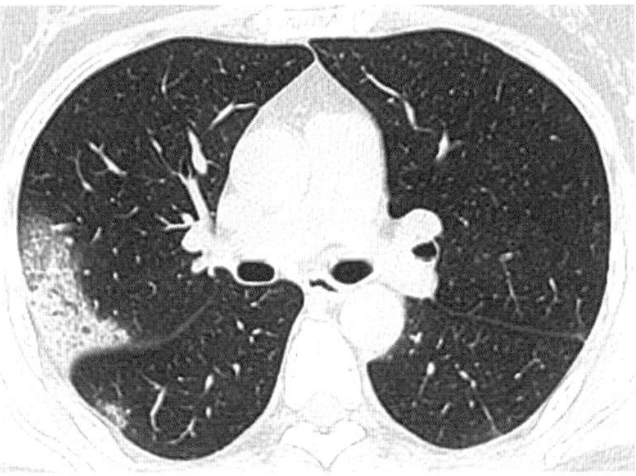

图 7–3　患者入院第 9 天胸部 CT 复查示右肺上叶见大片状网格状磨玻璃影，范围较前明显增大，并右肺下叶上段新发小片状磨玻璃影

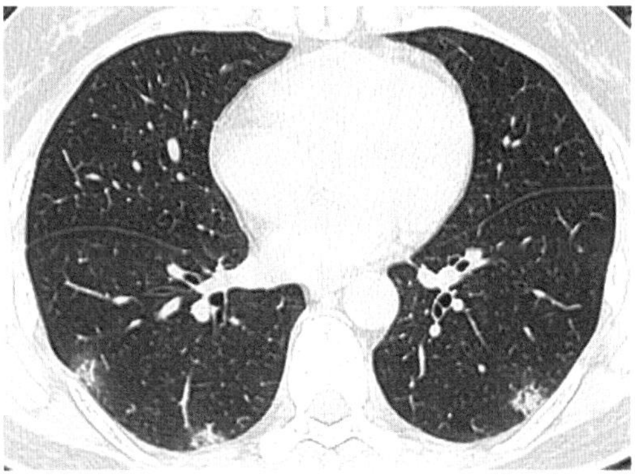

图 7–4　双肺下叶散在新发、小片状网格状磨玻璃影，边界模糊

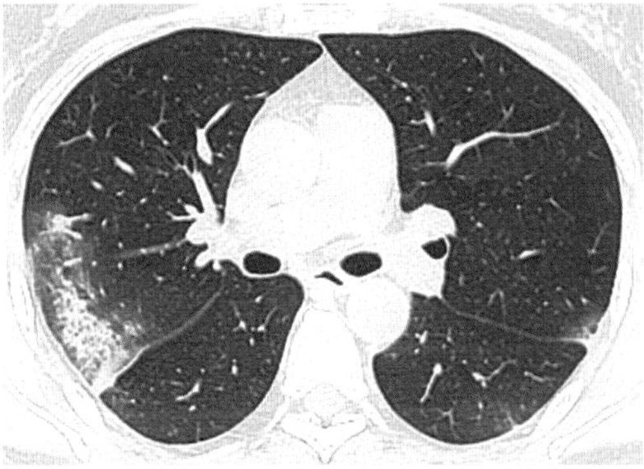

图 7–5　患者入院第 16 天胸部 CT 复查示右肺上叶后段片状网格状磨玻璃影，病变密度较前减低，右肺下叶上段病变吸收完全

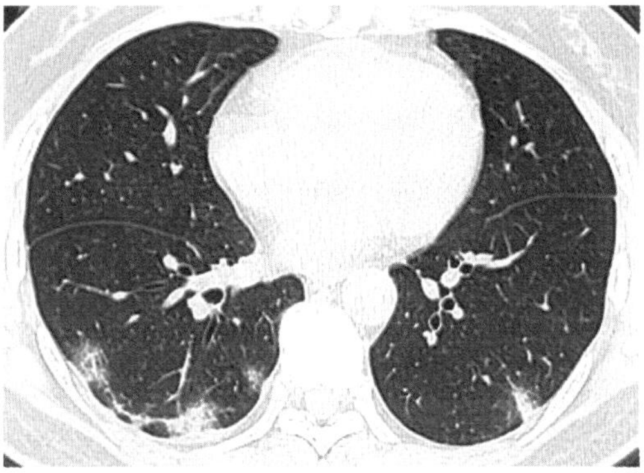

图 7–6　双肺下叶病变范围较前增加，部分实变，局部可见条索影

病例 8

病史

女，83 岁，有 COVID-19 患者接触史，1 天前无明显诱因出现发热，体温最高 38.2 ℃，伴头晕，咳嗽。

实验室检查

白细胞 3.70×10^9/L，淋巴细胞计数 1.05×10^9/L，淋巴细胞百分比 28.2%，C 反应蛋白 5.8 mg/L。

影像学表现

患者住院期间 CT 检查表现如下：

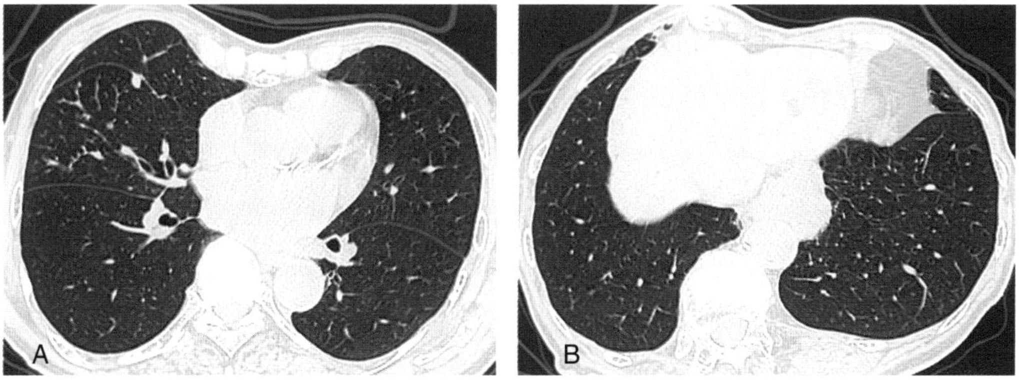

图 8–1　患者入院当天胸部 CT 示双肺未见明显异常

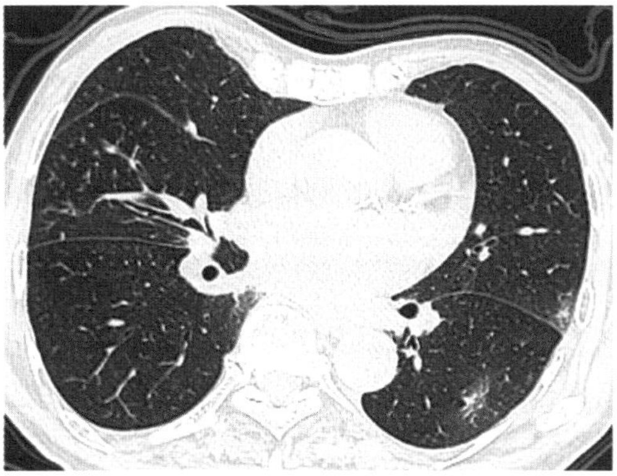

图 8–2　患者入院第 6 天胸部 CT 复查示左肺下叶、左肺上叶舌段新发网格状磨玻璃影

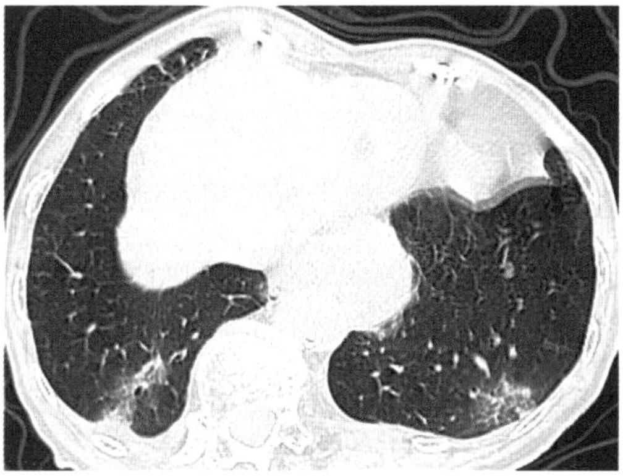

图 8–3　右肺下叶后底段、左肺下叶外侧底段新发网格状磨玻璃影

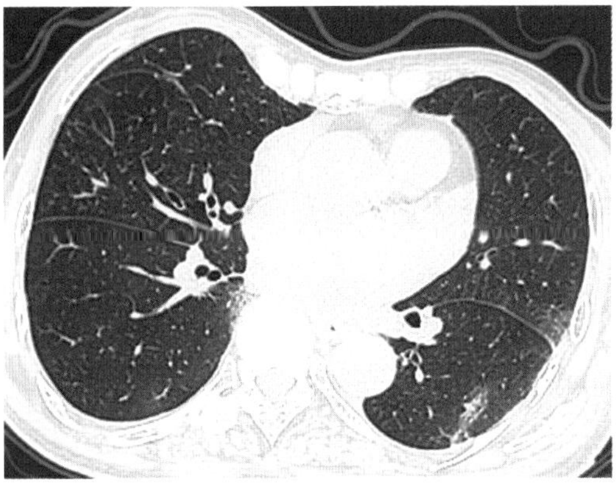

图 8-4 患者入院第 10 天胸部 CT 复查示左肺下叶、左肺上叶舌段斑片影及条索影，左肺上叶舌段病变较前稍吸收

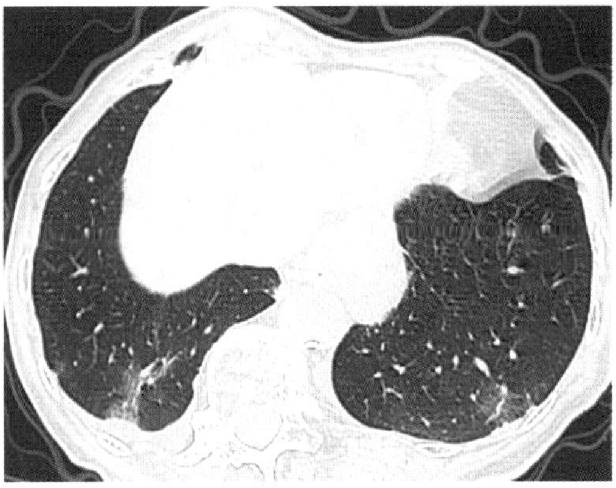

图 8-5 右肺下叶后底段、左肺下叶外侧底段磨玻璃影，病变较前吸收，双侧出现少量胸腔积液

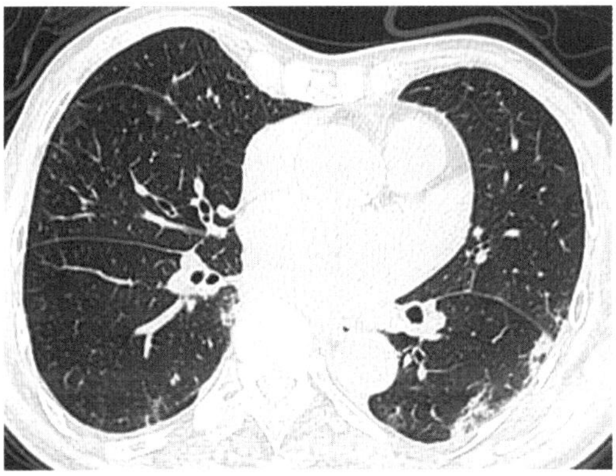

图 8-6 患者入院第 13 天胸部 CT 复查示左肺下叶斑片影及条索影，病变范围较前稍增大，左肺上叶舌段病变基本吸收

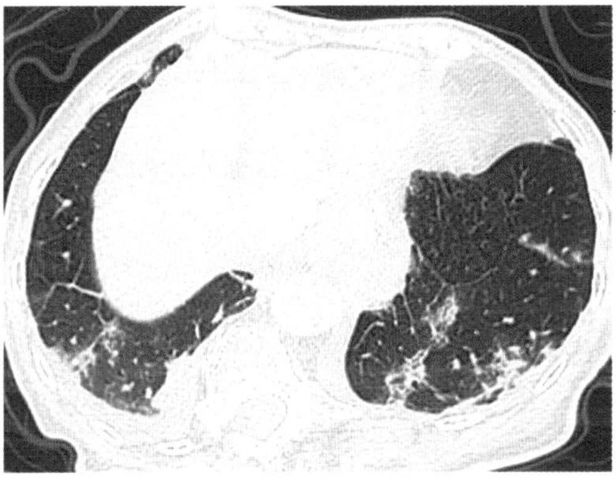

图 8-7 右肺下叶后段、左肺下叶外段斑片影及条索影，病变较前增多，双侧胸腔积液亦较前略增多

病例 9

病史

男，28 岁，有疫区滞留史，1 天前无明显诱因出现间断发热，最高 37.8 ℃，轻微头重感。

实验室检查

白细胞 3.30×10^9/L，淋巴细胞计数 1.41×10^9/L，淋巴细胞百分比 43.0%，C 反应蛋白 10.4 mg/L。

影像学表现

患者住院期间 CT 检查表现如下：

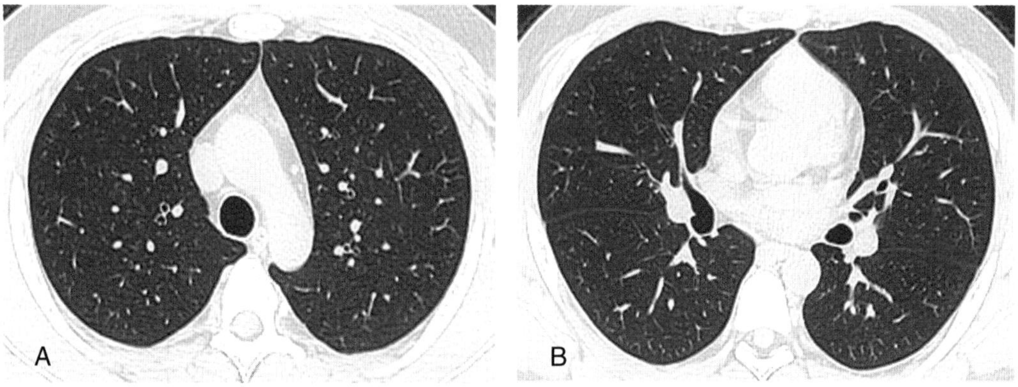

图 9–1 患者入院当天胸部 CT 检查未见明显异常

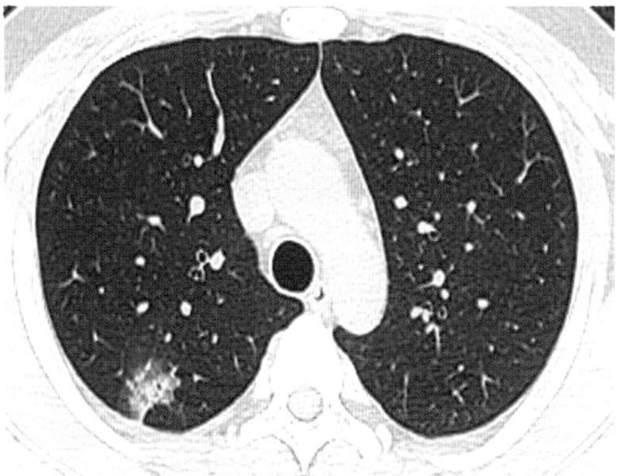

图 9–2 患者入院第 6 天胸部 CT 复查示右肺上叶后段胸膜下片状网格状磨玻璃影，边界模糊

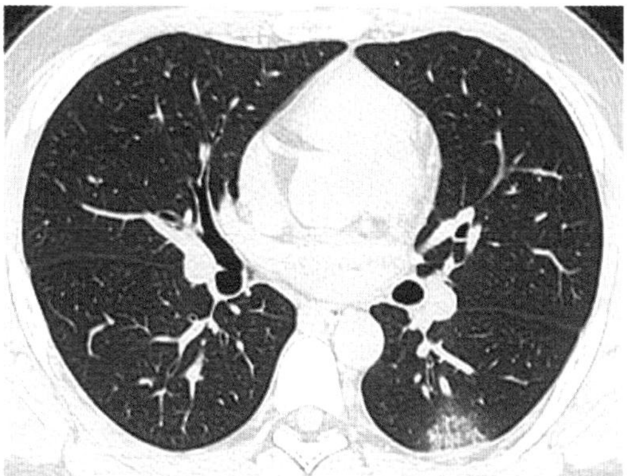

图 9–3 左肺下叶上段片状网格状磨玻璃影，边缘模糊

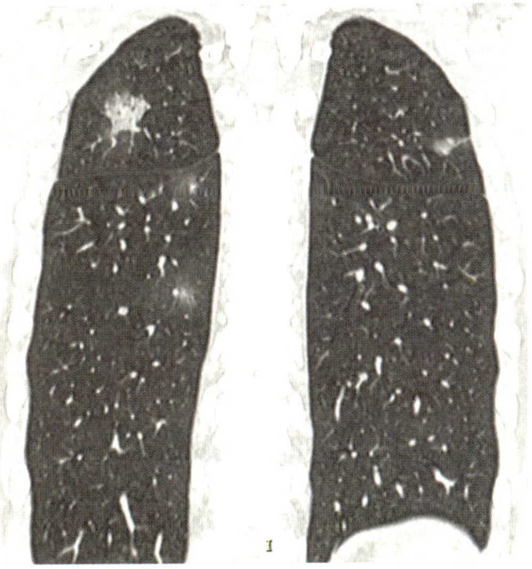

图 9−4　冠状位图像示双肺散在多发浅淡及网格状磨玻璃影，边界模糊

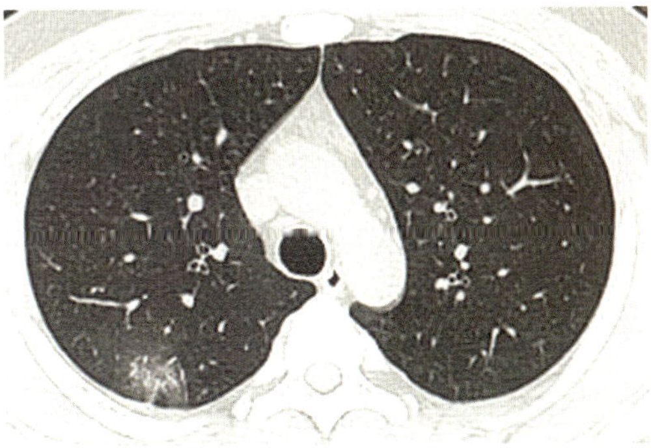

图 9−5　患者入院第 9 天胸部 CT 复查示右肺上叶后段斑片状高密度影及条索影，病变较前吸收

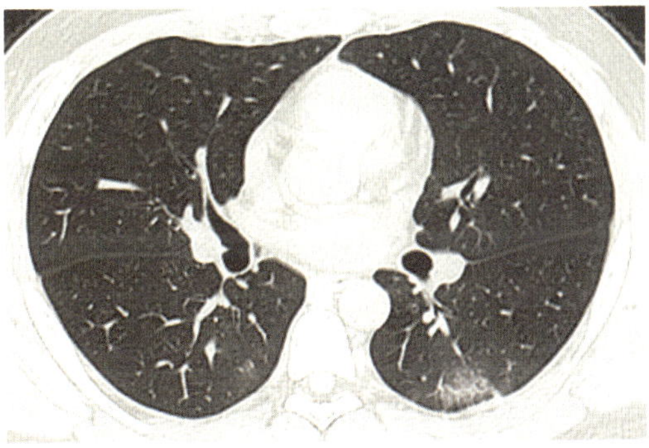

图 9−6　左肺下叶上段斑片状密度增高影及少许条索影，病变较前吸收，右肺下叶上段见一新发小片状磨玻璃影

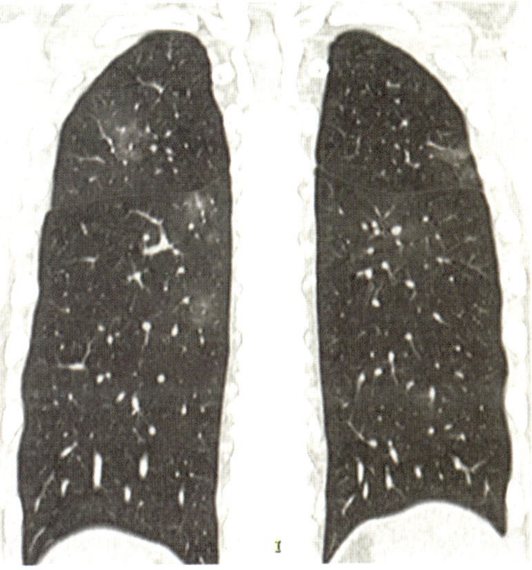

图 9−7　冠状位图像示双肺散在小片状磨玻璃影，局部少许条索影，病变较前吸收

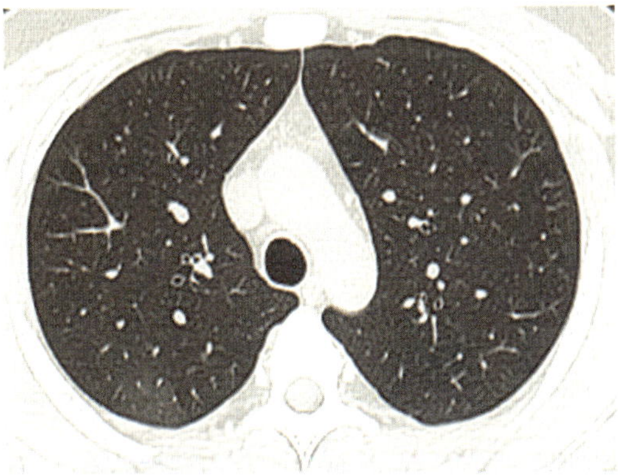

图 9−8　患者入院第 15 天胸部 CT 复查示右肺上叶后段病变基本吸收

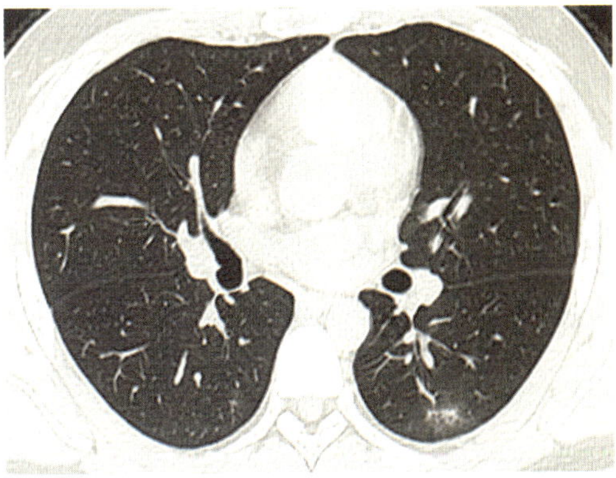

图 9−9　左肺下叶少许条索影，病变较前进一步吸收

出院后影像学随访表现：

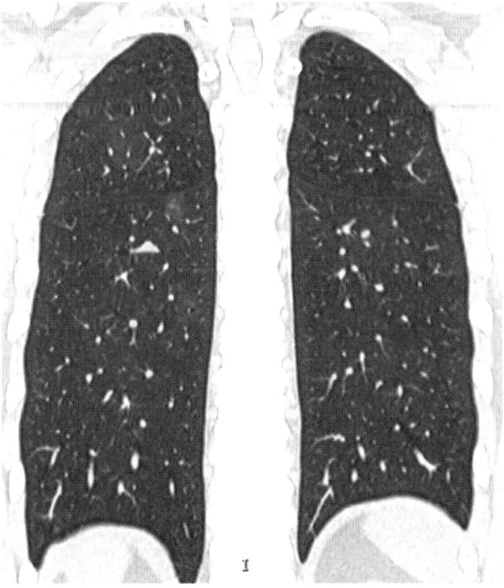

图 9-10 冠状位图像示双肺散在小片状稍高密度影，病变较前明显吸收

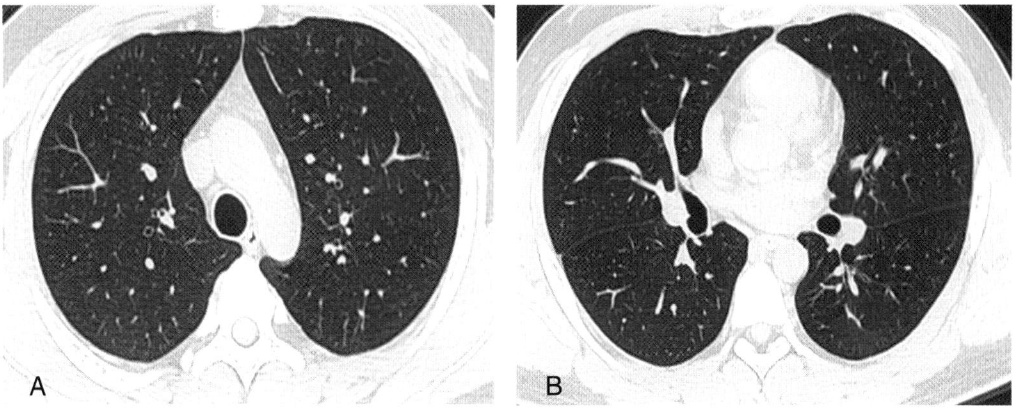

图 9-11 患者出院 1 个月后胸部 CT 复查示双肺病变已经完全吸收

第二章

普通型 COVID-19 病例的 CT 表现及转归

病例 10

病史

男，22 岁，6 天前从疫区离开，3 天前出现发热，体温最高 37.8 ℃，伴咳嗽、流涕。

实验室检查

白细胞计数 2.90×10^9/L，淋巴细胞计数 1.13×10^9/L，淋巴细胞百分比 38.5%，C 反应蛋白 3.4 mg/L。

影像学表现

患者住院期间 CT 检查表现如下：

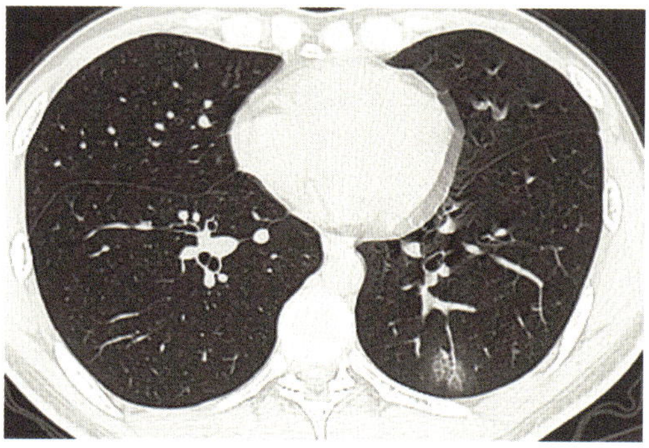

图 10-1　患者入院当天 CT 检查示左肺下叶片状网格状磨玻璃影，边界模糊

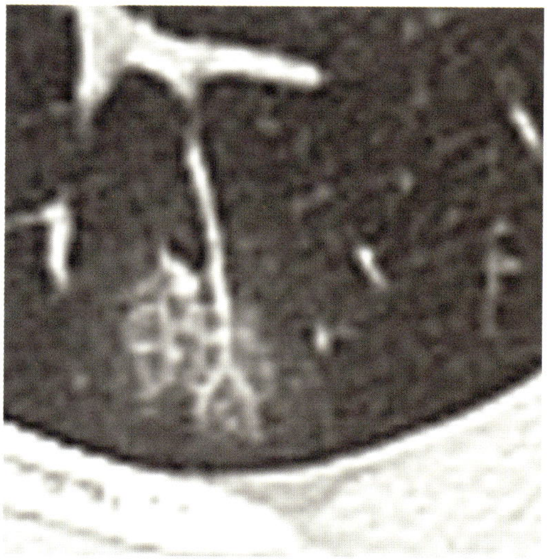

图 10-2　局部放大图像示病变内小叶间隔增厚，呈网格状改变（铺路石征），病变内血管增粗

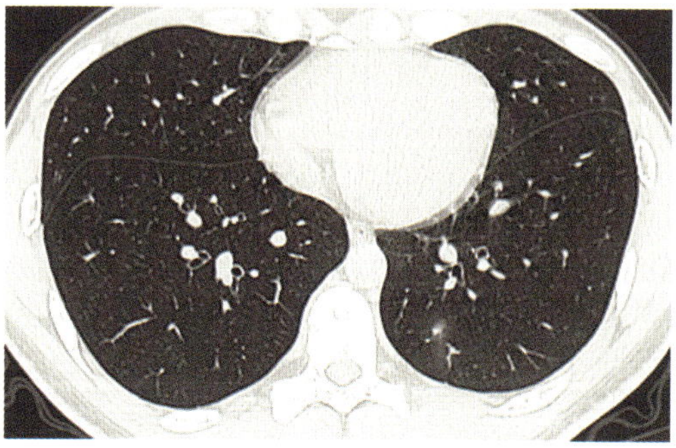

图 10-3　左肺下叶后底段亦见小结节伴磨玻璃影

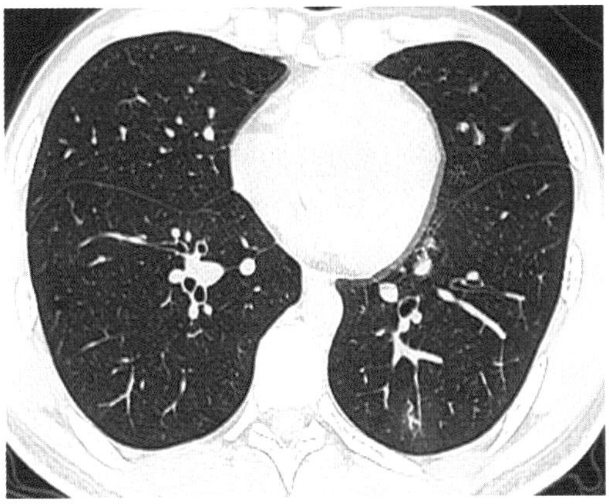

图 10-4　患者入院第 6 天胸部 CT 复查示左下肺病变较前吸收，仅见少量条索影

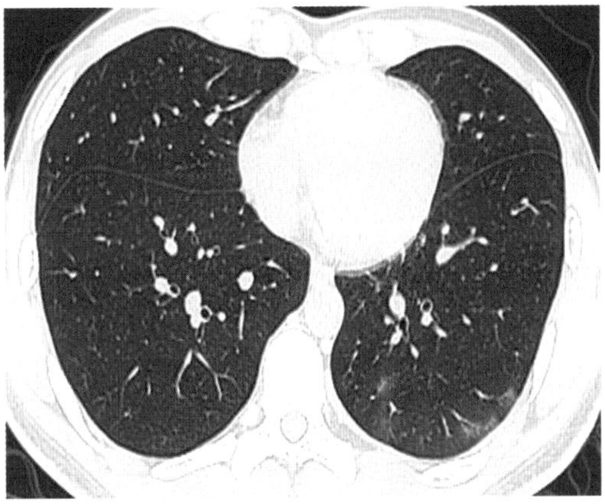

图 10-5　左肺下叶胸膜下新发多个小片状磨玻璃影

病例 11

病史

女，42 岁，2 天前从疫区离开，8 天前出现发热，体温 37.3 ℃，伴肌肉酸痛、头痛，治疗 5 天，1 天前再次出现发热，体温最高 37.2 ℃，伴有干咳、头晕、流涕、乏力，偶有气喘。

实验室检查

白细胞 5.23×10^9/L，淋巴细胞计数 1.29×10^9/L，淋巴细胞百分比 24.7%，C 反应蛋白 1.24 mg/L。

影像学表现

患者住院期间 CT 检查表现如下：

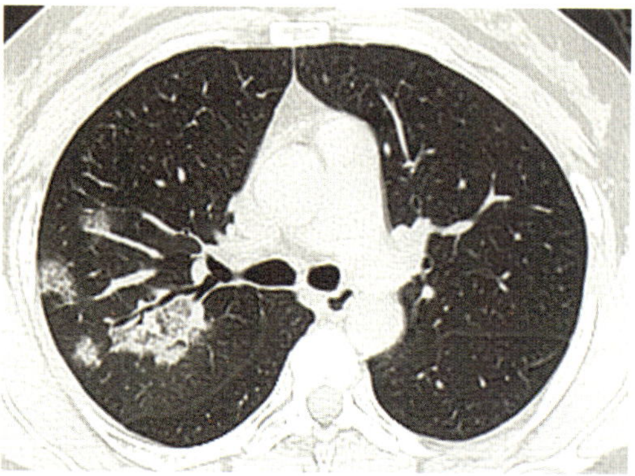

图 11–1　患者入院当天胸部 CT 检查示右肺上叶后段多发片状网格状磨玻璃影，小叶间隔增厚，呈铺路石征改变，病变内见支气管气像

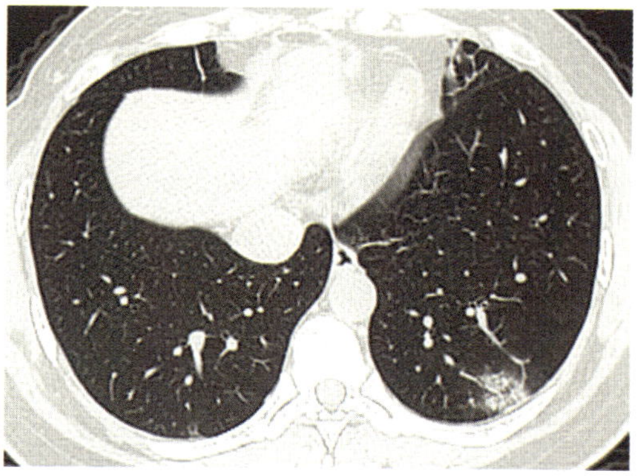

图 11–2　左肺下叶后底段胸膜下片状网格状磨玻璃影，边界模糊

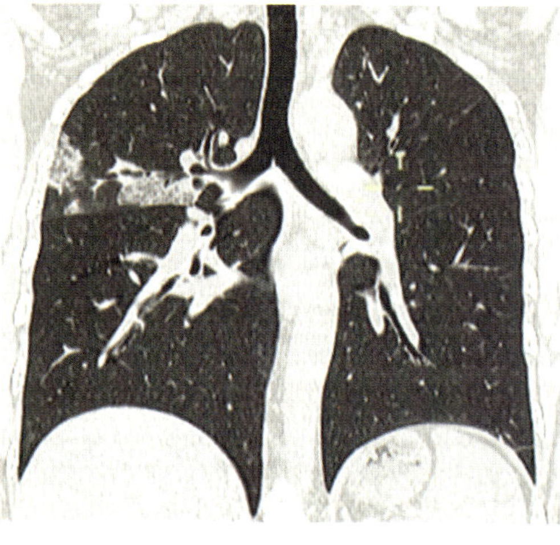

图 11–3　冠状位图像示右肺上叶多发网格状磨玻璃影，沿支气管血管束分布

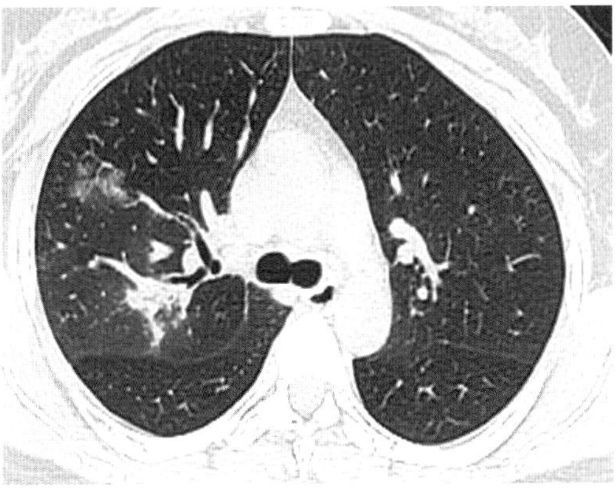

图 11-4 患者入院第 10 天胸部 CT 复查示右肺上叶后段病变范围缩小，局部病变吸收，呈小片状磨玻璃影

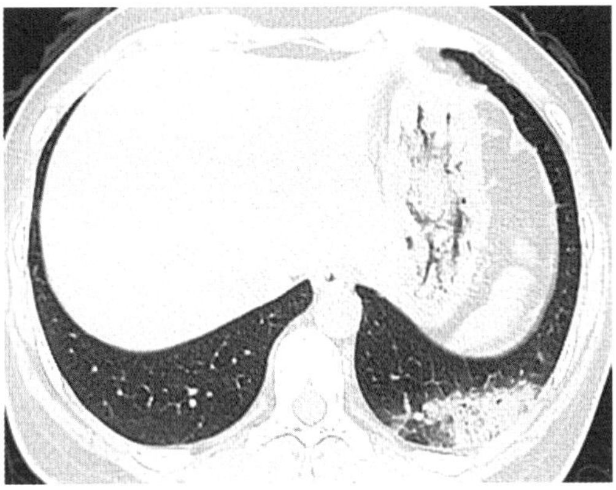

图 11-5 左肺下叶后底段病变较前增大并实变

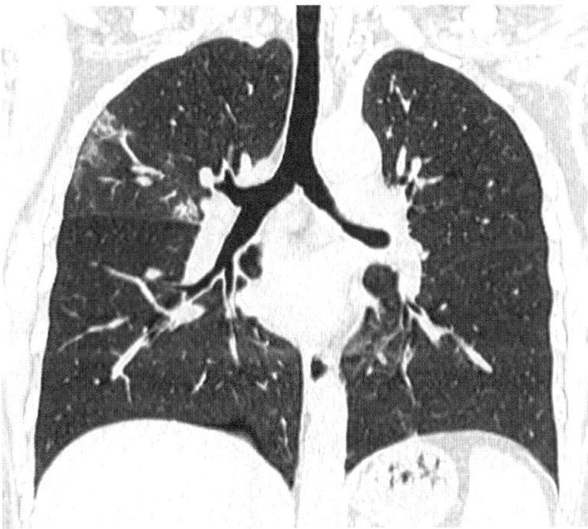

图 11-6 冠状位图像示右肺上叶后段病变范围较前明显缩小

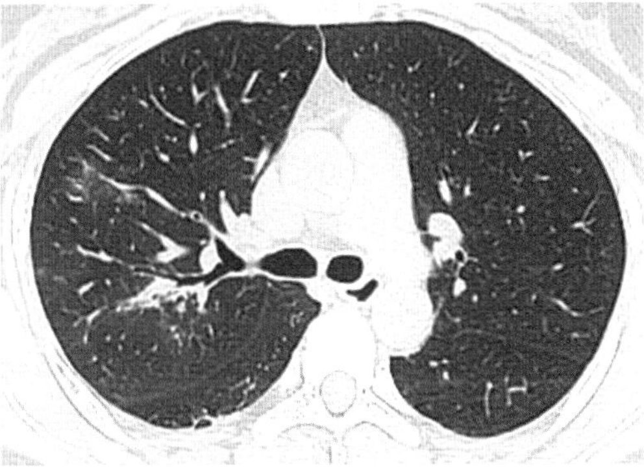

图 11-7 患者入院第 14 天胸部 CT 复查示右肺上叶后段病变较前明显吸收，仅见少许条索影及浅淡高密度影

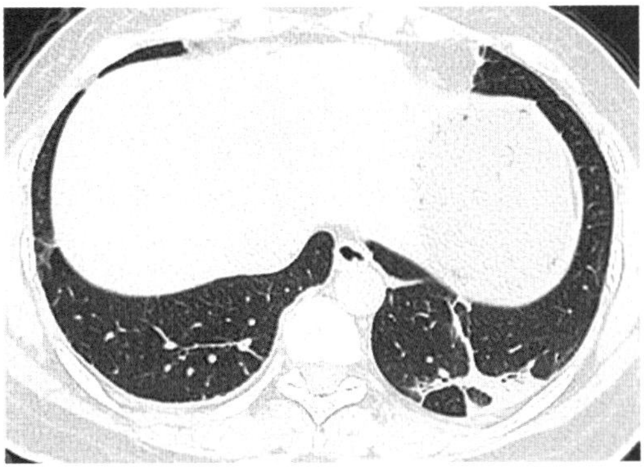

图 11-8 左肺下叶后底段病变范围较前明显缩小，见实变及条索影

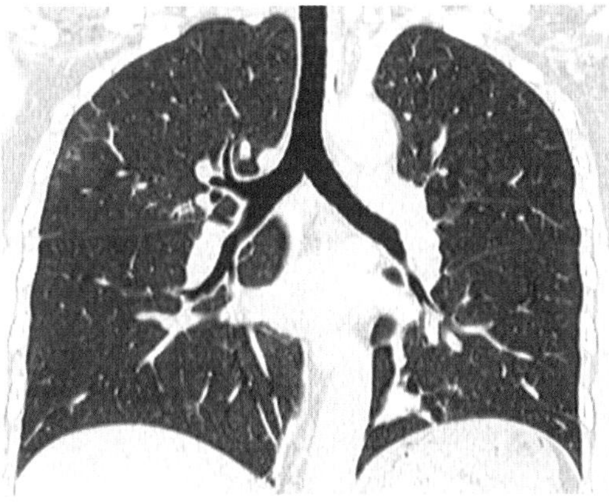

图 11-9 冠状位图像示右肺上叶病变较前明显吸收

出院后影像学随访表现：

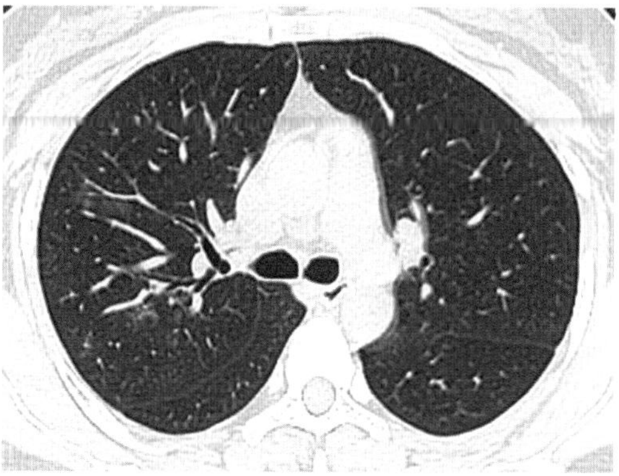

图 11-10　患者出院后第 17 天胸部 CT 复查示右肺上叶后段病变明显吸收，仅见少许磨玻璃影

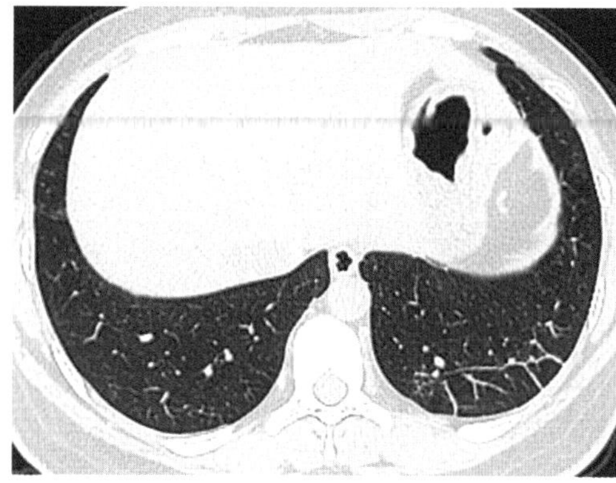

图 11-11　左肺下叶后底段少许条索影

病例 12

病史

男，53 岁，当天从疫区返回，1 天前出现发热，体温 37.7 ℃，伴头晕。

实验室检查

白细胞 3.40×10^9/L，淋巴细胞计数 1.03×10^9/L，淋巴细胞百分比 30.3%，C 反应蛋白 47.7 mg/L。

影像学表现

患者住院期间 CT 检查表现如下：

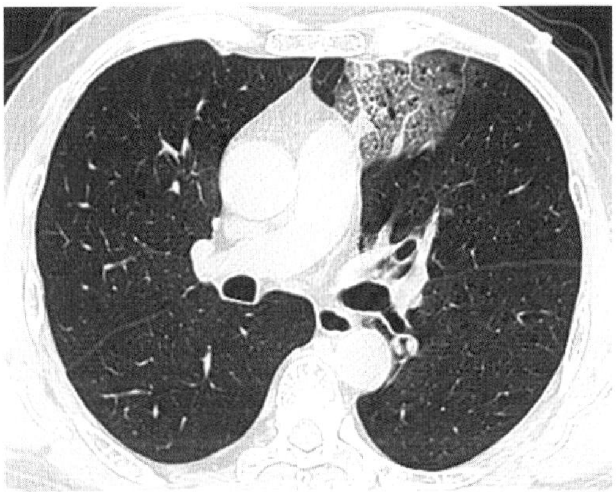

图 12-1　患者入院当天胸部 CT 检查示左肺上叶前段胸膜下片状网格状磨玻璃影，呈铺路石征改变，并可见细支管扩张

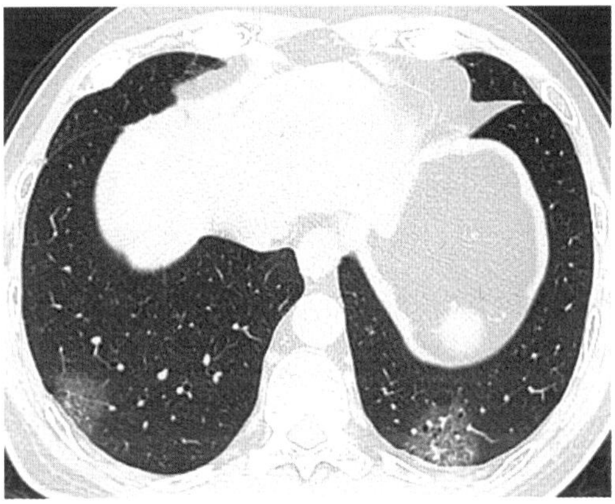

图 12-2　右肺下叶外侧底段及左肺下叶后底段斑片状网格状磨玻璃影，边界模糊

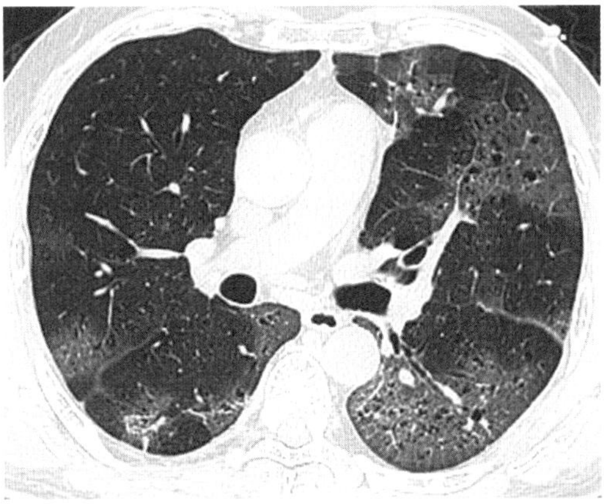

图 12-3　患者入院第 6 天胸部 CT 复查示左肺上叶前段胸膜下浅淡磨玻璃影，病变范围较前缩小；左肺上叶尖后段、右肺上叶后段及双肺下叶上段少许条索影及网格状磨玻璃影，病变范围较前增大

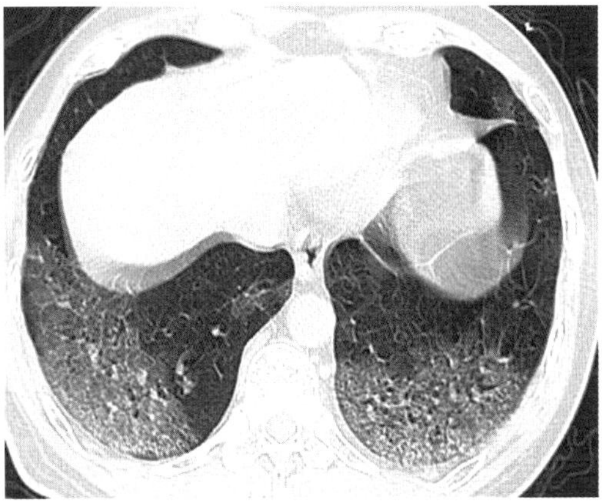

图 12-4　右肺下叶外侧底段及左肺下叶后底段见大片状网格状磨玻璃影，病变范围较前明显增大

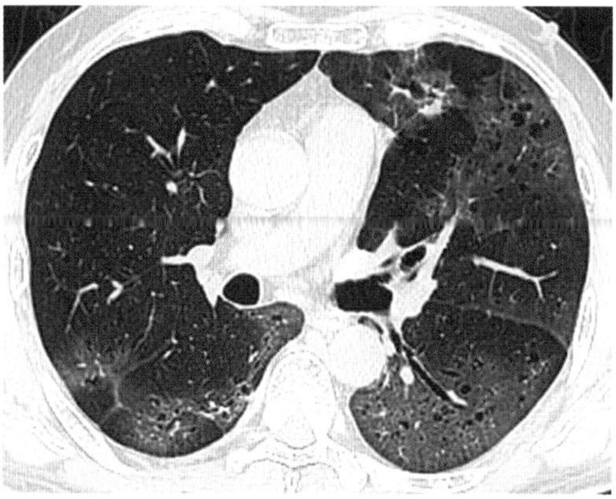

图 12-5　患者入院第 10 天胸部 CT 复查示左肺上叶前段胸膜下少许条索影，病变较前吸收；左肺上叶尖后段、右肺上叶后段及双肺下叶上段少许条索影，病变较前吸收

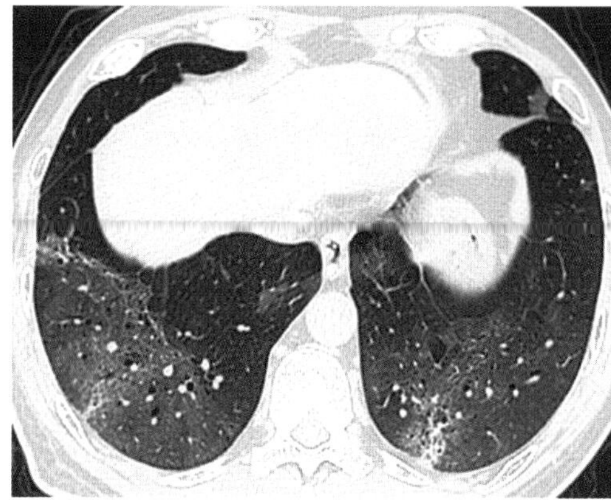

图 12-6　右肺下叶外侧底段及左肺下叶后底段局部少许条索影，病变范围较前缩小，密度减低

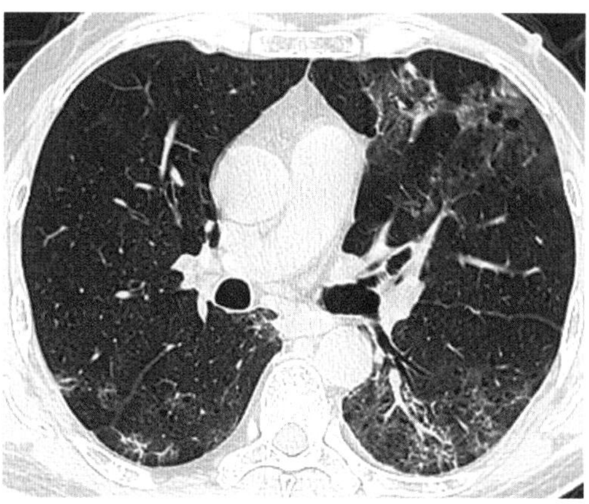

图 12-7　患者入院第 19 天胸部 CT 复查示左肺上叶前段胸膜下条索影，条索影较前增多；左肺上叶尖后段、右肺上叶后段及双肺下叶上段散在条索影，病变较前明显吸收

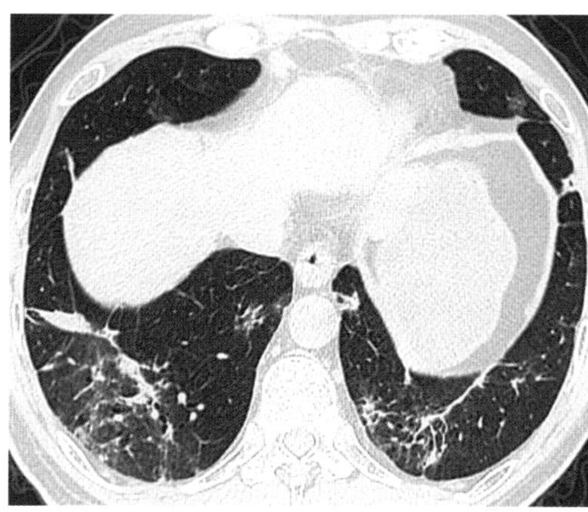

图 12-8　右肺下叶外侧底段及左肺下叶后底段散在多发条索影，局部见少许实变影，病变较前吸收

病例 13

病史

女，31 岁，有疫区居住史，4 天前离开疫区，3 天前出现发热，体温最高 39 ℃，伴畏寒、头痛、乏力、四肢肌肉酸痛，自行口服药物治疗症状稍见好转，1 天前开始出现干咳、心悸。

实验室检查

白细胞 2.68×10^9/L，淋巴细胞计数 0.87×10^9/L，淋巴细胞百分比 32.5%。C 反应蛋白 7.5 mg/L。

影像学表现

患者住院期间 CT 检查表现如下：

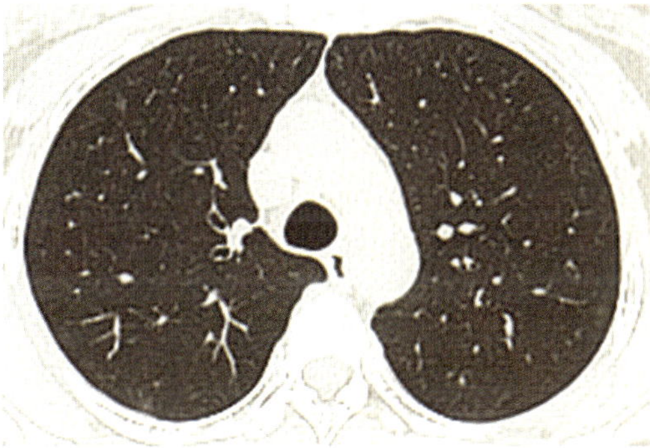

图 13–1 患者入院当天胸部 CT 检查示右肺上叶后段胸膜下浅淡磨玻璃影，边界模糊

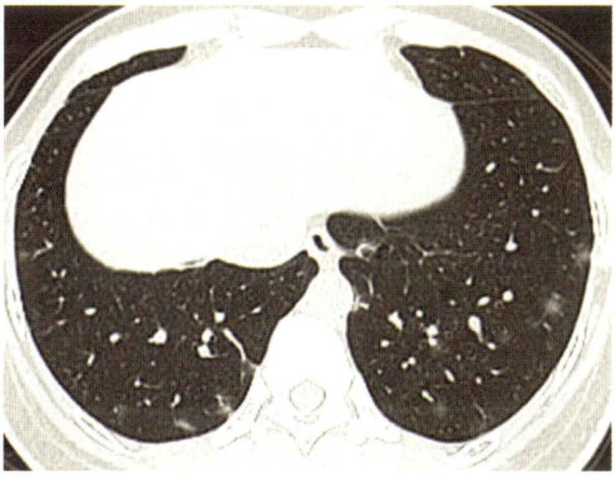

图 13–2 双肺下叶胸膜下多发小片状磨玻璃影，局部见少许条索影

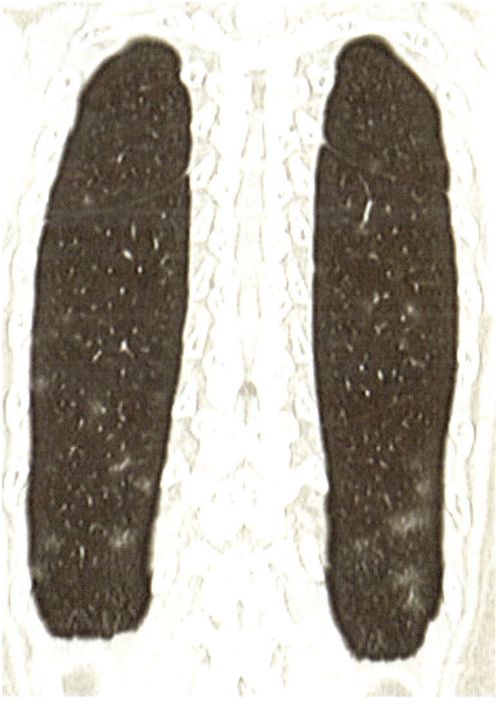

图 13–3 冠状位图像示双肺散在多发小片状磨玻璃影，边界模糊

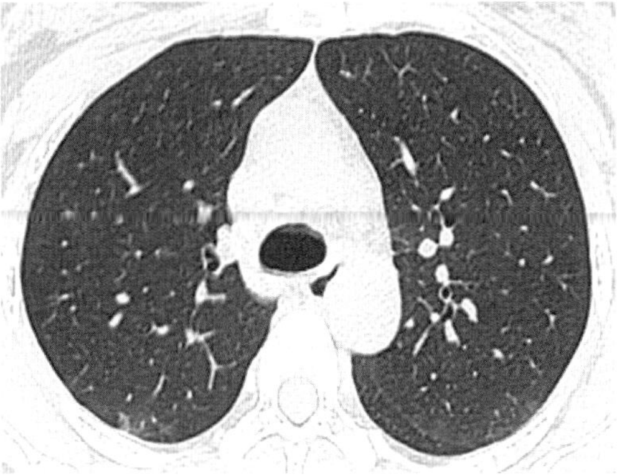

图 13–4　患者入院第 6 天胸部 CT 复查示右肺上叶后段胸膜下仅见少许条索影

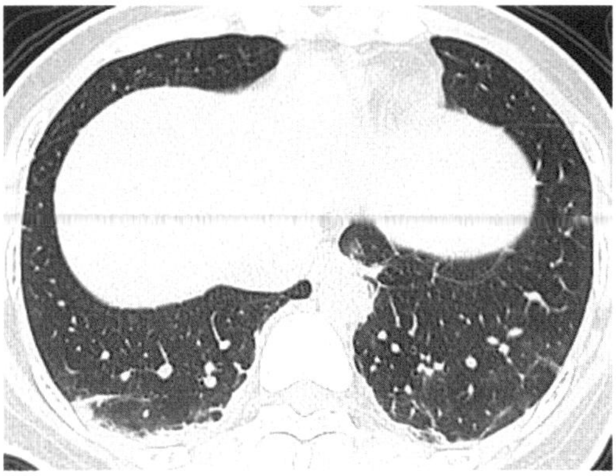

图 13–5　双肺下叶胸膜下多发条索影，局部少许实变影

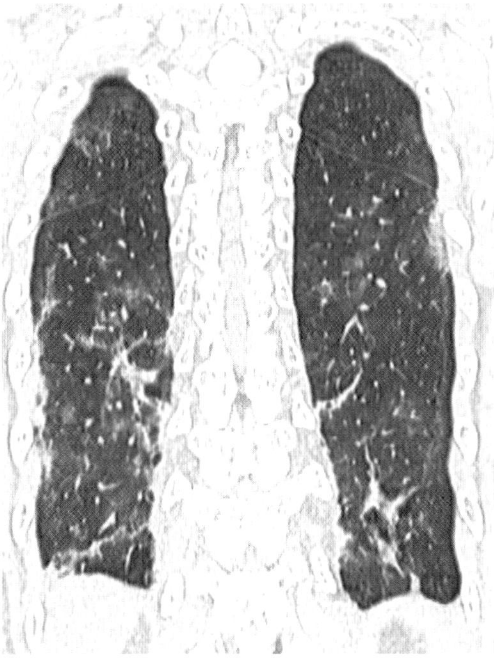

图 13–6　冠状位图像示双肺多发条索影及斑片状稍高密度影，并双侧胸膜局限性增厚

病例 14

病史

男，34 岁，有疫区居住史，4 天前从疫区离开，就诊当天无明显诱因出现发热，最高体温 39 ℃，伴全身乏力、肌肉酸痛。

实验室检查

白细胞 4.50×10^9/L，淋巴细胞计数 1.40×10^9/L，淋巴细胞百分比 31.3%，C 反应蛋白 21.1 mg/L。

影像学表现

患者住院期间 CT 检查表现如下：

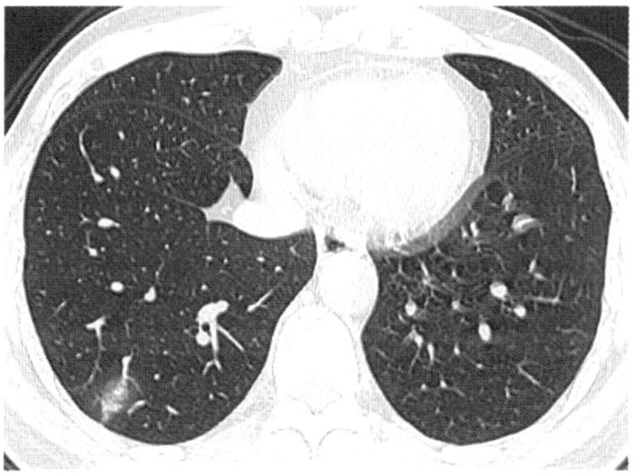

图 14–1　患者入院当天胸部 CT 检查示右肺下叶外侧底段小片状磨玻璃影，边界模糊

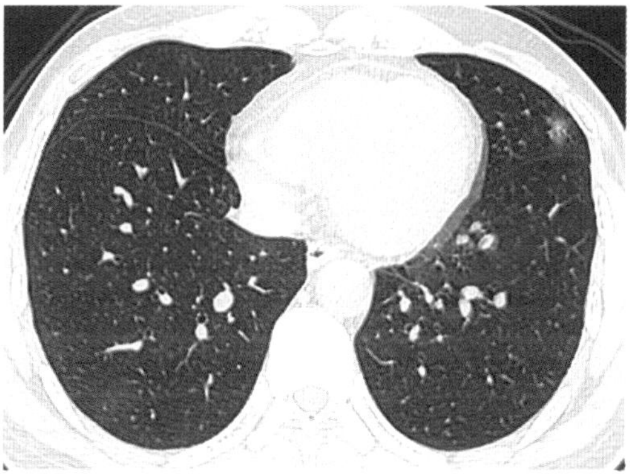

图 14–2　左肺上叶舌段磨玻璃结节影，边界模糊

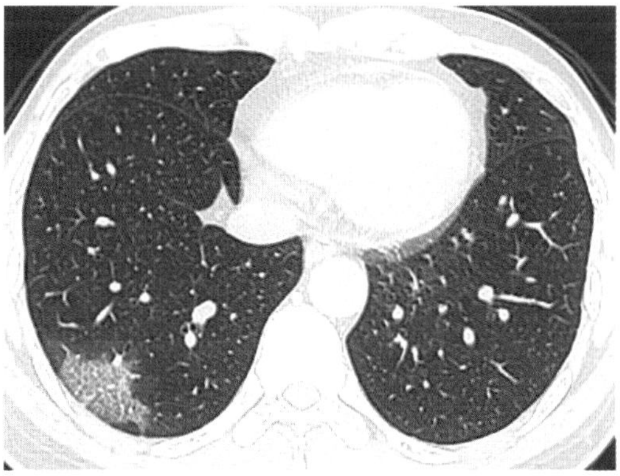

图 14–3　患者入院第 4 天胸部 CT 复查示右肺下叶外侧底段大片状网格状磨玻璃影，边界模糊，呈铺路石征改变，较前范围明显增大

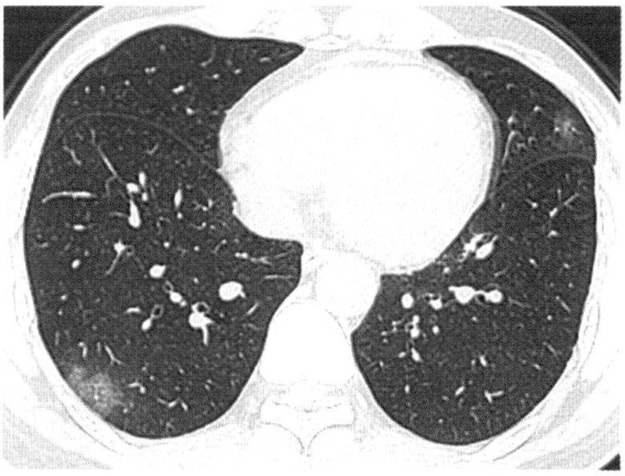

图 14–4　左肺上叶舌段小片状磨玻璃影，范围较前缩小

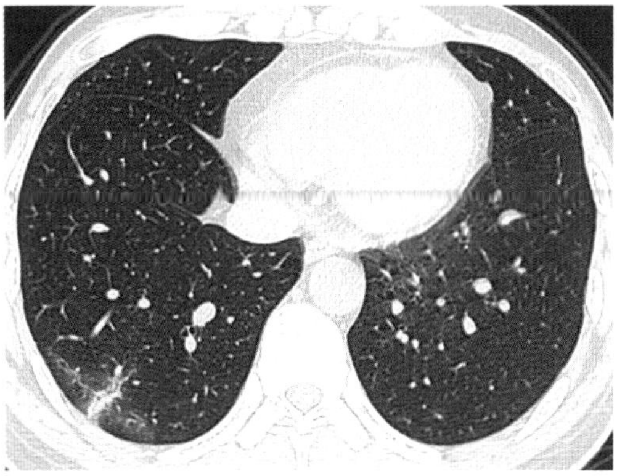

图 14-5　患者入院第 9 天胸部 CT 复查示右肺下叶外侧底段局部条索影，病变范围较前缩小

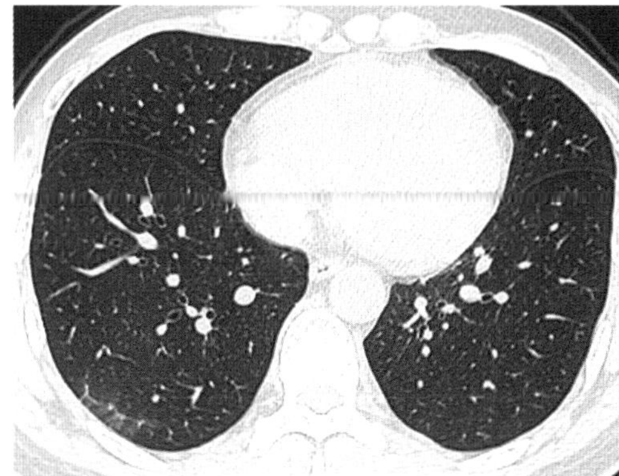

图 14-6　左肺上叶舌段仅见少许条索影，病变基本吸收

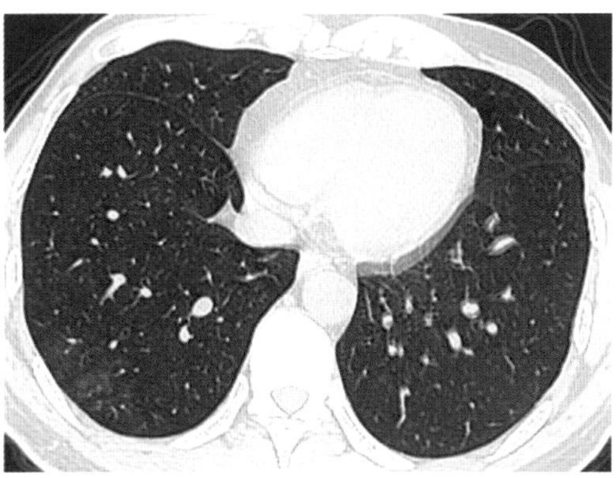

图 14-7　患者出院 1 个月后胸部 CT 复查示右肺下叶外基底段少许斑点状浅淡密度影，较前病变明显吸收

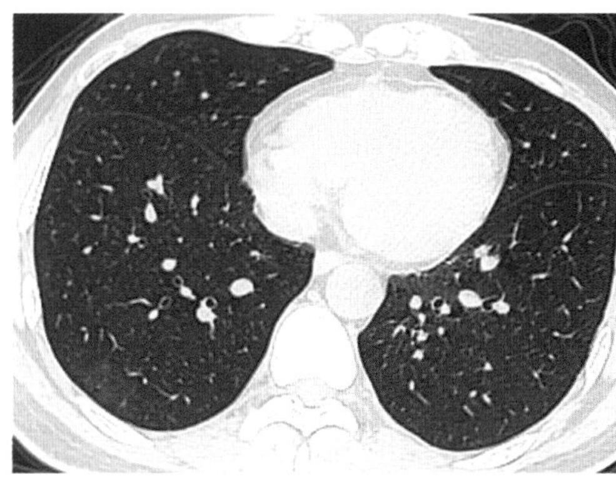

图 14-8　左肺上叶舌段病变完全吸收

出院后影像学随访表现：

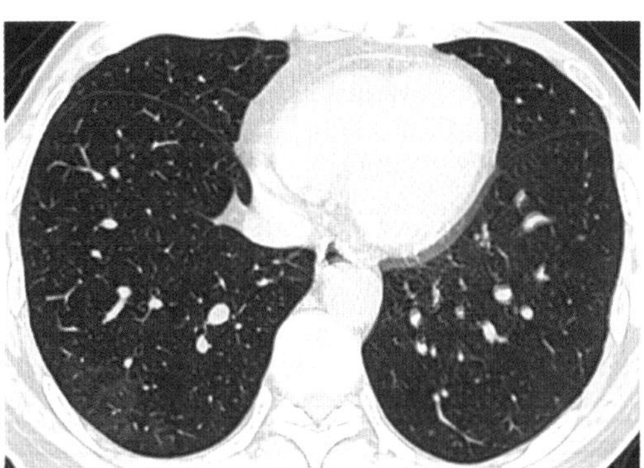

图 14-9　患者出院 1.5 个月后胸部 CT 复查示右肺下叶外侧底段少许浅淡模糊高密度影，较前病变进一步吸收

病例 15

病史

男，35 岁，有疫区旅游史，9 天前归途中出现乏力症状，回家后出现发热症状，当时测体温 37.7 ℃，伴头晕。5 天前开始出现胸闷、咳嗽症状，最高体温 38 ℃，遂就诊于当地医院，给予对症治疗，4 天前转入当地定点医院继续治疗，2 天前 SARS-CoV-2 核酸检测结果阳性。

实验室检查

白细胞 3.20×10^9/L，淋巴细胞计数 0.66×10^9/L，淋巴细胞百分比 20.3%，C 反应蛋白 11.2 mg/L。

影像学表现

患者住院期间 CT 检查表现如下：

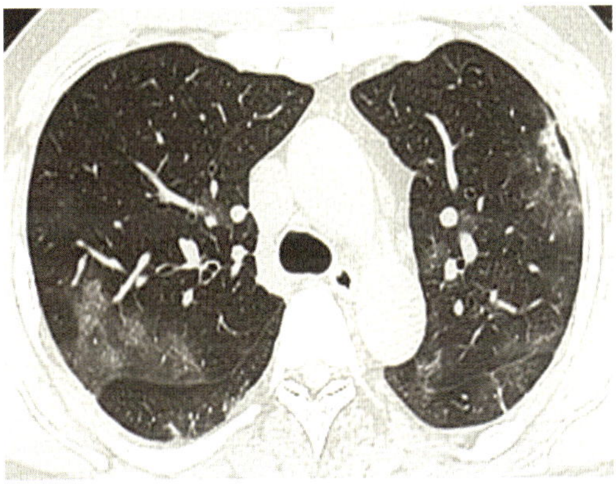

图 15-1　患者入院第 3 天胸部 CT 检查示双肺上叶散在多发片状网格状磨玻璃影，边界模糊，局部见条索影

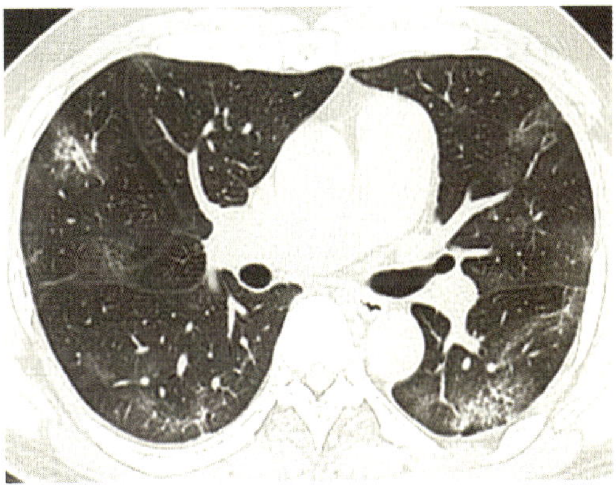

图 15-2　右肺中叶、左肺上叶舌段及双肺下叶上段多发网格状磨玻璃影及条索影

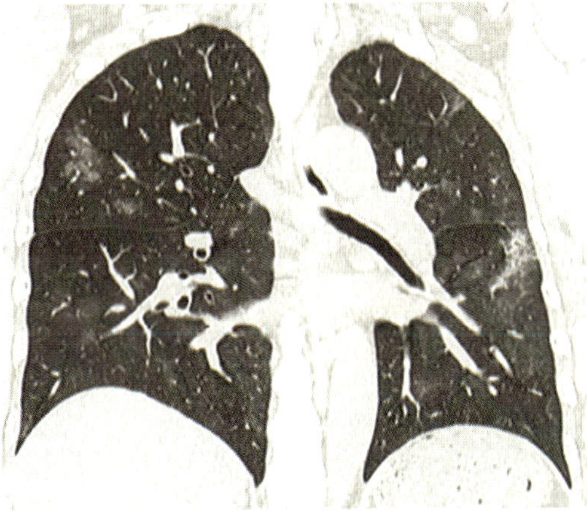

图 15-3　冠状位图像示双肺散在多发片状网格状磨玻璃影，边界模糊，局部见条索影

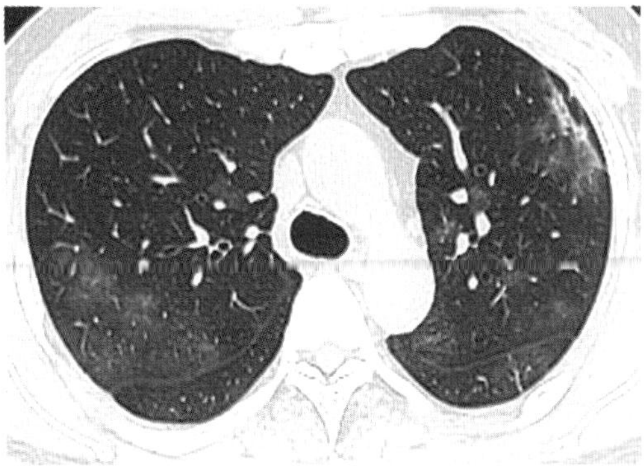

图 15–4　患者入院第 7 天胸部 CT 复查示双肺上叶散在多发小片状磨玻璃影，局部见条索影，较前密度减低，范围缩小

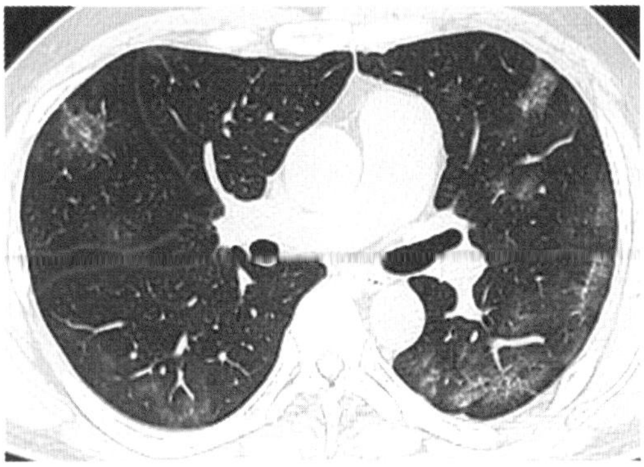

图 15–5　右肺中叶、左肺上叶舌段及双肺下叶上段多发小片状网格状磨玻璃影，病变范围较前缩小

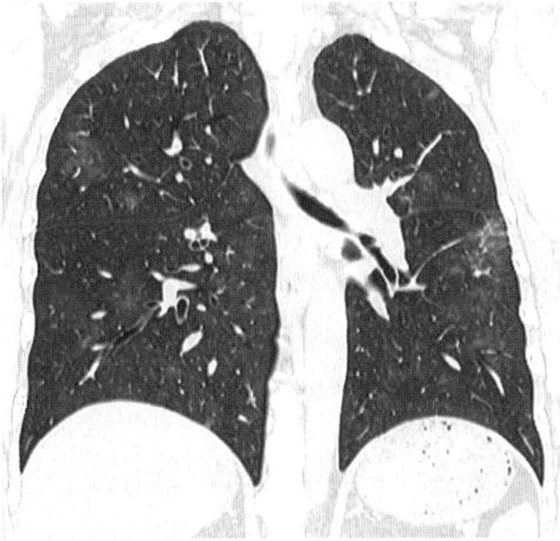

图 15–6　冠状位图像示双肺散在多发小片状磨玻璃影，局部见条索影，病变范围较前明显缩小

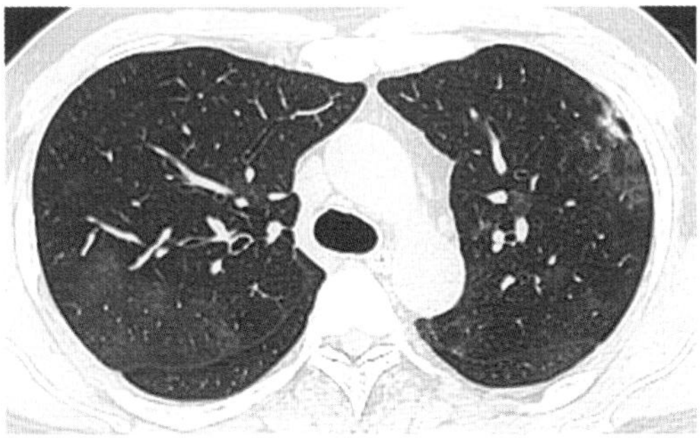

图 15–7　患者入院第 10 天胸部 CT 复查示双肺上叶散在多发小片状磨玻璃影，局部见条索影，较前病变范围明显缩小

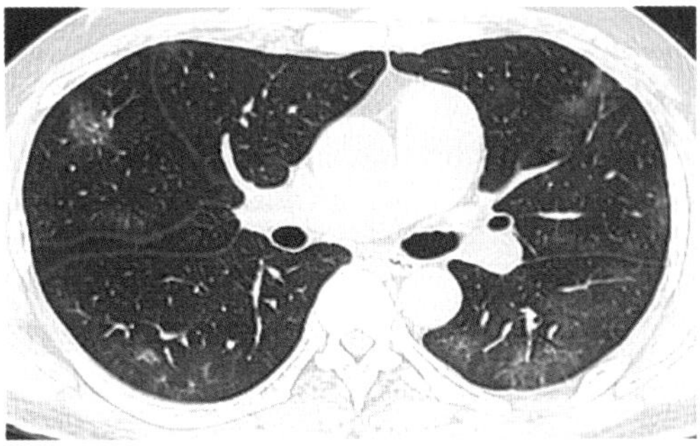

图 15–8　右肺中叶、左肺上叶舌段及双肺下叶上段多发小片状网格状磨玻璃影及条索影，病变较前吸收

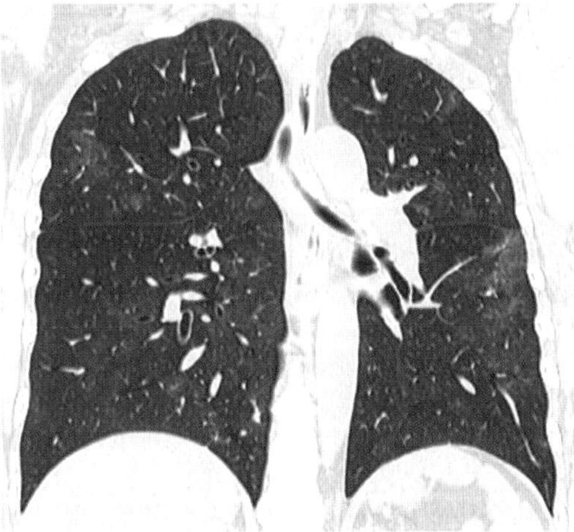

图 15–9　冠状位图像示双肺散在小片状磨玻璃影，病变较前进一步吸收

病例 16

病史

女，57 岁，患者女儿、儿子有疫区返回人员接触史，患者与儿子及女儿同住，4 天前无明显诱因出现发热，体温最高 38 ℃，伴咳嗽，咳白色黏痰，全身乏力、肌肉酸痛。

实验室检查

白细胞 2.56×10^9/L，淋巴细胞计数 0.85×10^9/L，淋巴细胞百分比 33.2%，C 反应蛋白 4.62 mg/L。

影像学表现

患者住院期间 CT 检查表现如下：

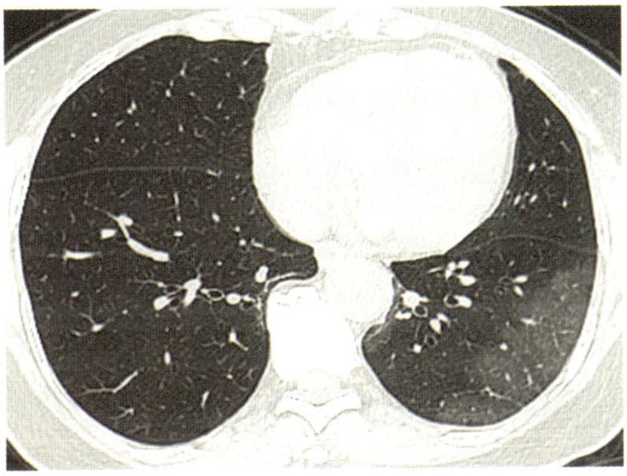

图 16–1　患者入院当天胸部 CT 检查示左肺下叶胸膜下大片状网格状磨玻璃影，边界模糊

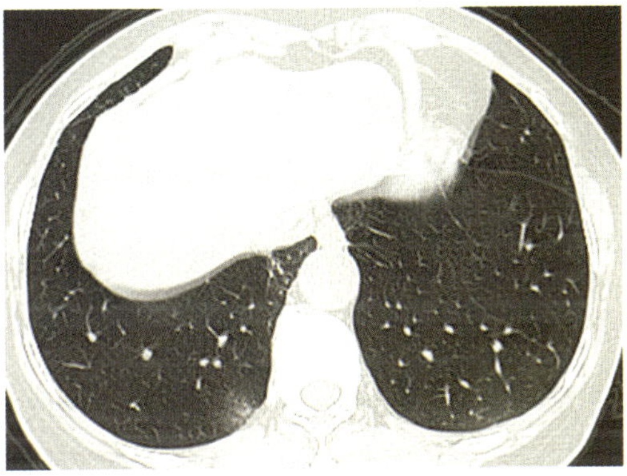

图 16–2　右肺下叶后底段小片状磨玻璃影，边界模糊

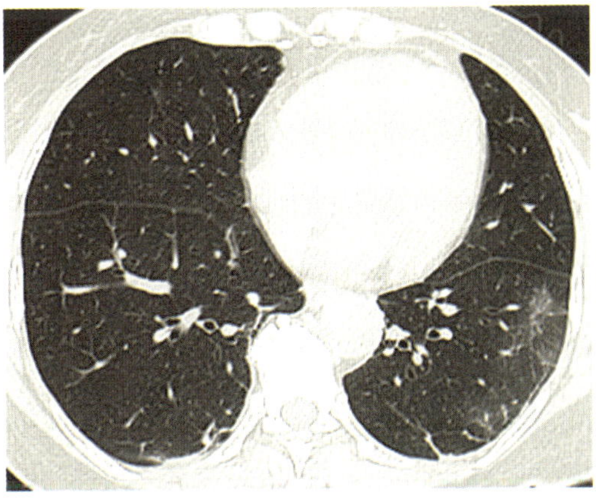

图 16–3　患者入院第 6 天胸部 CT 复查示左肺下叶胸膜下小片状磨玻璃影及多发条索影，病变范围较前明显缩小，右肺下叶后底段新发少许条索影

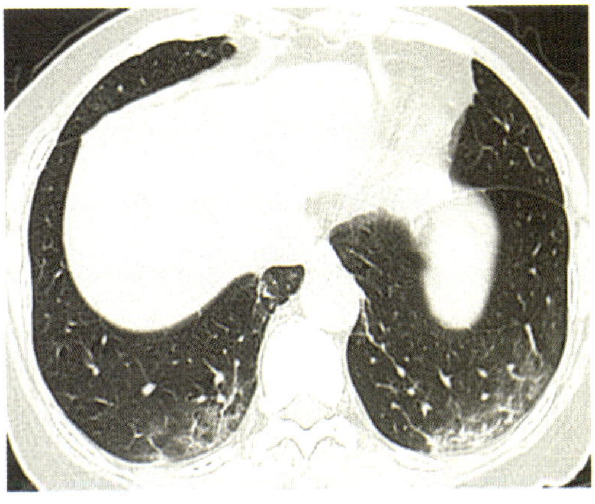

图 16–4　双肺下叶多发斑片状高密度影及条索状影

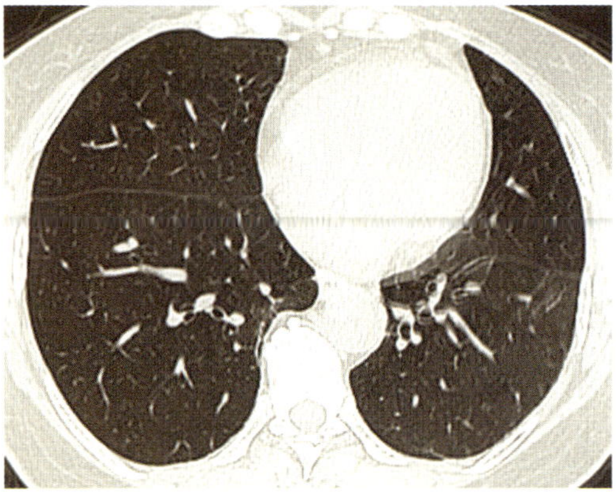

图 16-5　患者入院第 12 天胸部 CT 复查示左肺下叶仅见少许条索影，病变较前明显吸收

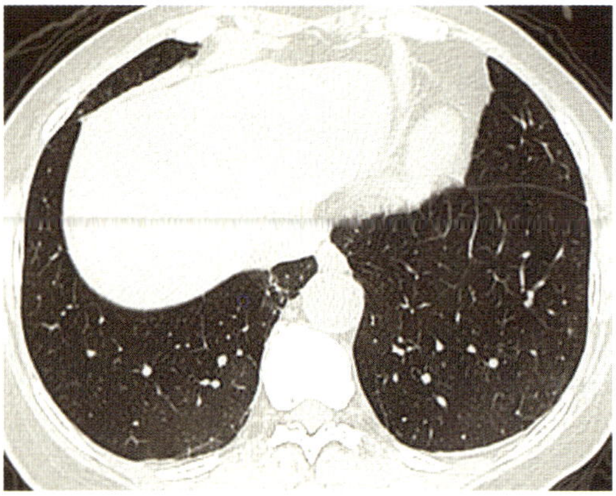

图 16-6　右肺下叶仅见少许条索影，左肺下叶病变完全吸收

出院后影像学随访表现：

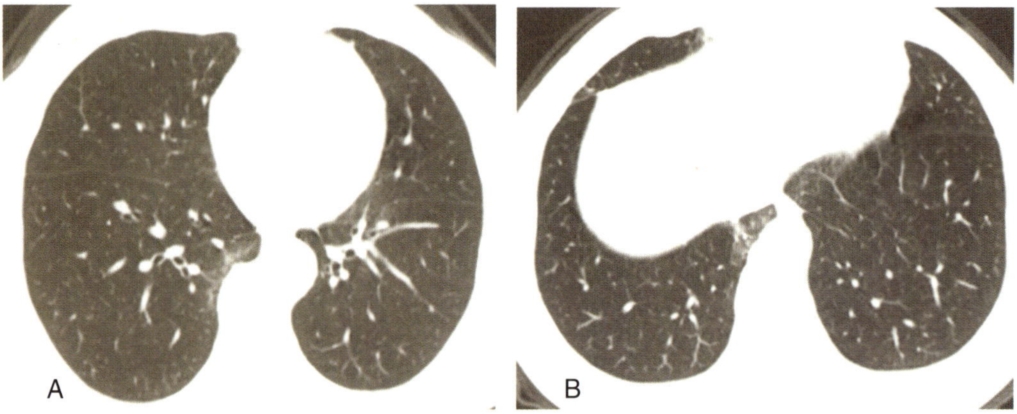

图 16-7　患者出院 1.5 个月后胸部 CT 复查示左肺下叶病变完全吸收，右肺下叶仅见少许陈旧条索影，病变完全吸收

病例 17

病史

男，54 岁，有疫区归来人员（已确诊 COVID-19）接触史，1 天前无明显诱因出现发热，体温 37.7 ℃，伴乏力、头痛。

实验室检查

白细胞 6.40×10^9/L，淋巴细胞计数 1.14×10^9/L，淋巴细胞百分比 17.8%，C 反应蛋白 46.3 mg/L。

影像学表现

患者住院期间 CT 检查表现如下：

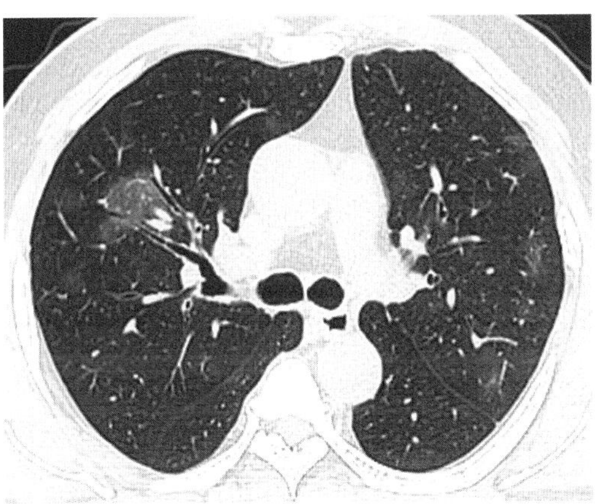

图 17-1　患者入院当天胸部 CT 检查示双肺上叶散在多发片状磨玻璃影，边界模糊

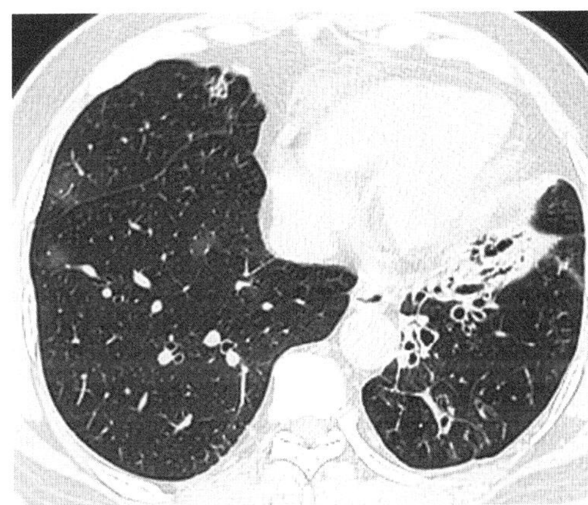

图 17-2　右肺中下叶散在小片状磨玻璃影，左肺下叶前内底段片状实变影，内见支气管扩张

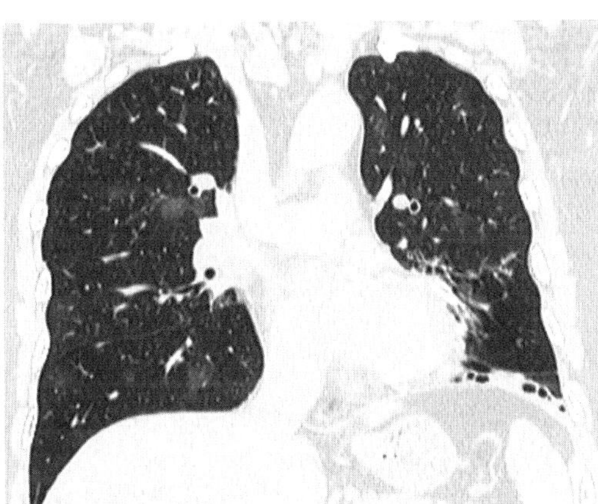

图 17-3　冠状位图像示双肺散在多发小片状磨玻璃影，边界模糊

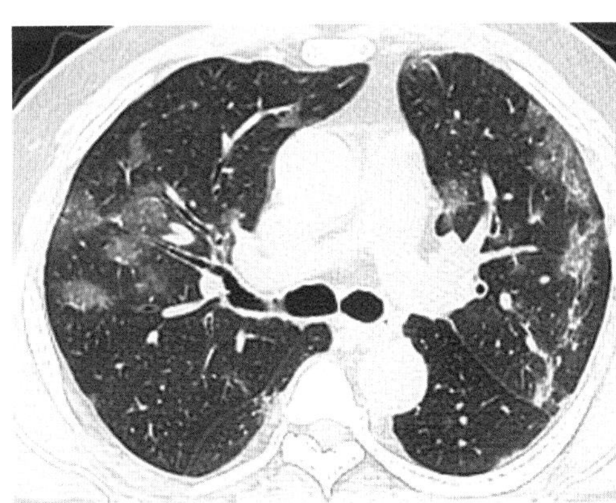

图 17-4　患者入院第 7 天胸部 CT 复查示双肺上叶多发片状网格状磨玻璃影，局部少许条索影，病变较前明显增多

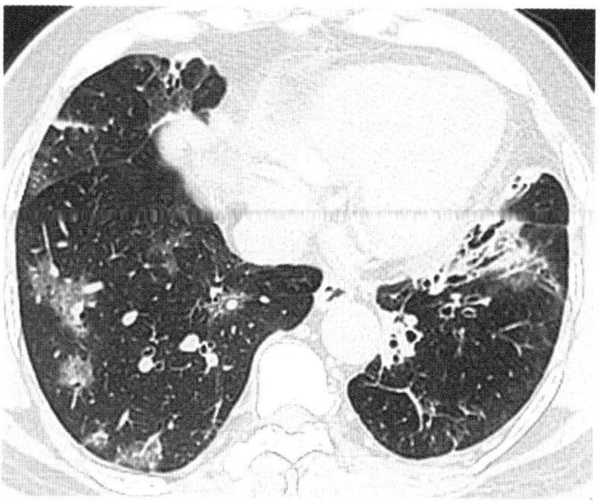

图 17–5 右肺中下叶散在片状网格状磨玻璃影，局部少许条索影，病变较前明显增多，左肺下叶前内底段片状实变影，内见支气管扩张，病变范围较前变化不大

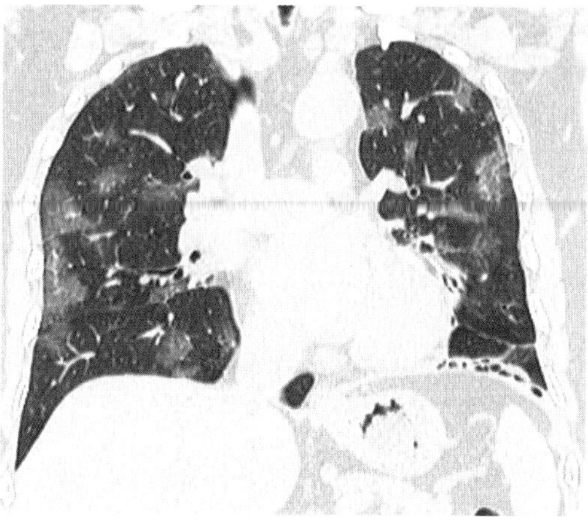

图 17–6 冠状位图像示双肺多发片状网格状磨玻璃影及条索影，边界模糊，病变较前明显增多

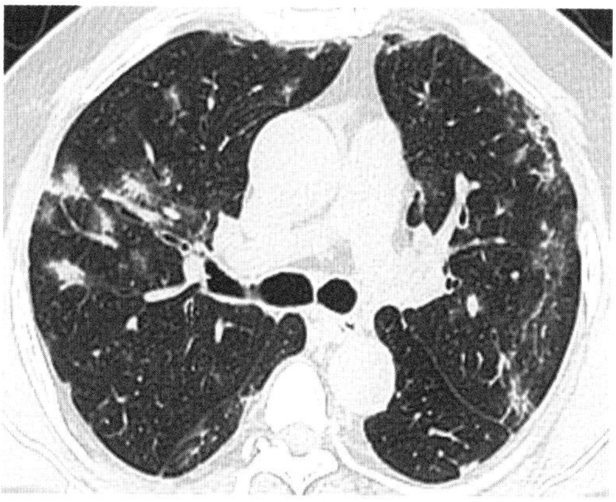

图 17–7 患者入院第 13 天胸部 CT 复查示双肺上叶多发条索影，局部少许实变影，病变范围较前明显缩小

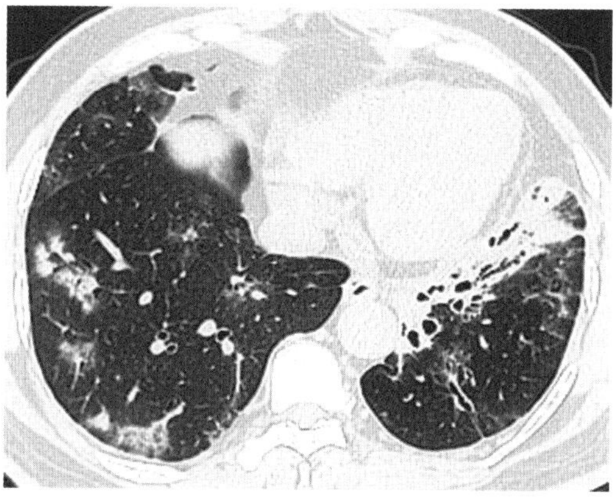

图 17–8 右肺中下叶散在斑片影及条索影，病变范围较前缩小，左肺下叶前内底段片状实变影，内见支气管扩张，病变范围较前稍增大

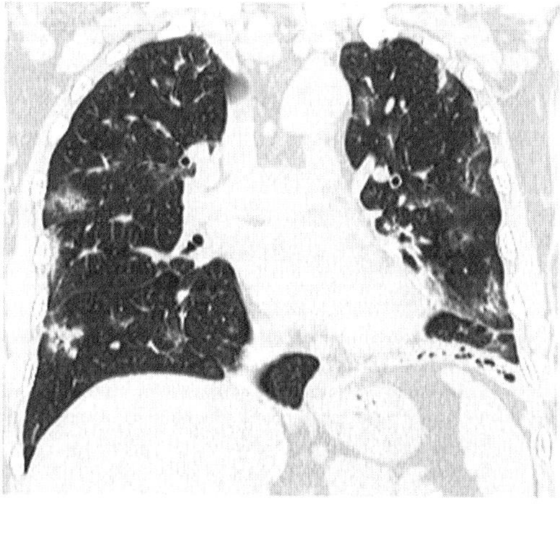

图 17–9 冠状位图像示双肺散在斑片影及条索影，病变较前稍吸收

出院后影像学随访表现：

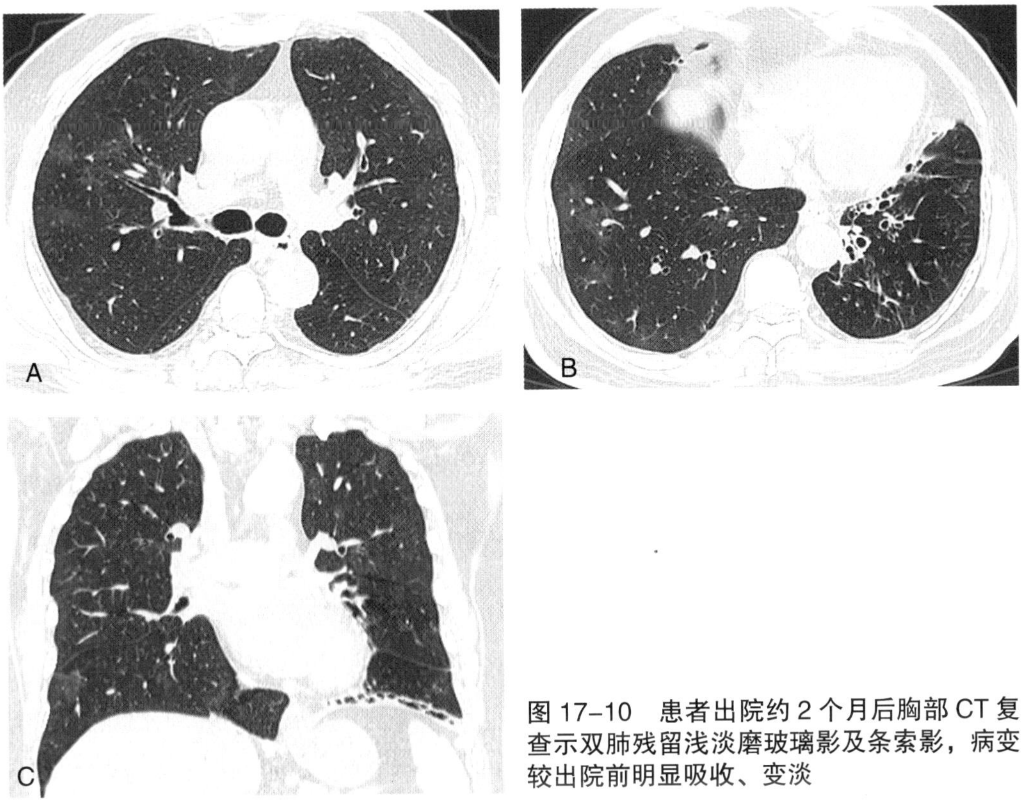

图 17–10　患者出院约 2 个月后胸部 CT 复查示双肺残留浅淡磨玻璃影及条索影，病变较出院前明显吸收、变淡

病例 18

病史

男，28 岁，8 天前接触 COVID-19 患者。9 天前无明显诱因出现发热，最高体温 39 ℃，伴寒战，自服药物治疗，未再发热。就诊当天再次出现发热，体温最高 39 ℃，伴寒战。

实验室检查

白细胞 4.20 × 10^9/L，淋巴细胞计数 0.81 × 10^9/L，淋巴细胞百分比 19.2%，C 反应蛋白 5.7 mg/L。

影像学表现

患者住院期间 CT 检查表现如下：

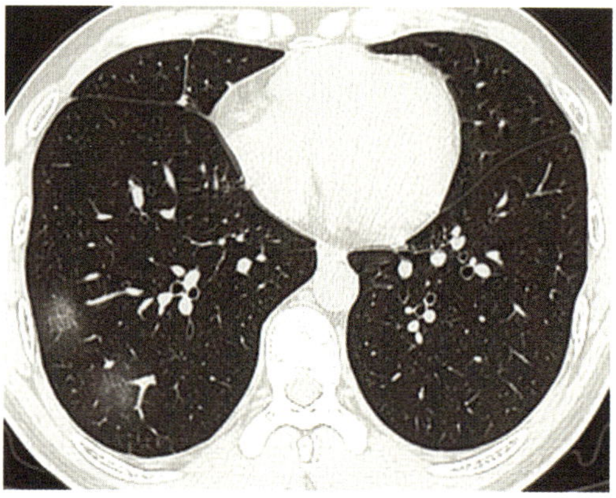

图 18-1　患者入院当天胸部 CT 检查示右肺下叶外侧底段多发片状网格状磨玻璃影，边界模糊

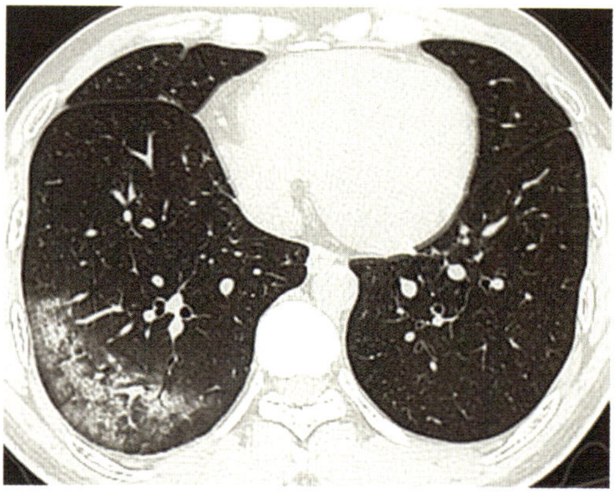

图 18-2　患者入院第 7 天胸部 CT 复查示右肺下叶外侧底段大片状网格状磨玻璃影，可见铺路石征改变，病变范围较前明显增大

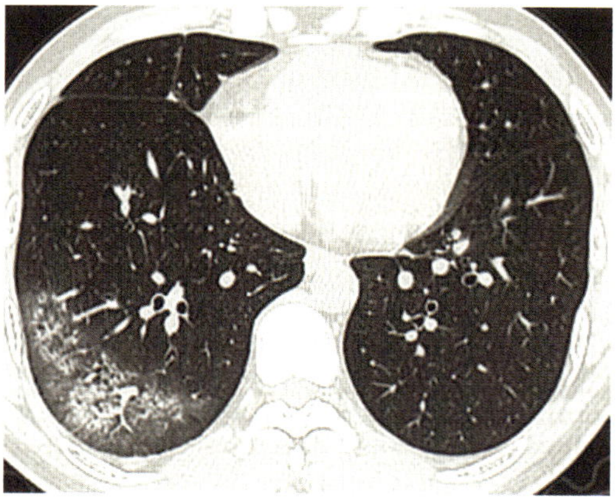

图 18-3　患者入院第 9 天胸部 CT 复查示右肺下叶外侧底段磨玻璃影及斑片状高密度影，范围较前缩小，密度较前减低

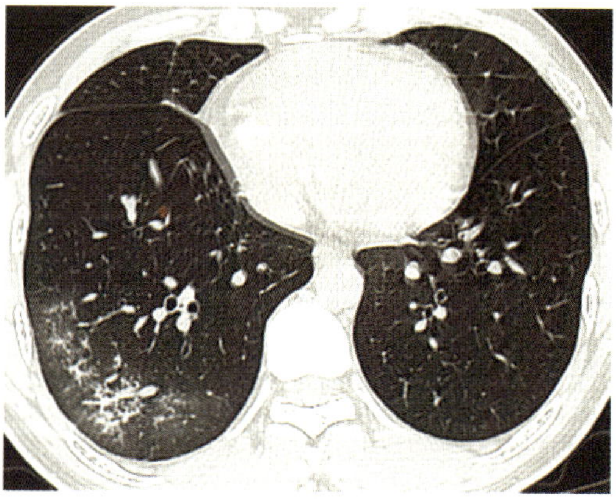

图 18-4　患者入院第 11 天胸部 CT 复查示右肺下叶外侧底段磨玻璃影及条索状高密度影，范围较前明显缩小

出院后影像学随访表现：

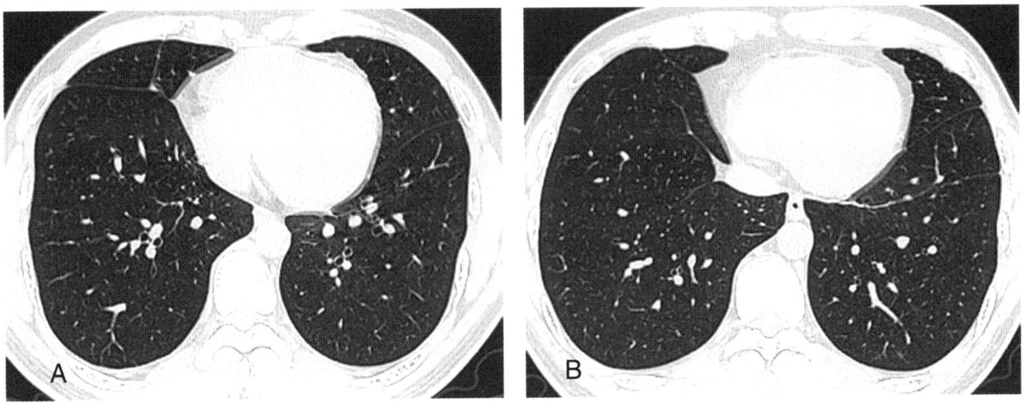

图 18-5　患者出院约 2 个月后胸部 CT 复查示双肺病变完全吸收

病例 19

病史

男，20 岁，8 天前接触确诊 COVID 19 患者，就诊当天出现发热，发热 3 小时后入院就诊，体温 38 ℃，伴咳嗽，咳白色黏痰。

实验室检查

白细胞计数 6.60 × 10^9/L，淋巴细胞计数 1.59 × 10^9/L，淋巴细胞百分比 24.1%，C 反应蛋白 6.7 mg/L。

影像学表现

患者住院期间 CT 检查表现如下：

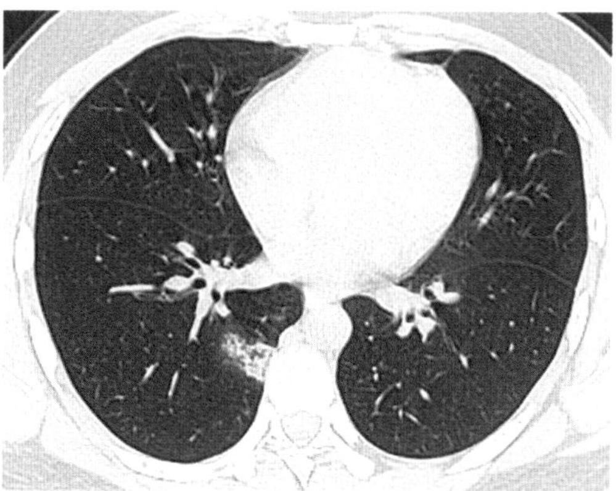

图 19–1　患者入院当天胸部 CT 检查示右肺下叶内侧底段片状网格状磨玻璃影，边界模糊

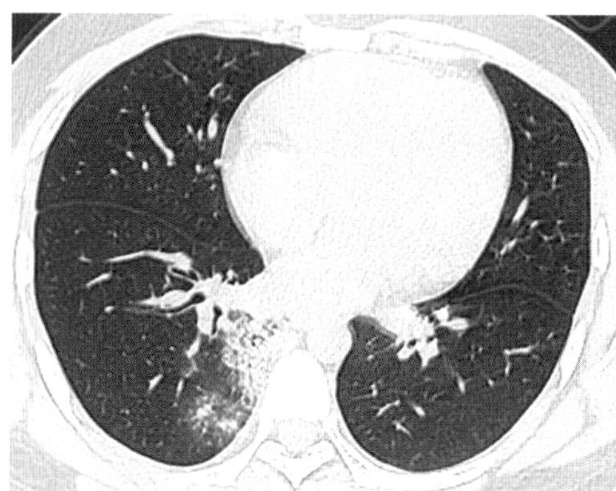

图 19–2　患者入院第 5 天胸部 CT 复查示右肺下叶内侧底段大片状高密度影，局部见实变影，范围较前增大

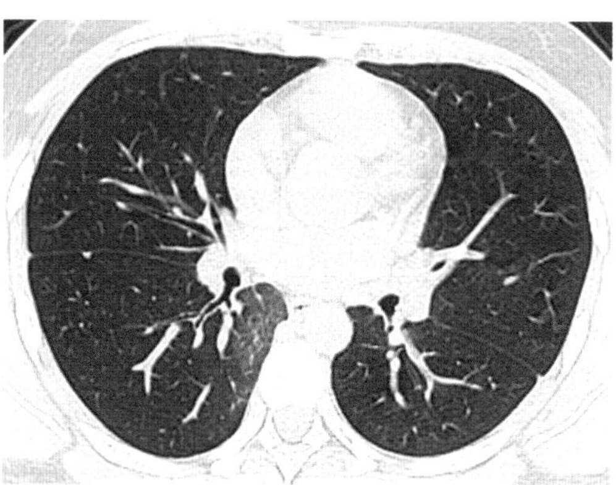

图 19–3　患者入院第 8 天胸部 CT 复查示右肺下叶内侧底段片状稍高密度影，范围较前明显缩小

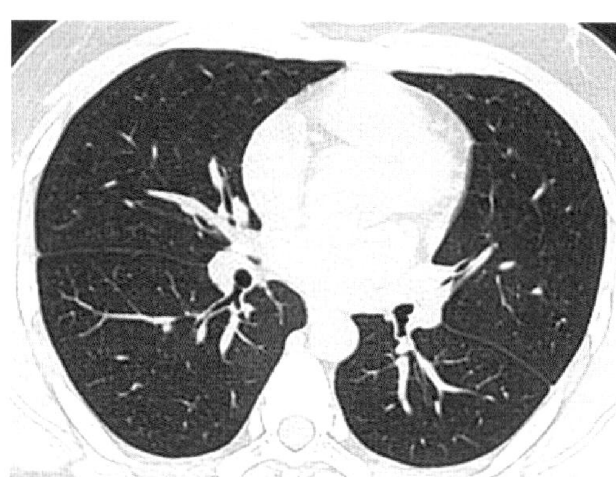

图 19–4　患者入院第 14 天胸部 CT 复查示右肺下叶内侧底段病变吸收完全

出院后影像学随访表现：

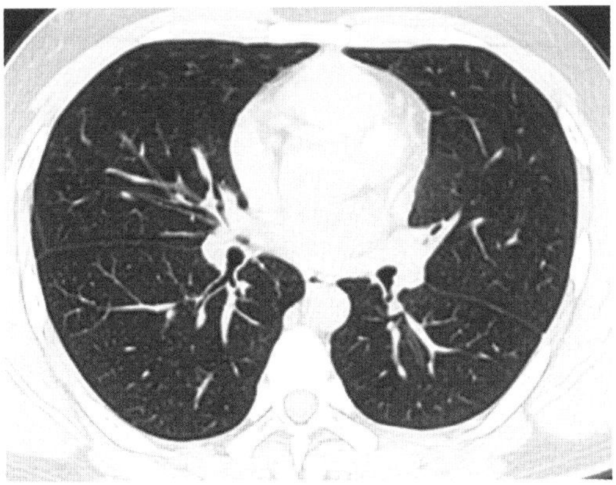

图 19-5　患者出院 1 个月后胸部 CT 复查示右肺下叶内侧底段病变完全吸收

病例 20

病史

女，45 岁，7 天前与疫区返回人员近距离接触半小时，2 天前出现咽干，偶有胸闷。

实验室检查

白细胞 3.50×10^9/L，淋巴细胞计数 0.76×10^9/L，淋巴细胞百分比 21.4%，C 反应蛋白 4.0 mg/L。

影像学表现

患者住院期间 CT 检查表现如下：

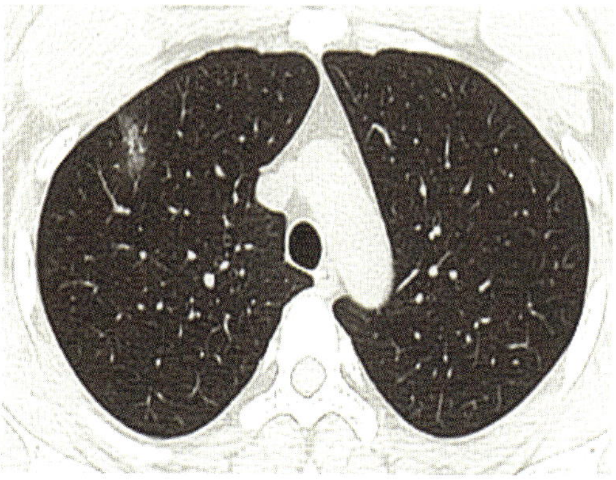

图 20–1　患者入院当天胸部 CT 检查示右肺上叶前段小片状磨玻璃影，其内见小叶间隔增厚，边界模糊

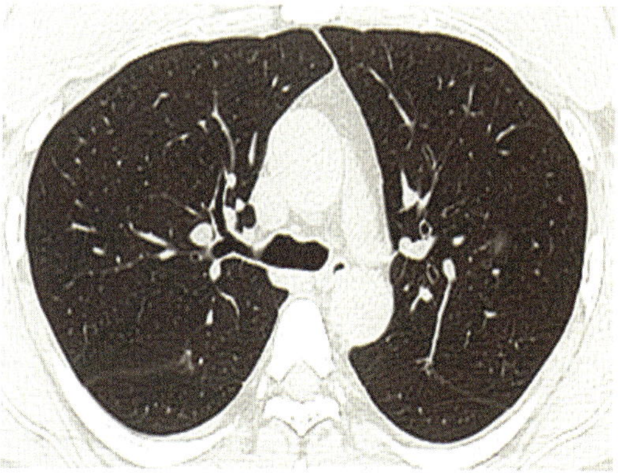

图 20–2　左肺上叶尖后段小片状磨玻璃影，边界模糊

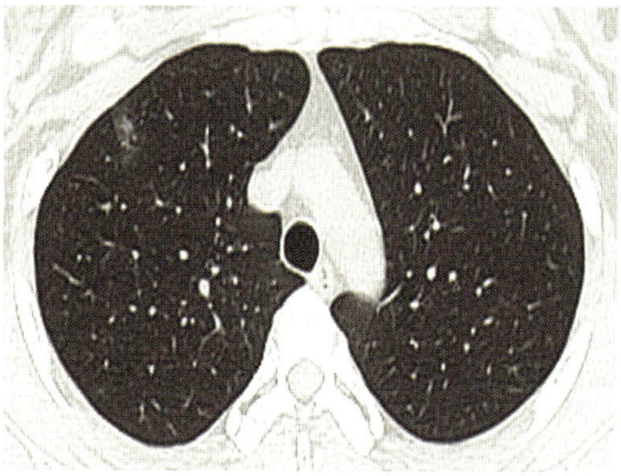

图 20–3　患者入院第 5 天胸部 CT 复查示右肺上叶前段磨玻璃影，边界模糊，病变密度较前减低

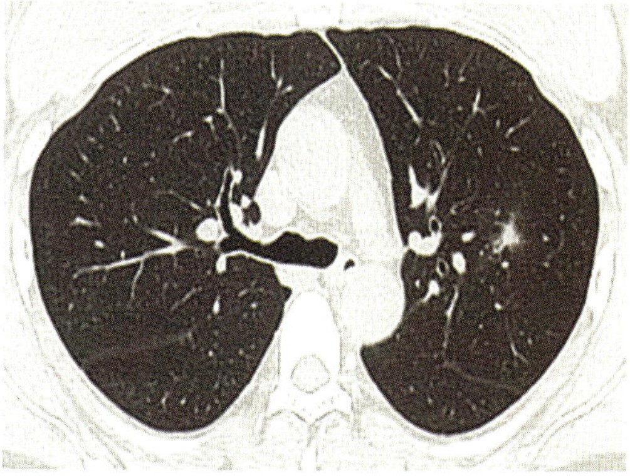

图 20–4　左肺上叶尖后段高密度结节影，周围见少许磨玻璃影，病变范围较前明显增大

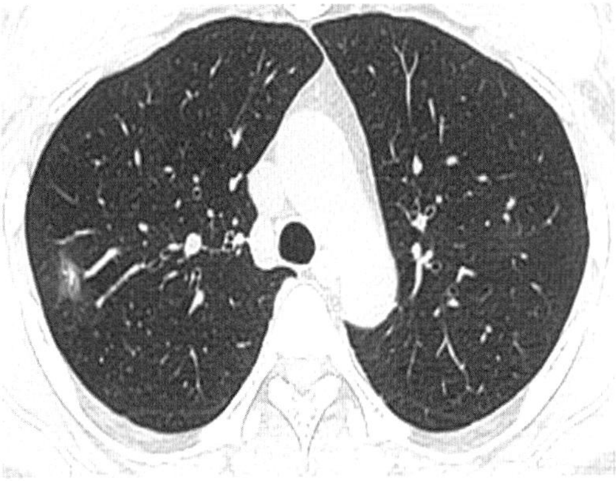

图 20-5 右肺上叶后段新发磨玻璃影，边界模糊

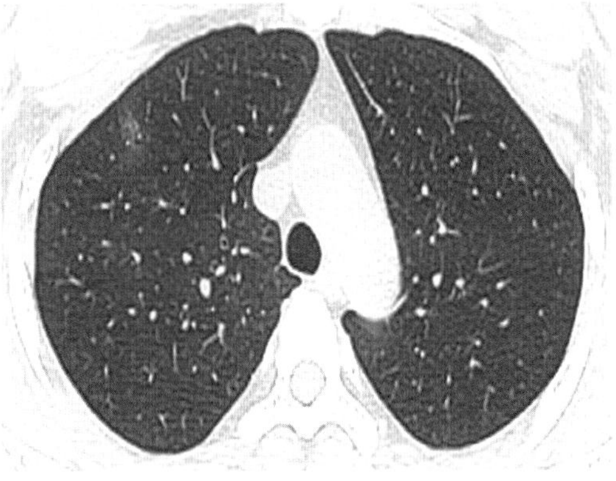

图 20-6 患者入院第 7 天胸部 CT 复查示右肺上叶前段小片状磨玻璃影，病变范围较前稍缩小

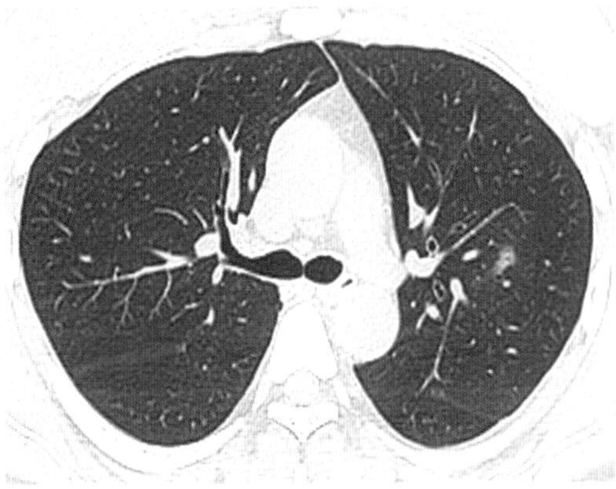

图 20-7 左上肺叶尖后段片状磨玻璃影，边界不清，病变密度较前减低，范围稍缩小

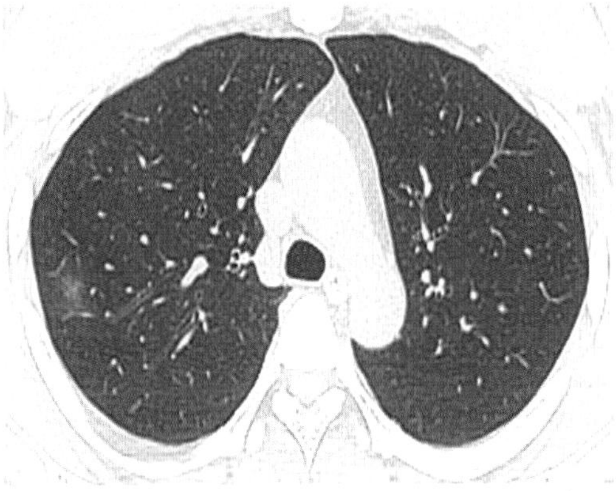

图 20-8 右肺上叶后段片状磨玻璃影，病变密度较前减低，范围缩小

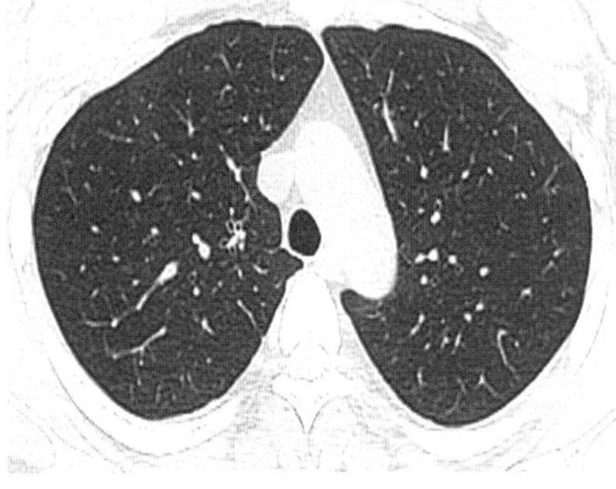

图 20-9 患者入院第 12 天胸部 CT 复查示右肺上叶前段病变完全吸收

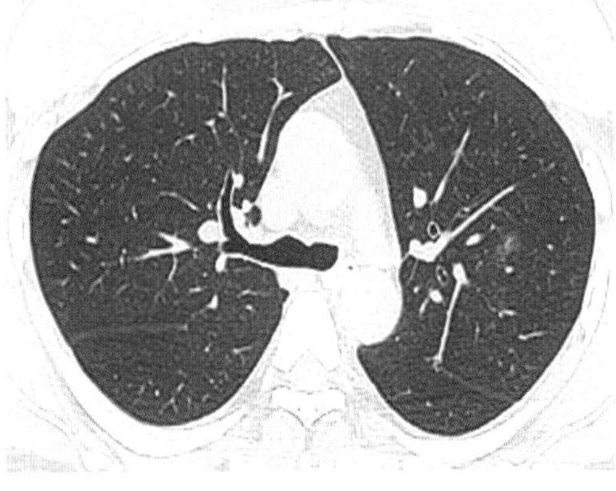

图 20-10 左肺上叶尖后段仅见少许浅淡磨玻璃影，病变范围较前明显缩小

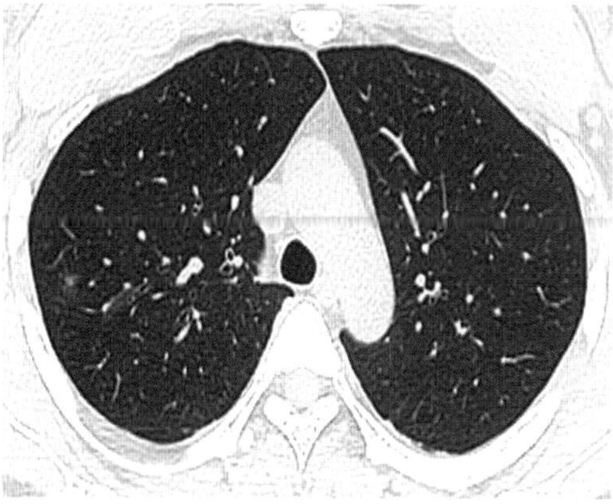

图 20-11　右肺上叶后段小片状磨玻璃影，病变范围较前明显缩小

出院后影像学随访表现：

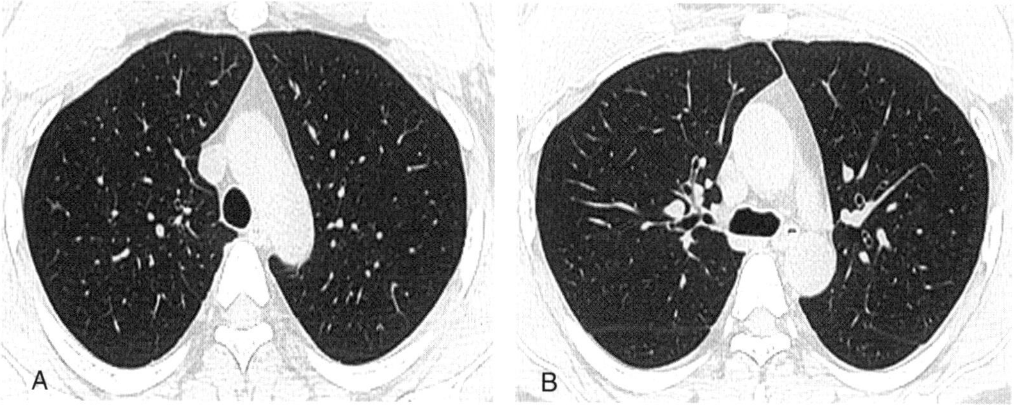

图 20-12　患者出院约 2 个月后胸部 CT 复查示双肺病变完全吸收

病例 21

病史

男，57 岁，有疫区居住史，8 天前返回，2 天前出现发热，体温 37.7 ℃。

实验室检查

白细胞 3.40×10^9/L，淋巴细胞计数 1.53×10^9/L，淋巴细胞百分比 45.4%，C 反应蛋白 1.3 mg/L。

影像学表现

患者住院期间 CT 检查表现如下：

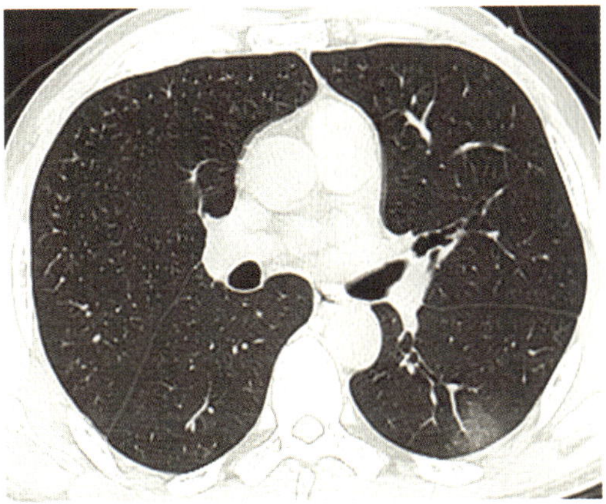

图 21-1 患者入院当天胸部 CT 检查示左肺下叶上段楔形网格状磨玻璃影，边界模糊

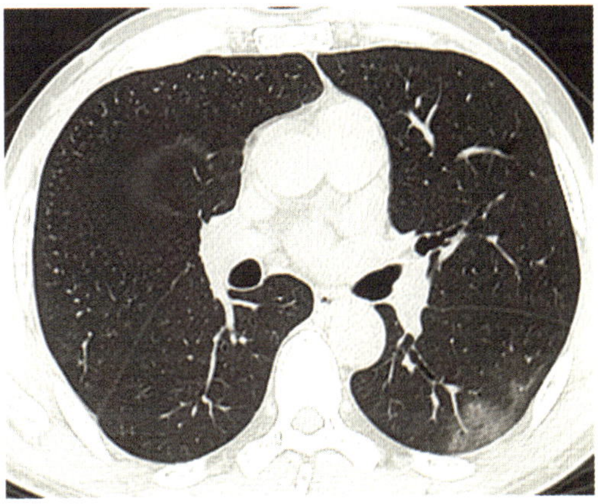

图 21-2 患者入院第 5 天胸部 CT 复查示左肺下叶上段胸膜下多发网格状磨玻璃影，病变范围较前增大

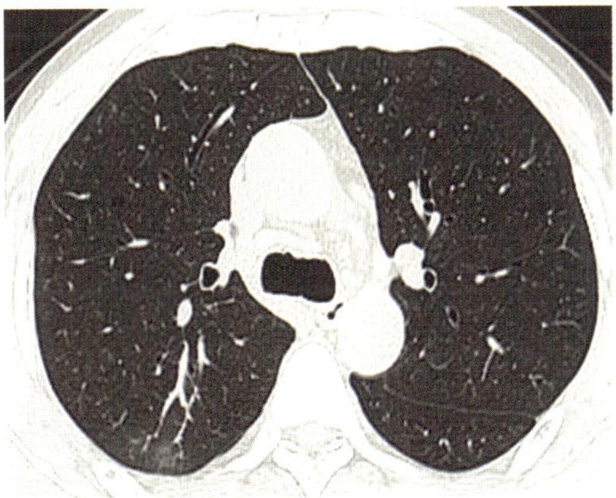

图 21-3 右肺上叶后段一新发小片状磨玻璃影，边界模糊

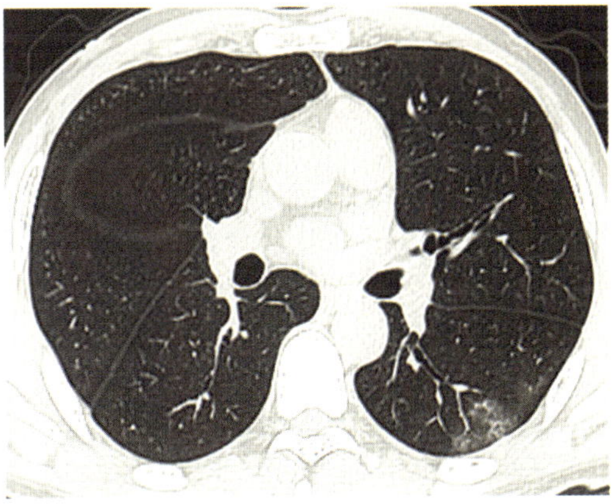

图 21-4 患者入院第 7 天胸部 CT 复查示左肺下叶上段小片状磨玻璃影，局部见少许条索影，病变较前明显吸收

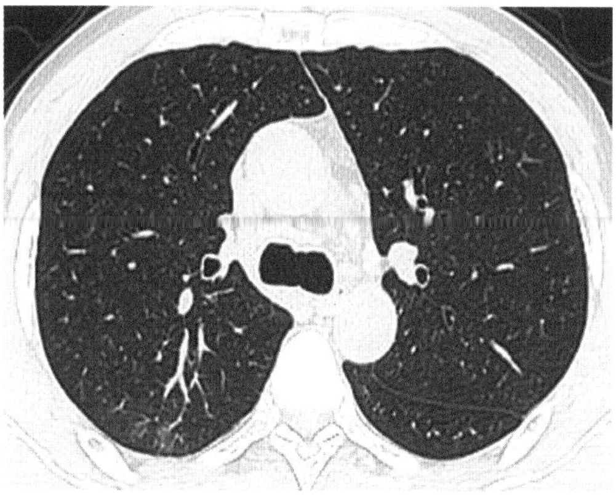

图 21-5　右肺上叶后段少许条索影，病变较前吸收

出院后影像学随访表现：

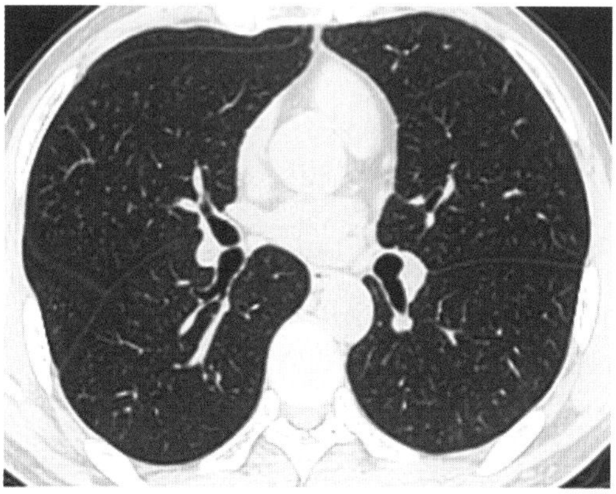

图 21-6　患者出院 1 个月后胸部 CT 复查示左肺下叶上段病变完全吸收

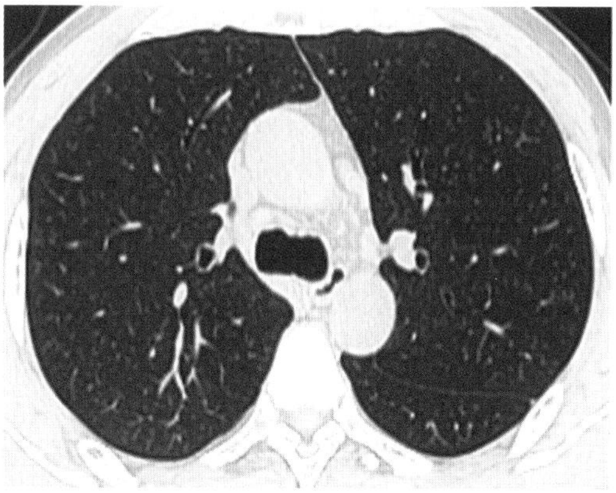

图 21-7　右肺上叶病变完全吸收

病例 22

病史

男，27 岁，有疫区旅游史，13 天前返回，10 天前无明显诱因出现咳嗽，自服药物治疗，症状好转；6 天前再次出现头痛、鼻塞、间断低热，最高 37.3 ℃，两天前咽痛，1 天前咳嗽加重，偶尔咳白痰。

实验室检查

白细胞 3.20×10^9/L，淋巴细胞计数 1.57×10^9/L，淋巴细胞百分比 49.3%，C 反应蛋白 19.2 mg/L。

影像学表现

患者住院期间 CT 检查，表现如下：

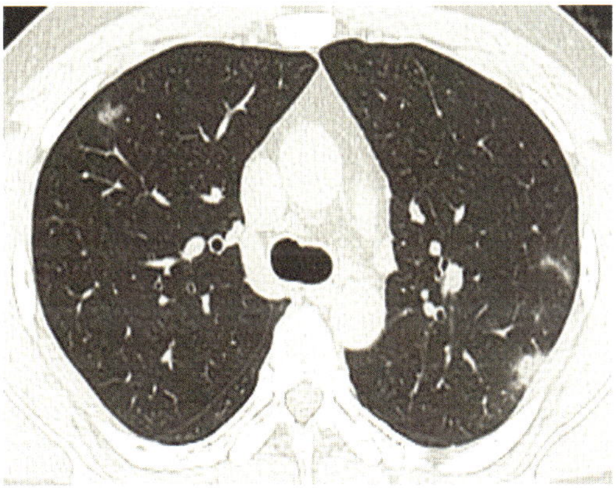

图 22-1　患者入院第 4 天胸部 CT 检查示右肺上叶前段及左肺上叶尖后段胸膜下散在网格状磨玻璃影，局部见少许实变影

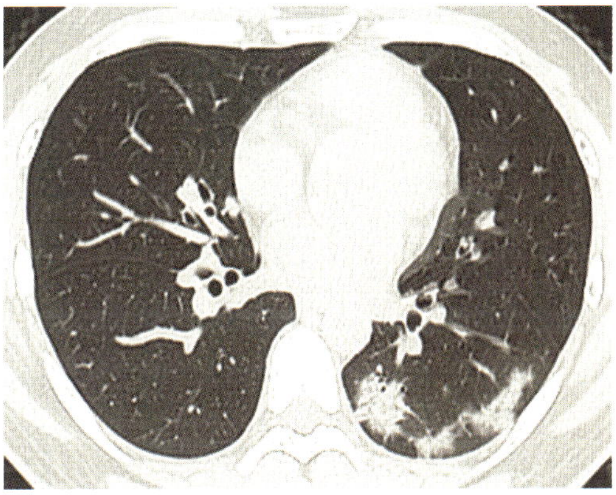

图 22-2　左肺下叶后底段及外侧底段斑片状高密度影，边界模糊，局部实变

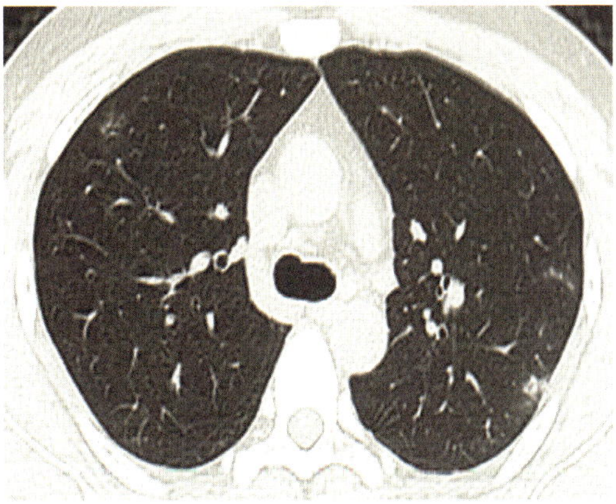

图 22-3　患者入院第 7 天胸部 CT 复查示右肺上叶前段及左肺上叶尖后段胸膜下散在少许条索影，病变较前吸收

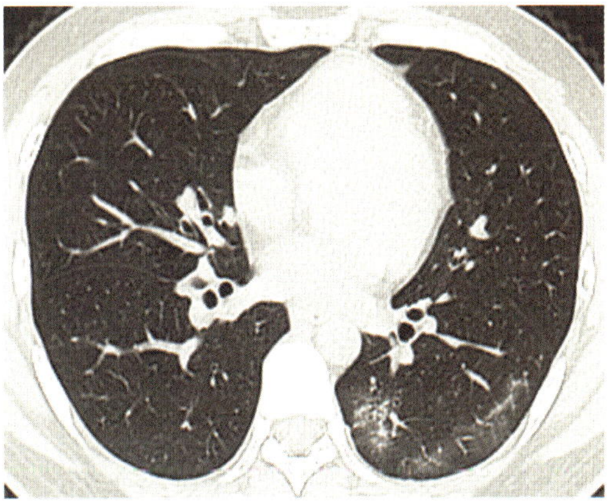

图 22-4　左肺下叶后底段及外侧底段散在稍高密度影及条索影，病变较前吸收

出院后影像学随访表现：

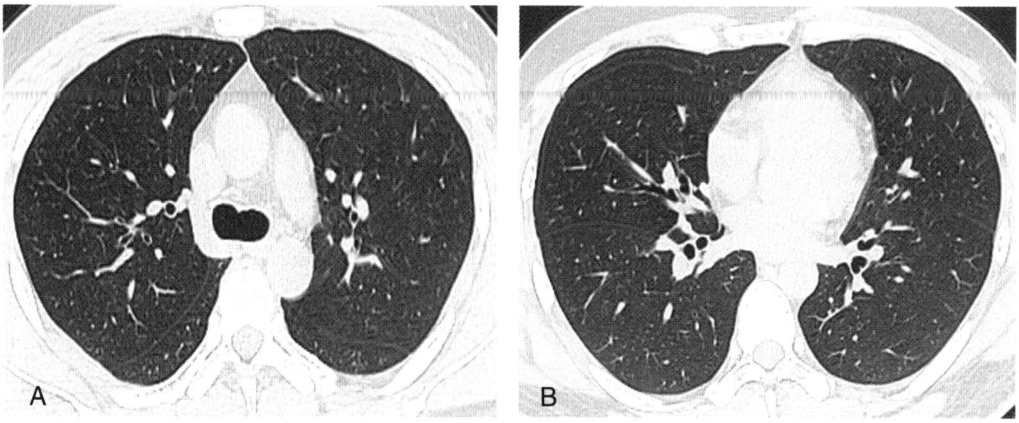

图 22-5　患者出院约 2 个月后胸部 CT 复查示双肺病变完全吸收

病例 23

病史

女，32 岁，有疫区居住史，12 天前离开疫区。10 天前出现发热，最高体温 39.8 ℃，伴咽痛、干咳、乏力，遂到当地医院就诊。CT 提示：肺部炎症，以“发热原因待查”留观并隔离治疗，6 天前 SARS-CoV-2 核酸检测阳性，1 天前患者胸闷加重，复查 CT 示肺部感染进展明显。

实验室检查

白细胞 6.50×10^9/L，淋巴细胞计数 1.19×10^9/L，淋巴细胞百分比 18.5%，C 反应蛋白 127.7 mg/L。

影像学表现

患者住院期间 CT 检查表现如下：

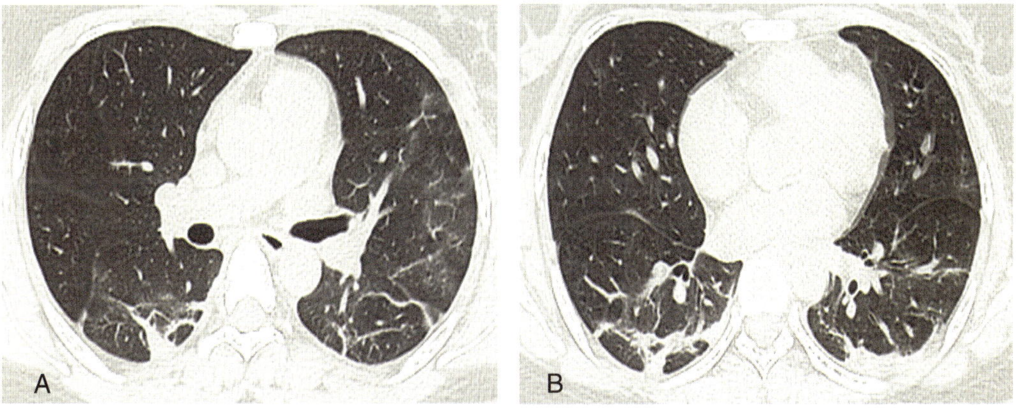

图 23-1　患者入院第 3 天胸部 CT 检查示双肺下叶条索样高密度影，局部见实变影

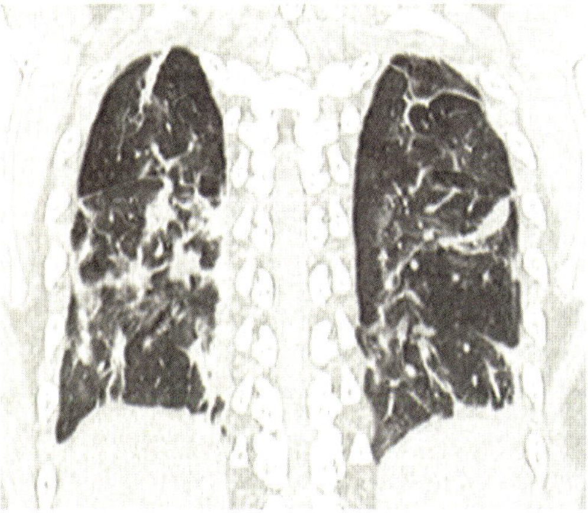

图 23-2　冠状位图像示双肺散在多发斑片状高密度影及条索影，局部见实变影

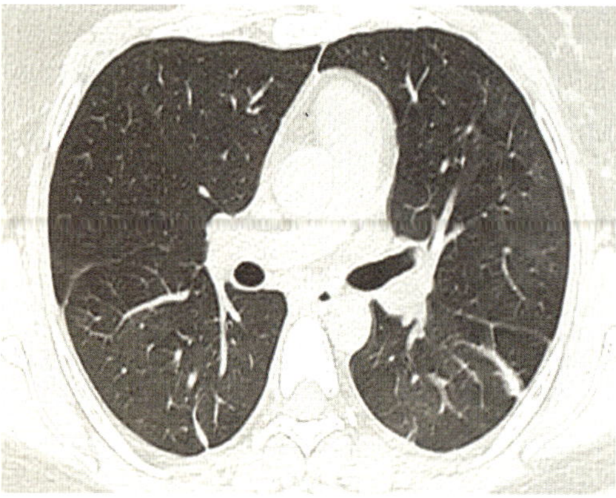

图 23-3　患者入院第 7 天胸部 CT 复查示左肺上叶及双肺下叶散在斑片状磨玻璃影及条索影，病变较前吸收

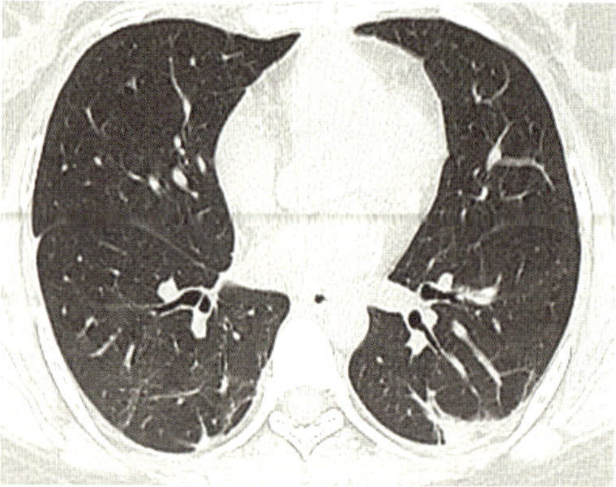

图 23-4　双肺下叶少许条索影，局部见实变影，病变较前明显吸收

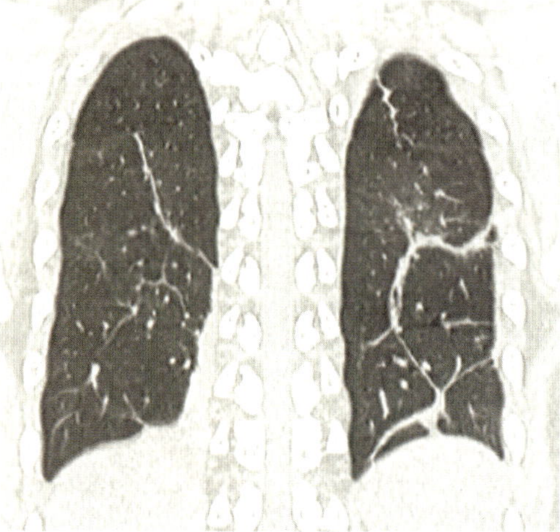

图 23-5　冠状位图像示双肺散在条索影，局部见少许实变影，病变较前明显吸收

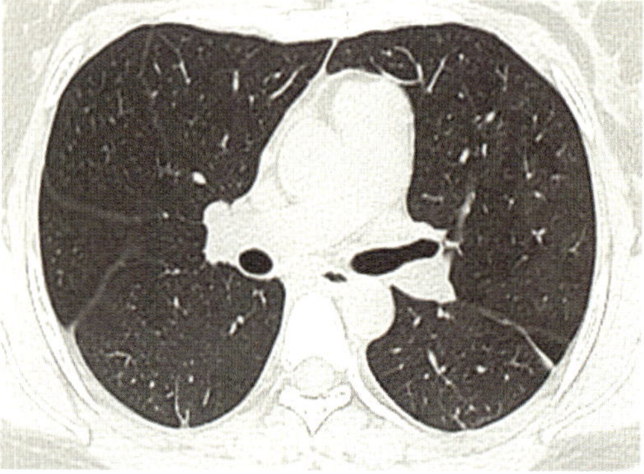

图 23-6　患者入院第 9 天胸部 CT 复查示双肺下叶少许条索影，病变较前明显吸收

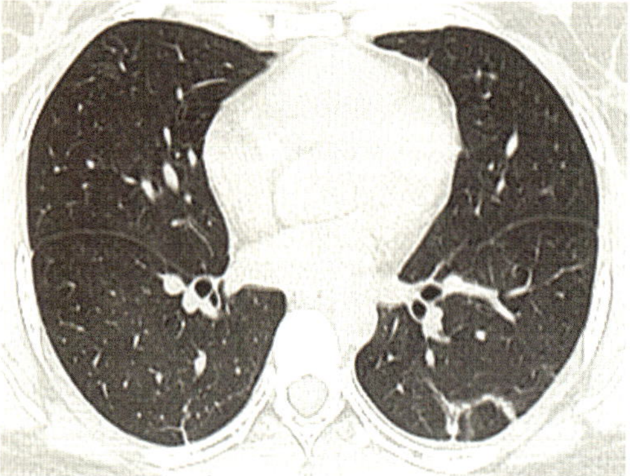

图 23-7　双肺下叶少许条索影，病变较前进一步吸收

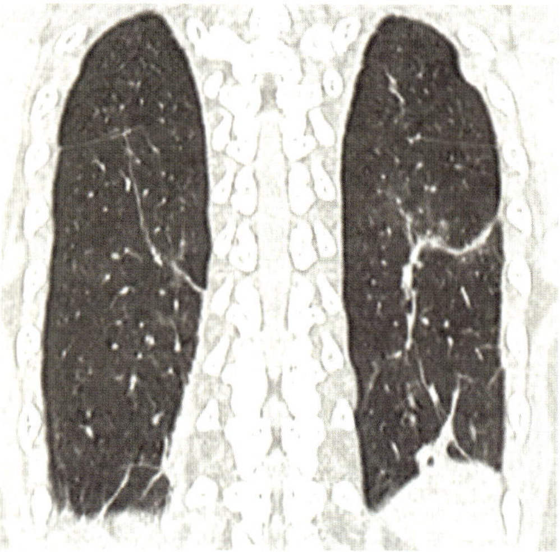

图 23-8　冠状位图像示双肺少许条索影，病变较前吸收

病例 24

病史

女，25 岁，有疫区返回人员接触史，9 天前无明显诱因出现发热，最高 39.6 ℃，伴寒战、乏力、纳差、咳嗽，咳白色黏痰。

实验室检查

白细胞 6.20×10^9/L，淋巴细胞计数 0.88×10^9/L，淋巴细胞百分比 14.2%，C 反应蛋白 29.5 mg/L。

影像学表现

患者住院期间 CT 检查表现如下：

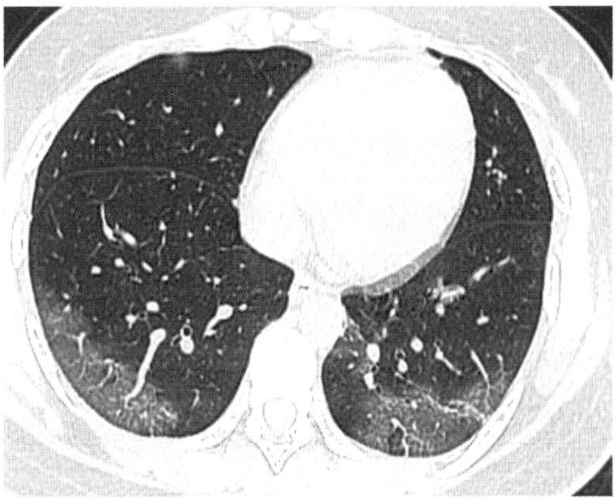

图 24-1　患者入院当天胸部 CT 检查示右肺中叶斑点状磨玻璃影，边界模糊；双肺下叶斑片状网格状磨玻璃影，局部见条索影

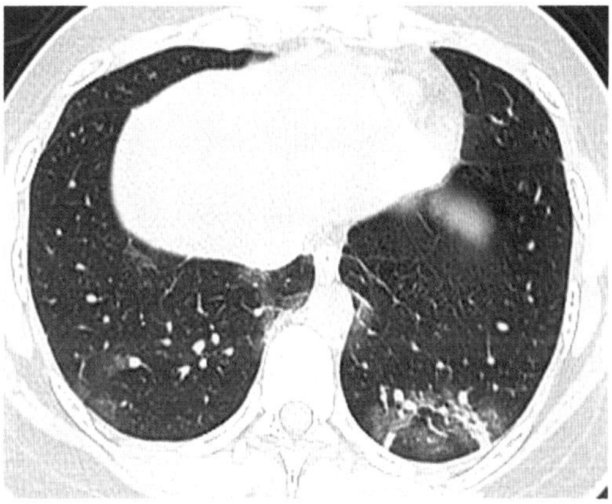

图 24-2　双肺下叶斑片状网格状磨玻璃影，左肺下叶后底段见“反晕征”

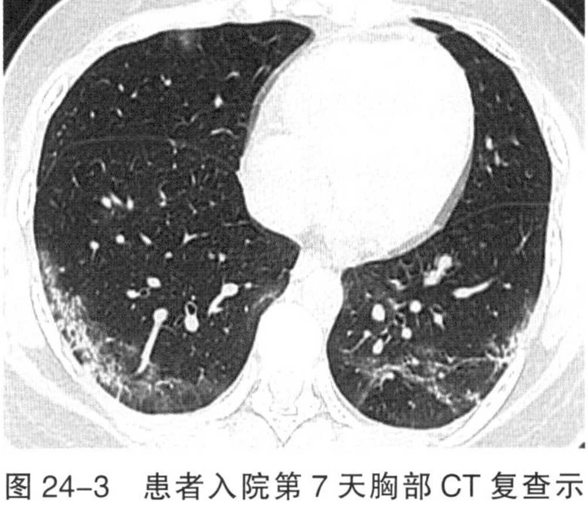

图 24-3　患者入院第 7 天胸部 CT 复查示右肺中叶网格状磨玻璃影，较前略有增大

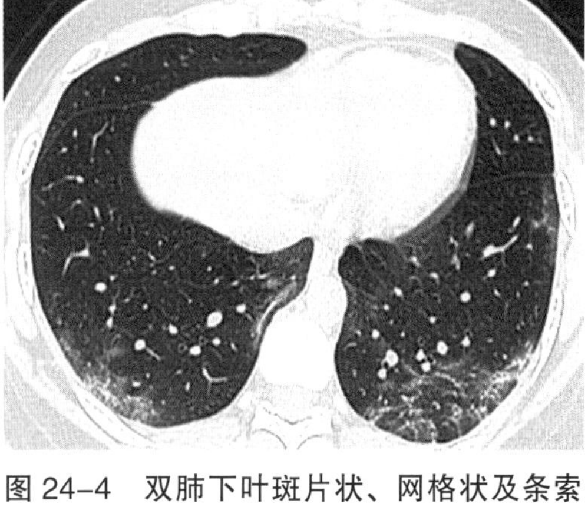

图 24-4　双肺下叶斑片状、网格状及条索状高密度影，病变较前吸收

出院后影像学随访表现：

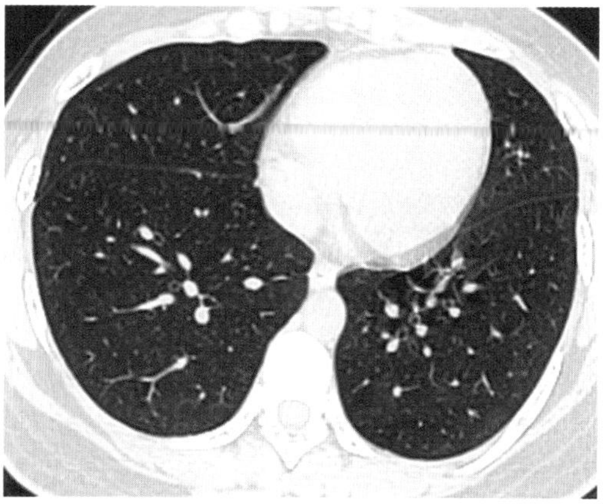

图 24-5　患者出院 1 个月后胸部 CT 复查示右肺中叶病变完全吸收

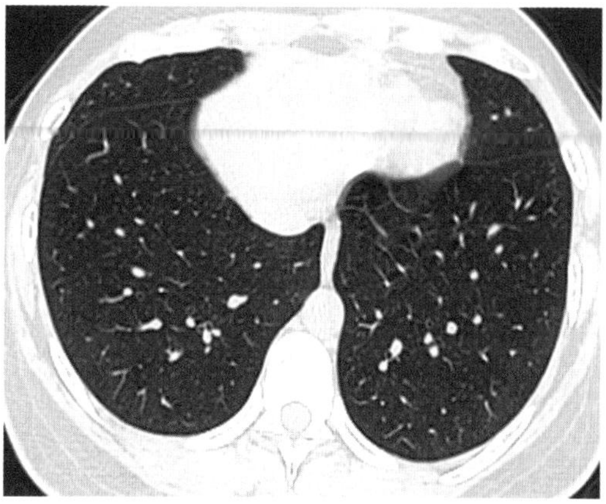

图 24-6　双肺下叶病变完全吸收

病例 25

病史

男，28 岁，11 天前 COVID-19 患者接触史。5 天前出现发热，最高 37.7 ℃，伴乏力。

实验室检查

白细胞 3.30×10^9/L，淋巴细胞计数 1.39×10^9/L，淋巴细胞百分比 42.5%， C 反应蛋白 14.6 mg/L。

影像学表现

患者住院期间 CT 检查表现如下：

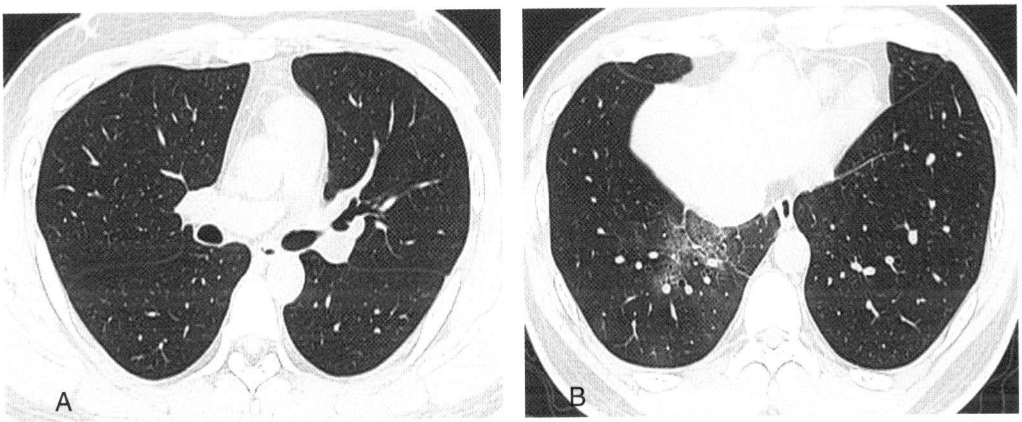

图 25-1　患者入院当天胸部 CT 检查示右肺下叶片状网格状磨玻璃影，小叶间隔增厚，可见铺路石征和细支气管扩张征

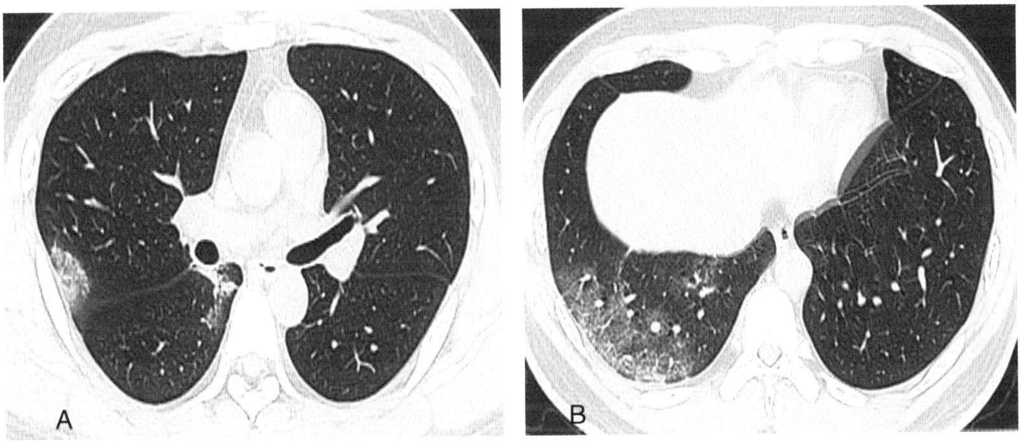

图 25-2　患者入院第 5 天胸部 CT 复查示右肺下叶大片状网格状磨玻璃影，边界模糊，病变范围较前明显增大，右肺上叶后段见新发片状磨玻璃影

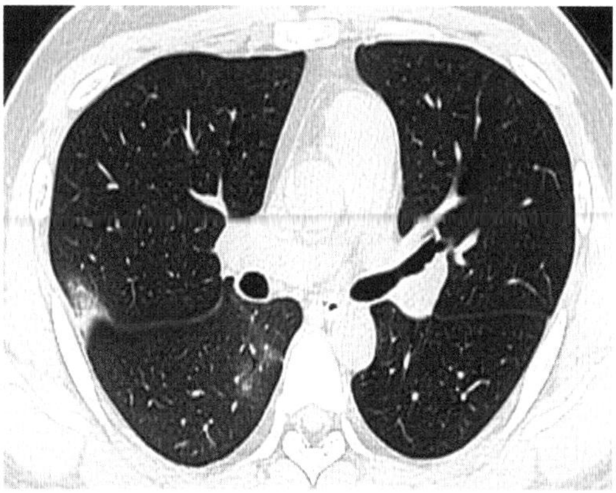

图 25-3 患者入院第 8 天胸部 CT 复查示右肺上叶后段小片状实变影，病变范围较前明显缩小

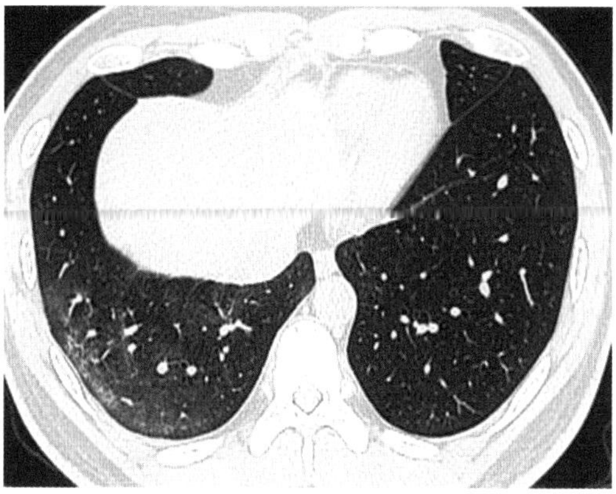

图 25-4 右肺下叶网格状磨玻璃影及条索状高密度影

出院后影像学随访表现

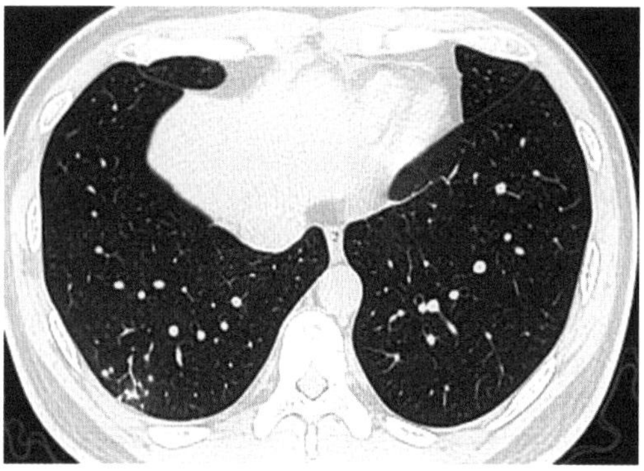

图 25-5 患者出院 24 天后胸部 CT 复查示右肺下叶外侧底段胸膜下多发微小实性结节，边界清晰

第三章

重型COVID-19病例的影像学表现及转归

第一节 重型 COVID-19 病例床旁 DR、CT 表现及转归

病例 26

病史

男，63 岁，有疫区居住史，9 天前返回，7 天前出现发热，体温波动于 37.6~39.2 ℃，2 天前出现咳嗽，咳少量白色黏痰，体温波动于 37.8~38.9 ℃。

实验室检查

白细胞 5.10×10^9/L，淋巴细胞计数 1.23×10^9/L，淋巴细胞百分比 24.0%，C 反应蛋白 12.2 mg/L。

影像学表现

患者住院期间 CT 检查表现如下：

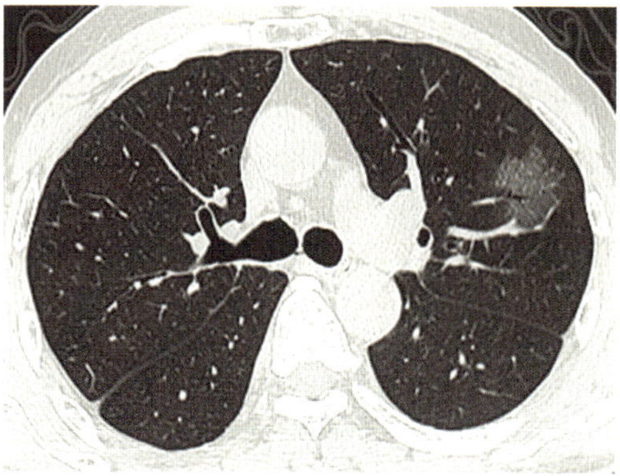

图 26-1 患者入院当天胸部 CT 检查示左肺上叶尖后段片状网格状磨玻璃影，其内见支气管气像

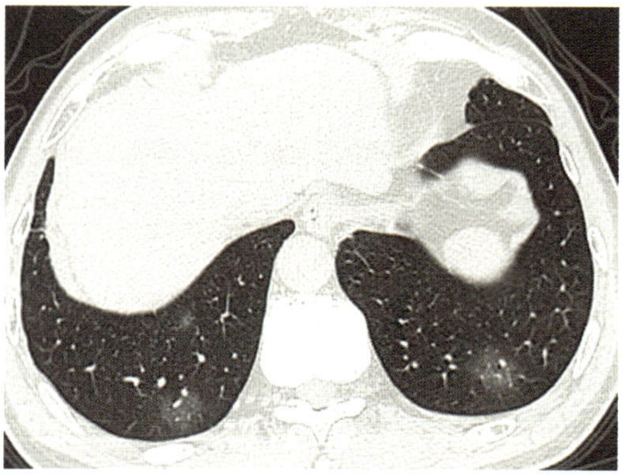

图 26-2 双肺下叶多发片状磨玻璃影，边界模糊

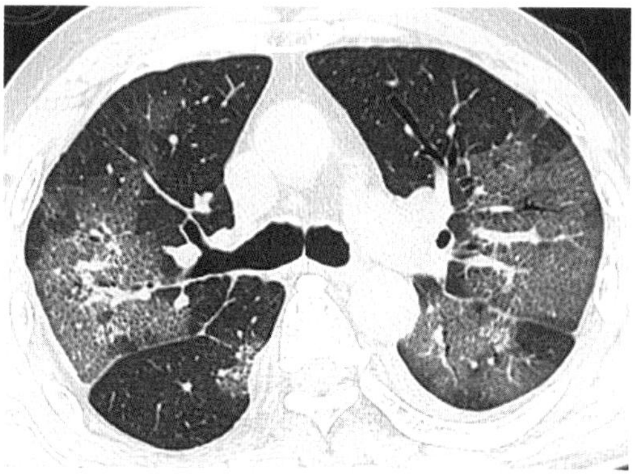

图 26-3　患者入院第 6 天胸部 CT 复查示双肺多发大片状网格状磨玻璃影，局部呈铺路石征改变，范围较前明显增大

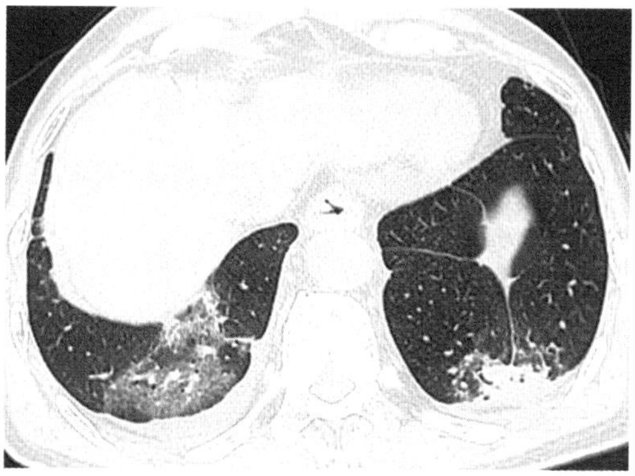

图 26-4　双肺下叶大片状磨玻璃影及条索影，左肺下叶见实变影，较前范围明显增大，并双侧少量胸腔积液

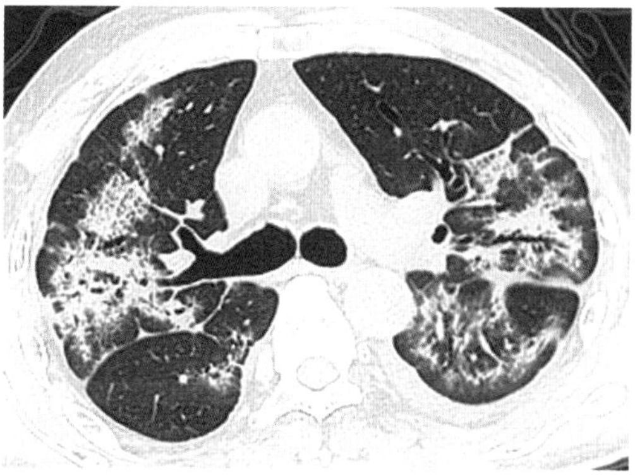

图 26-5　患者入院第 14 天胸部 CT 复查示双肺多发大片状高密度影，内见实变及条索影，局部病变范围较前增大

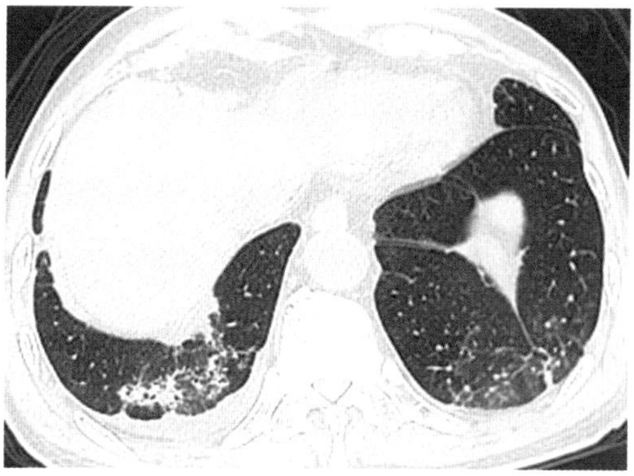

图 26-6　双肺下叶多发条索影，病变范围较前明显缩小，胸腔积液较前减少

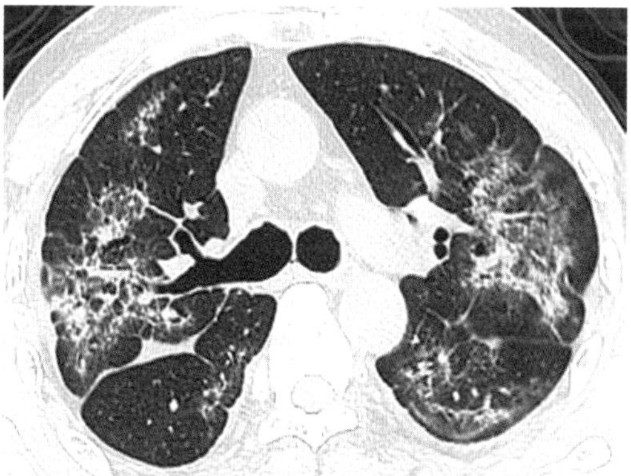

图 26-7　患者入院第 25 天胸部 CT 复查双肺散在斑片状高密度影及条索影，局部支气管牵拉性扩张，病变范围较前缩小

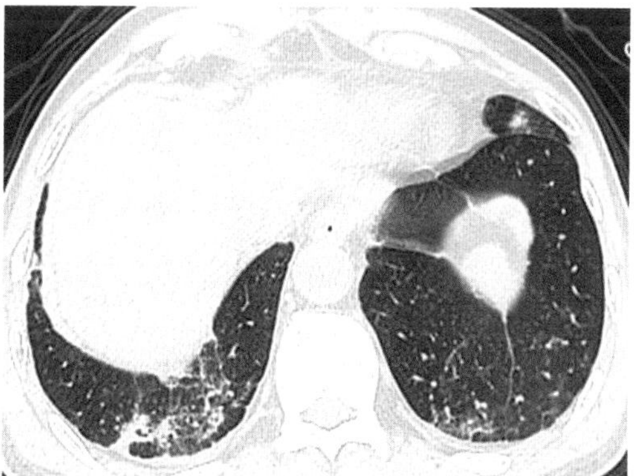

图 26-8　双肺下叶散在条索影，病变较前进一步吸收

病例 27

病史

男，56 岁，有疫区旅游史，4 天前无明显诱因发热，体温最高 38 ℃，伴乏力；1 天前出现咳嗽。

实验室检查

白细胞 6.0×10^9/L，淋巴细胞计数 0.78×10^9/L，淋巴细胞百分比 13.0%，C 反应蛋白 140.4 mg/L。

影像学表现

患者住院期间 CT 检查表现如下：

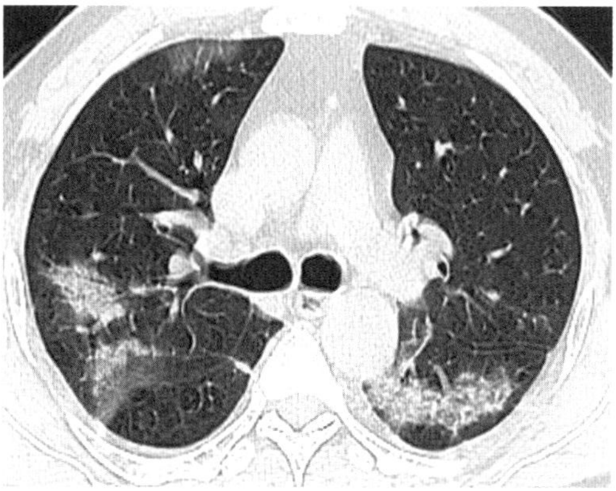

图 27–1　患者入院当天胸部 CT 检查示右肺上叶及两肺下叶胸膜下多发网格状磨玻璃影，边界模糊

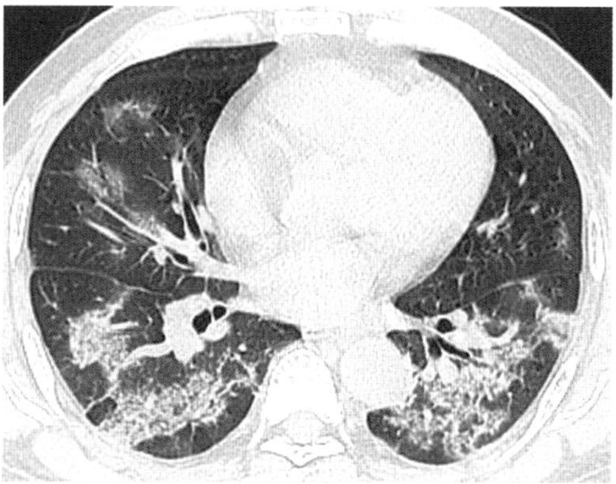

图 27–2　右肺中叶、左肺上叶舌段及双肺下叶多发片状网格状磨玻璃影，双肺下叶为著

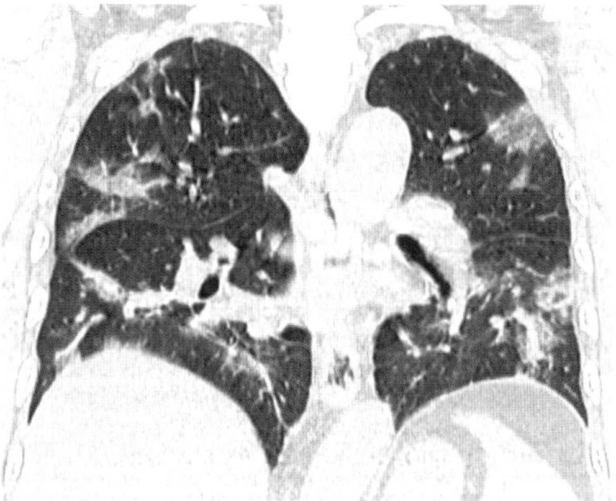

图 27–3　冠状位图像示两肺散在多发网格状磨玻璃影，局部见条索影

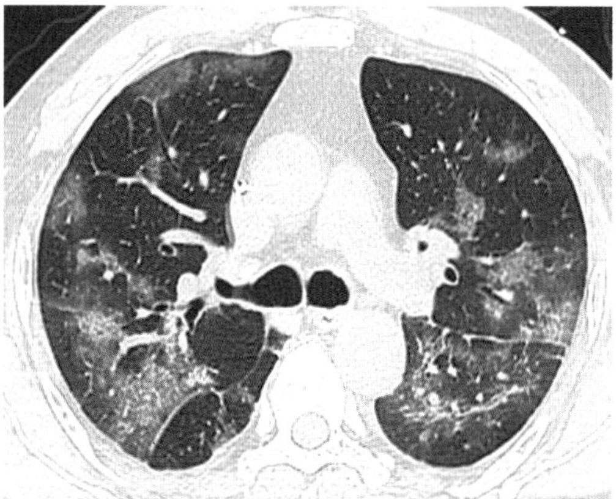

图 27–4　患者入院第 5 天胸部 CT 复查示双肺胸膜下多发网格状磨玻璃影，病灶较前增多，右肺上叶后段及左肺下叶背段病变较前吸收，局部见条索影

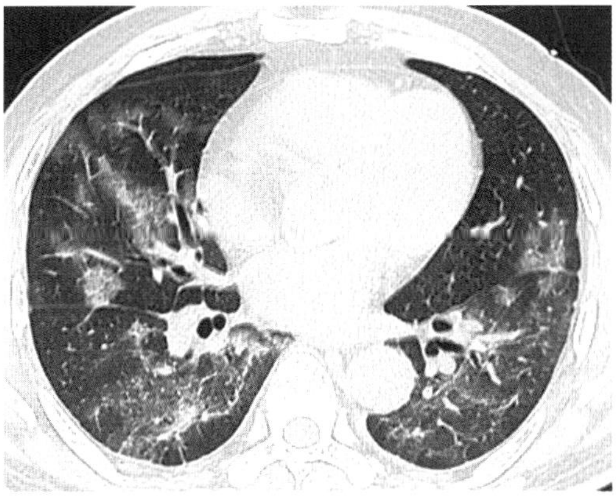

图 27-5　右肺中叶、左肺上叶舌段及双肺下叶散在多发磨玻璃影及条索影，两肺下叶病变较前吸收，右肺中叶、左肺上叶病变较前增多

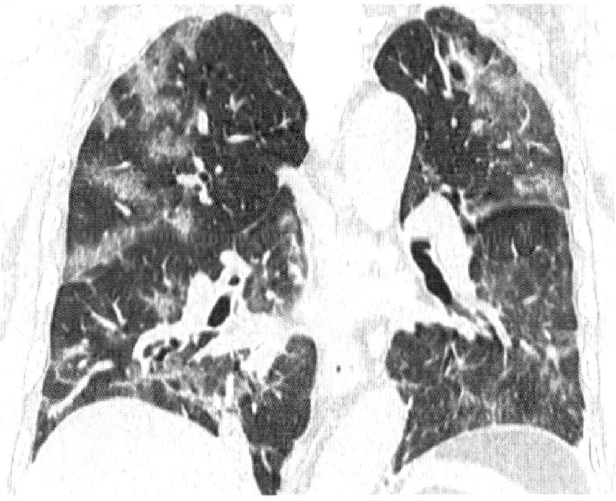

图 27-6　冠状位图像示双肺散在多发网格状磨玻璃影，局部见条索影，双肺上叶病变较前增多，双肺下叶病变较前稍吸收

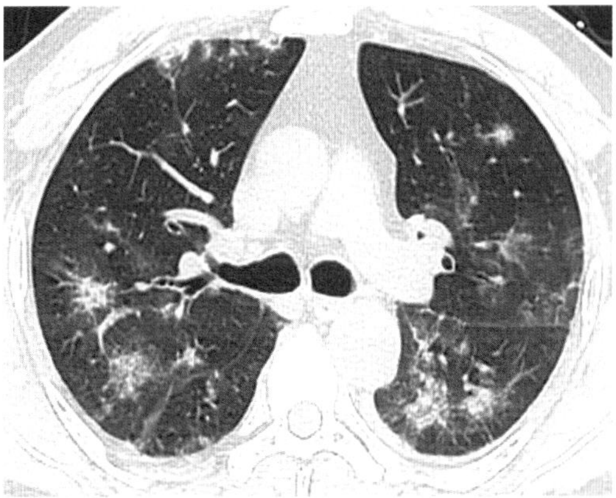

图 27-7　患者入院第 9 天胸部 CT 复查示双肺胸膜下散在片状磨玻璃影及条索影，病变范围较前明显缩小

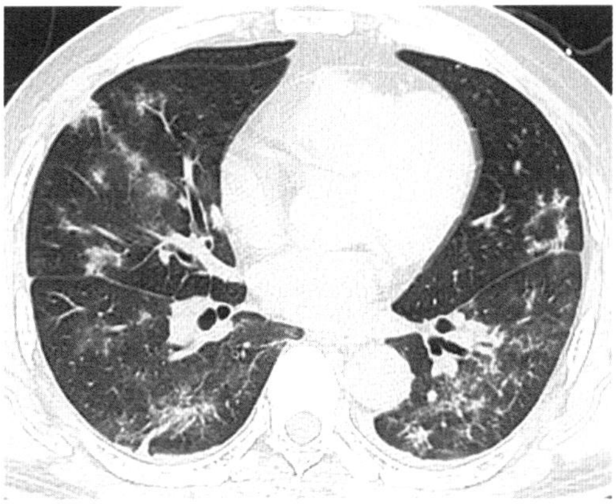

图 27-8　右肺中叶、左肺上叶舌段及双肺下叶散在斑片状高密度影及条索影，病变较前吸收

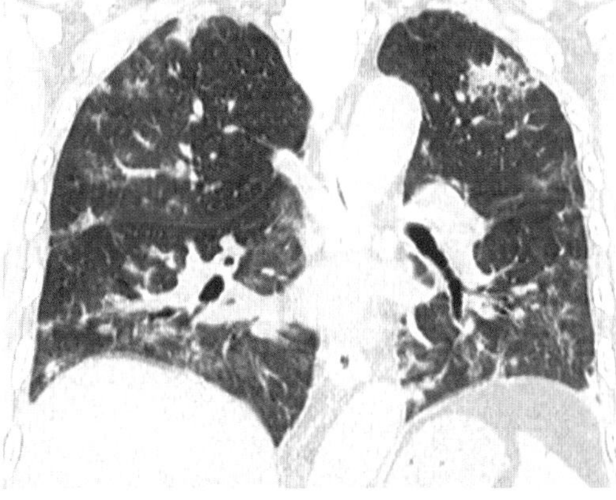

图 27-9　冠状位图像示双肺散在斑片状高密度影及条索影，病变较前明显吸收

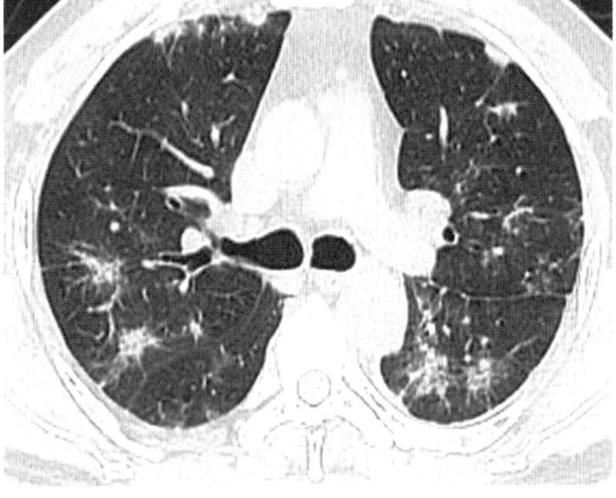

图 27-10　患者入院第 16 天胸部 CT 复查示双肺病变斑片影及条索影，病变范围较前缩小

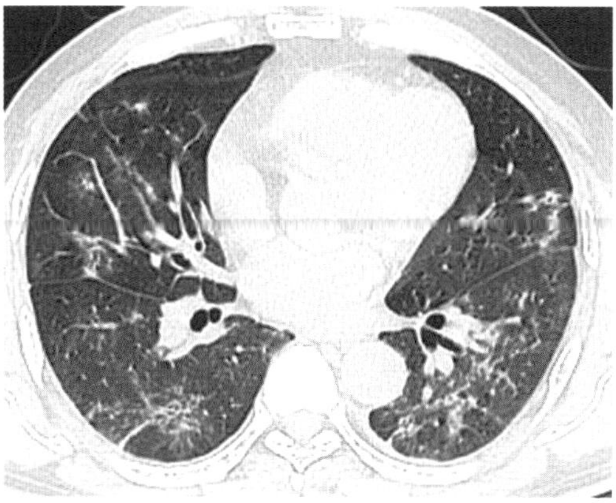

图 27-11 右肺中叶、左肺上叶舌段及双肺下叶散在条索影，病变较前进一步吸收

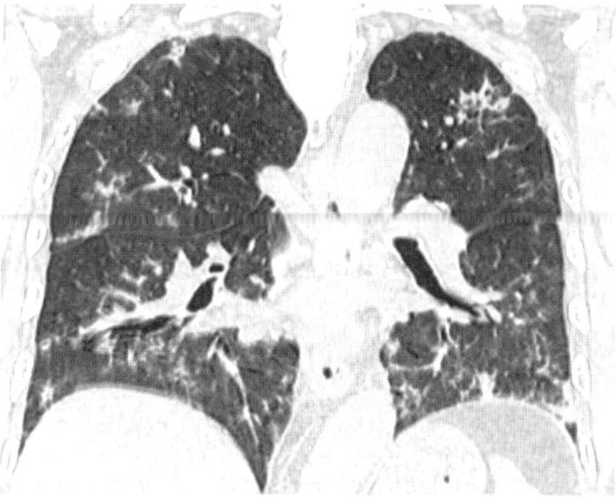

图 27-12 冠状位图像示两肺散在斑片状高密度影及条索影，病变较前进一步吸收

出院后影像学随访表现：

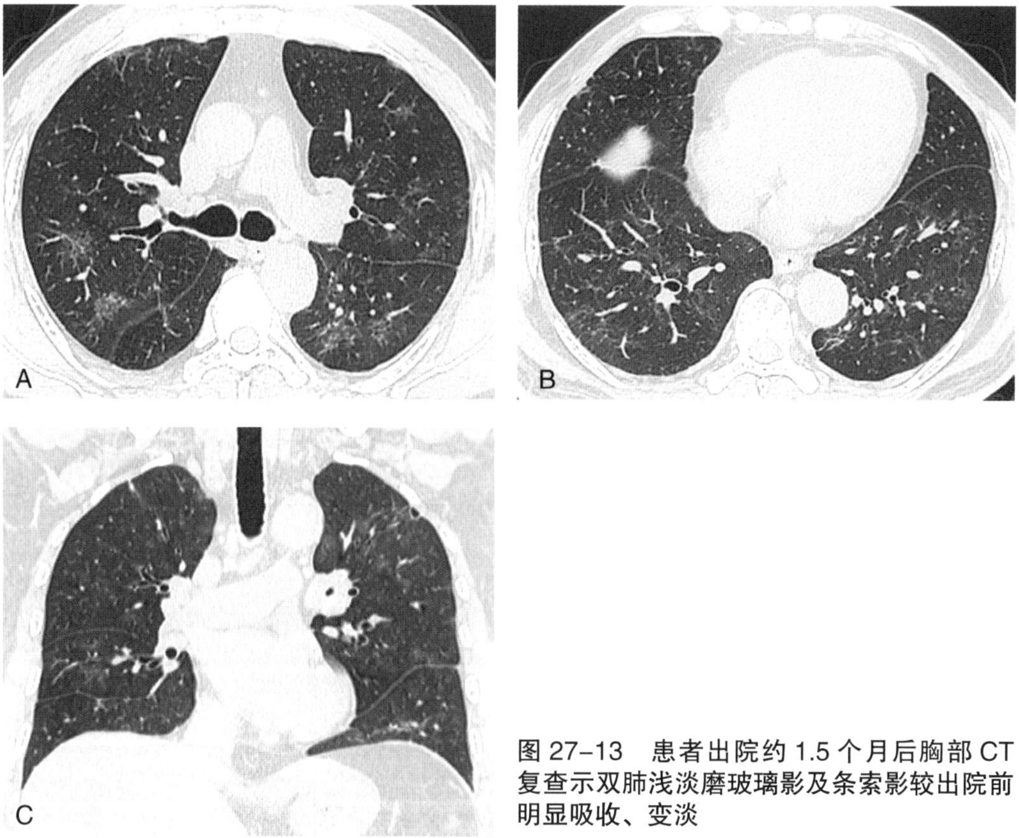

图 27-13 患者出院约 1.5 个月后胸部 CT 复查示双肺浅淡磨玻璃影及条索影较出院前明显吸收、变淡

病例 28

病史

男，32 岁，有疫区居住史，10 天前返乡，8 天前出现发热、畏寒，最高 38 ℃，伴干咳、晨起后咳黄痰。

实验室检查

白细胞 9.60×10^9/L，淋巴细胞计数 0.38×10^9/L，淋巴细胞百分比 4.0% ，C 反应蛋白 33.0 mg/L。

影像学表现

患者住院期间 DR 检查表现如下：

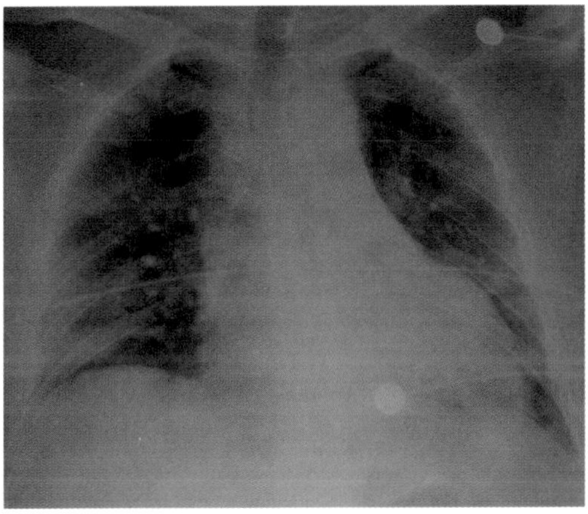

图 28–1　患者入院第 2 天 DR 检查示双肺多发斑片状高密度影，边界模糊

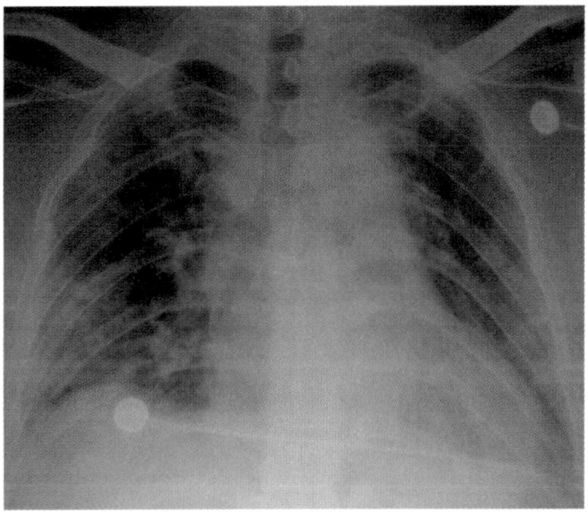

图 28–2　患者入院第 4 天 DR 检查示双肺多发斑片状高密度影，病变较前稍增多

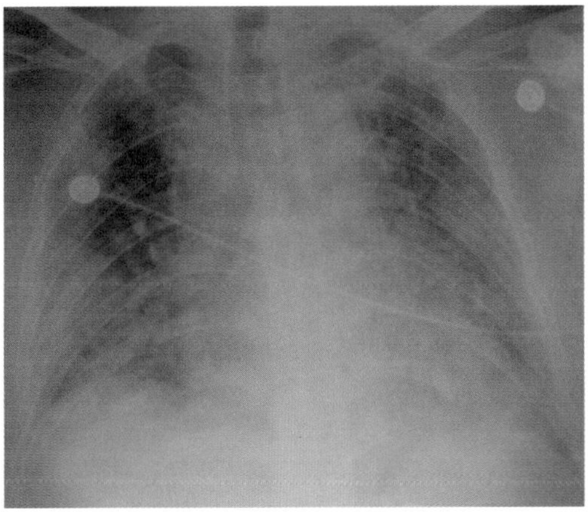

图 28–3　患者入院第 8 天 DR 检查示双肺多发斑片状密度增高影，较前明显增大

患者住院期间 CT 检查表现如下：

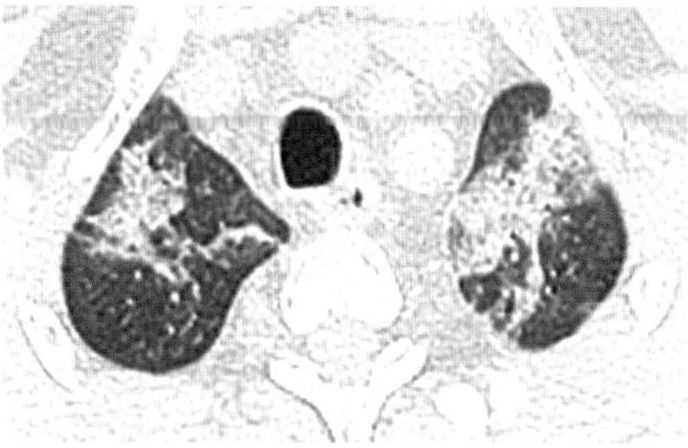

图 28-4　患者入院第 11 天胸部 CT 检查示双肺上叶大片状网格状磨玻璃影及条索影

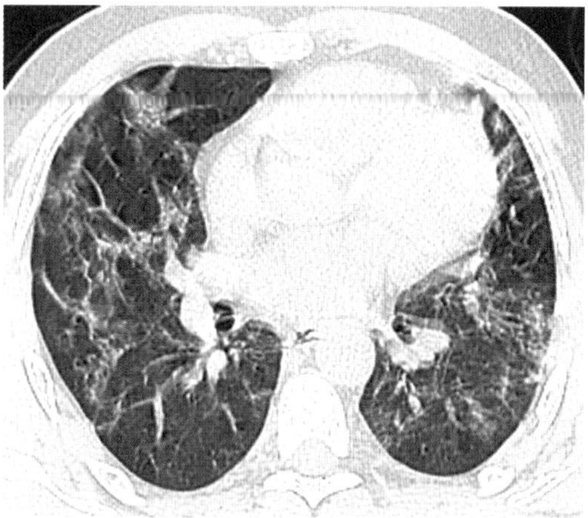

图 28-5　右肺中叶、左肺上叶下舌段及双肺下叶散在多发网格状磨玻璃影及条索影

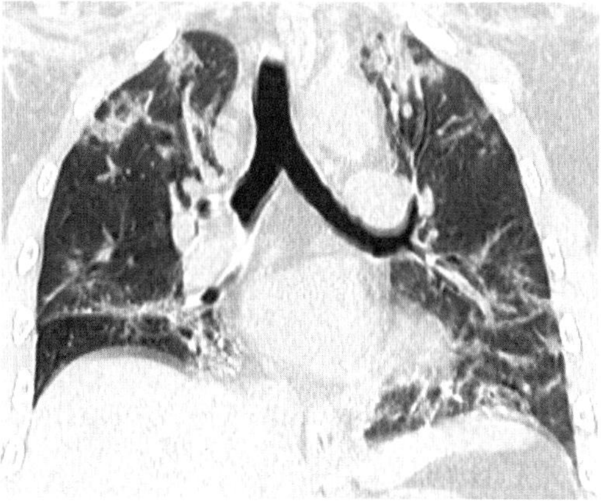

图 28-6　冠状位图像示双肺散在多发斑片状高密度影及条索影

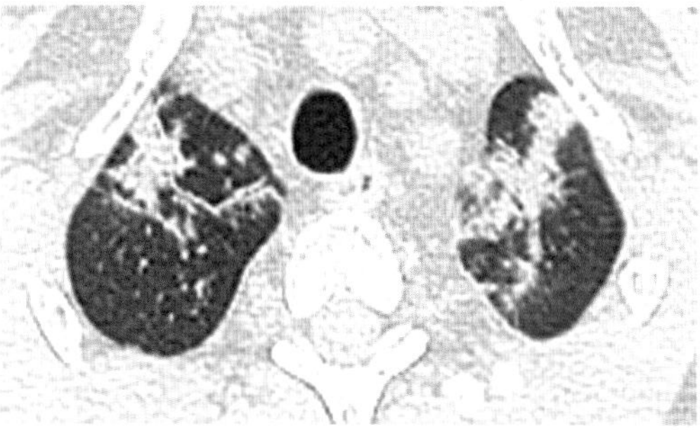

图 28-7　患者入院第 14 天胸部 CT 复查示双肺上叶片状网格状磨玻璃影及条索影，局部见少许实变影，病变范围较前稍缩小

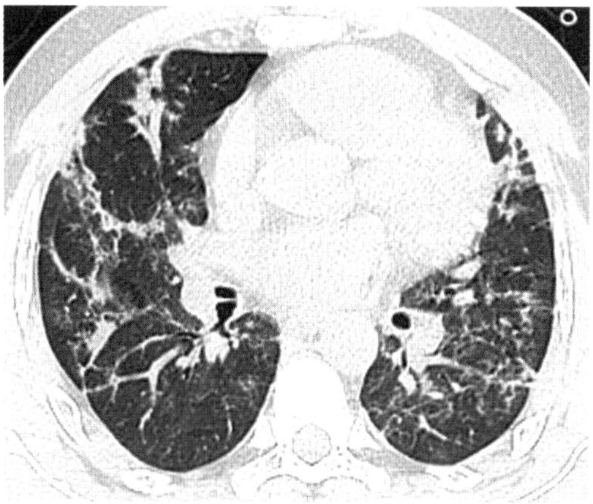

图 28-8　右肺中叶、左肺上叶舌段及双肺下叶散在斑片状高密度影及条索影，病变较前稍吸收

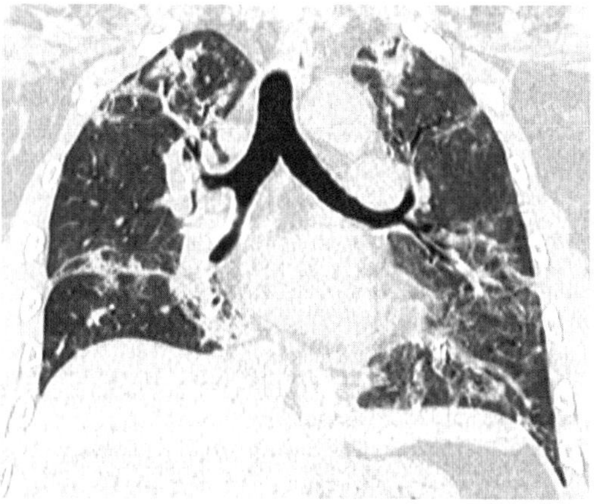

图 28-9　冠状位图像示双肺散在多发斑片状高密度影及条索影，病变较前吸收

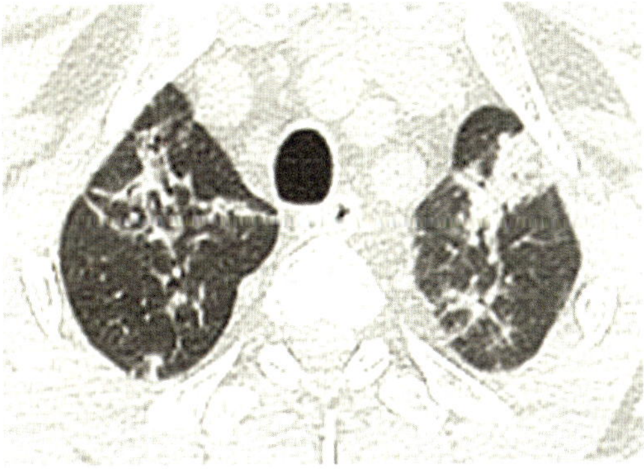

图 28-10 患者入院第 18 天胸部 CT 复查示双肺上叶斑片状及条索状高密度影，病变较前吸收

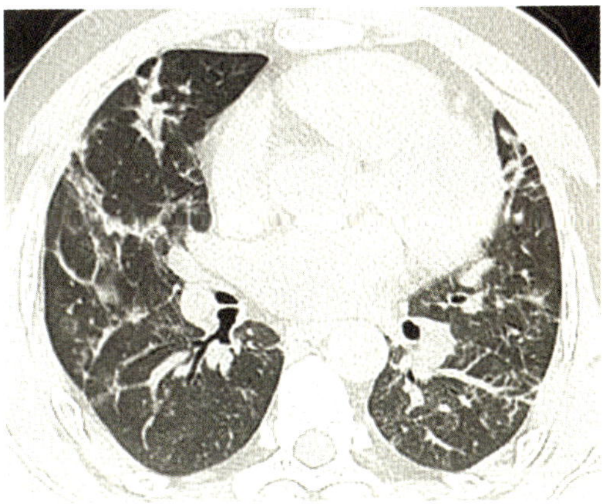

图 28-11 右肺中叶、左肺上叶舌段及双肺下叶散在斑片状高密度影及条索影，病变较前进一步吸收

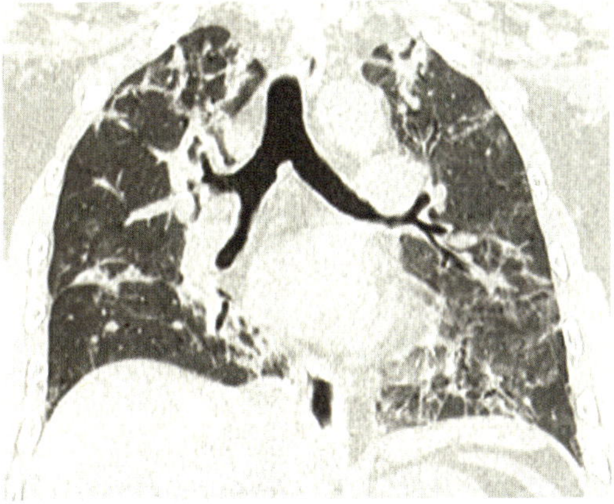

图 28-12 冠状位图像示双肺散在小斑片状高密度影及条索影，病变较前吸收

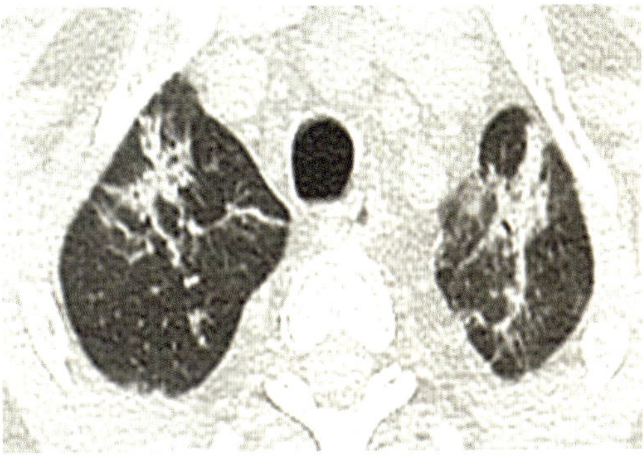

图 28-13 患者入院第 23 天胸部 CT 复查示双肺上叶条索影，病变较前进一步吸收

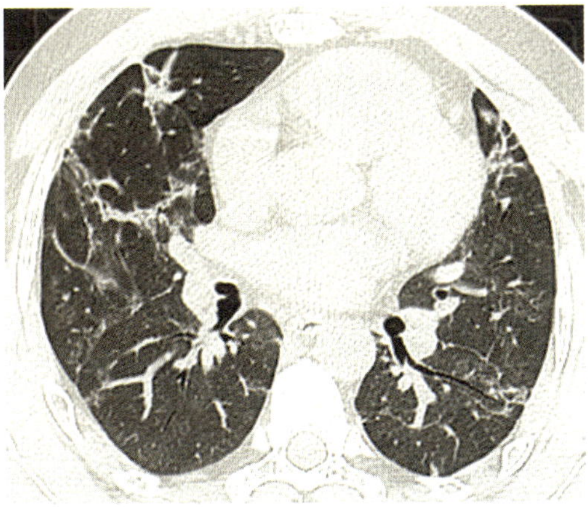

图 28-14 右肺中叶、左肺上叶下舌段及双肺下叶散在条索影，病变较前吸收

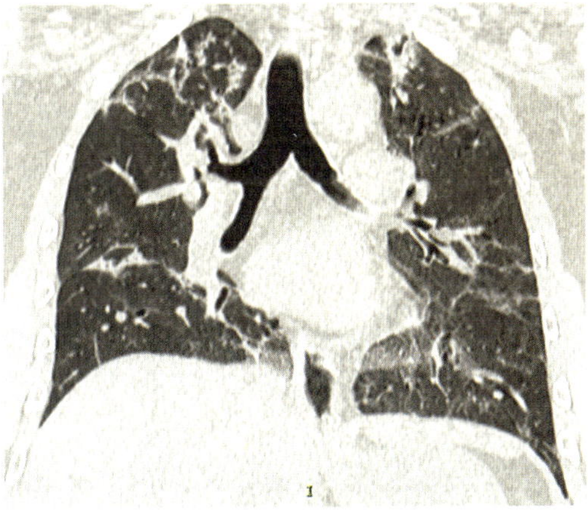

28-15 冠状位图像示双肺散在多发条索影，病变较前进一步吸收

病例 29

病史

女，31 岁，COVID-19 患者接触史，4 天前出现发热，最高 38.3 ℃，伴乏力、纳差，自行口服“抗病毒合剂”等药物治疗，效果欠佳。

实验室检查

白细胞 4.30×10^9/L，淋巴细胞计数 1.13×10^9/L，淋巴细胞百分比 26.3%，C 反应蛋白 23.1 mg/L。

影像学表现

患者住院期间 CT 检查表现如下：

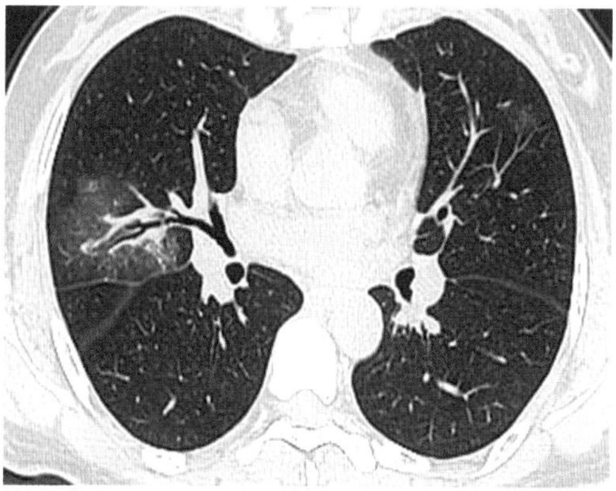

图 29-1　患者入院当天胸部 CT 检查示右肺上叶后段及左肺上叶舌段片状磨玻璃影，内见支气管气像

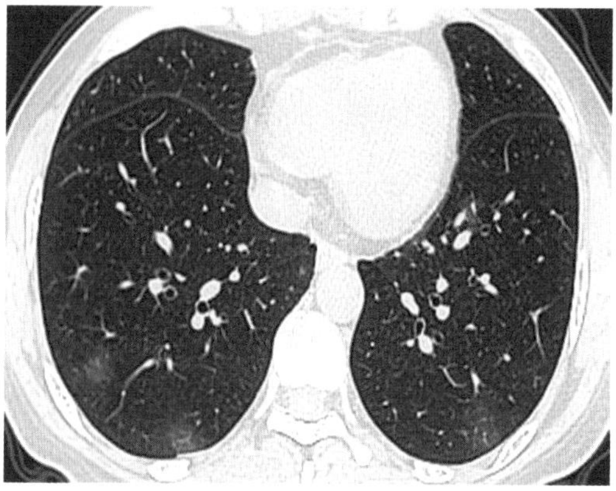

图 29-2　双肺下叶散在磨玻璃结节影，边界模糊

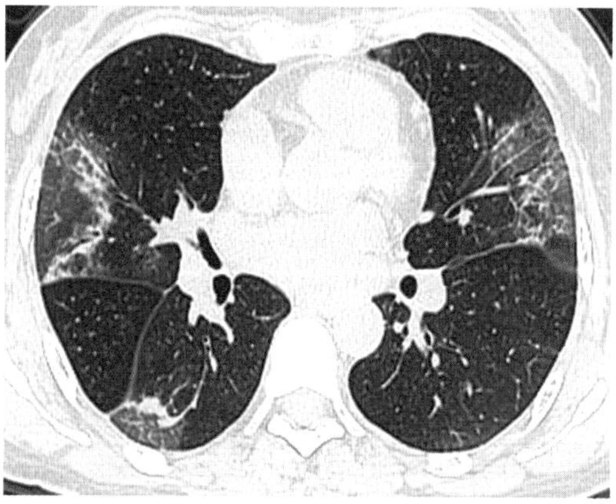

图 29-3　患者入院第 10 天胸部 CT 复查示右肺上叶后段、左肺上叶舌段及右肺下叶上段斑片状网格状密度增高影，小叶间隔增厚，病变较前增大

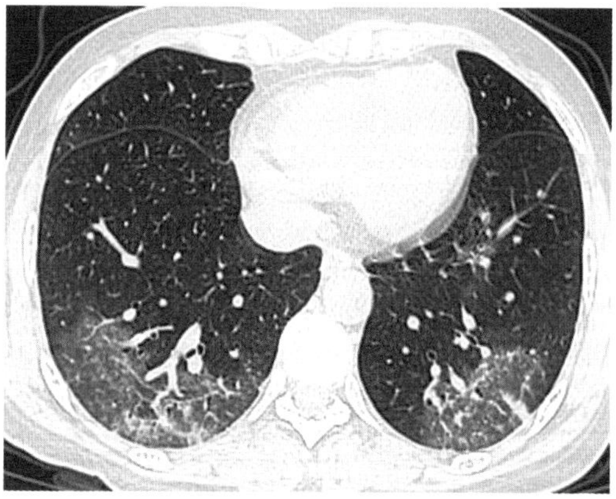

图 29-4　双肺下叶大片状磨玻璃及条索影，病变较前明显增大

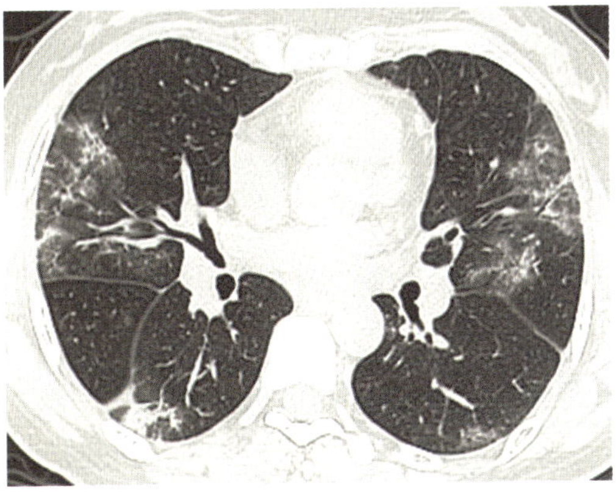

图 29-5　患者入院第 13 天胸部 CT 复查示右肺上叶后段、左肺上叶舌段及双肺下叶上段散在网格状磨玻璃影及条索影，局部病变较前稍吸收

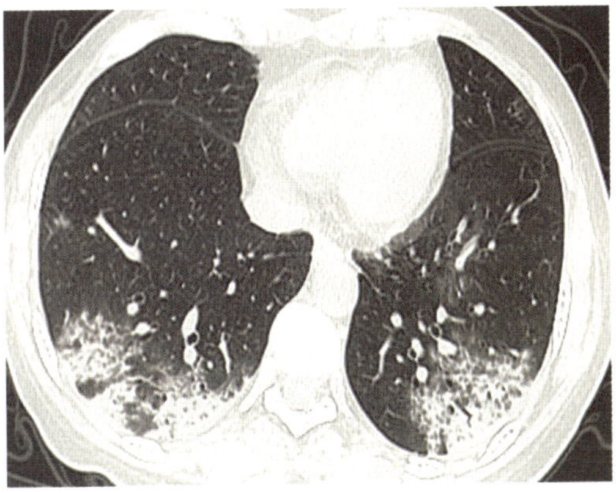

图 29-6　双肺下叶大片状实变影，局部见少许条索影，病变范围较前增大

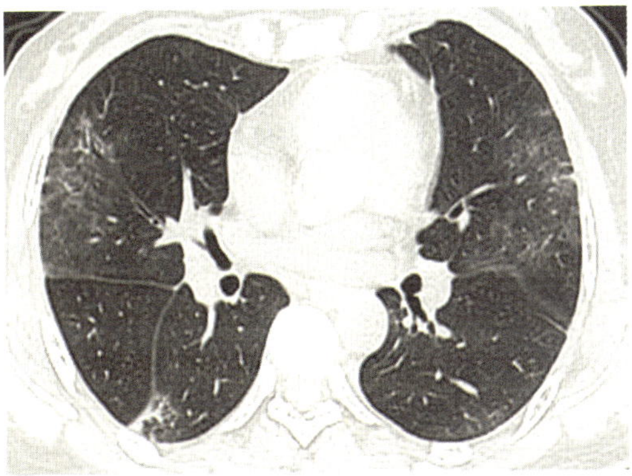

图 29-7　患者入院第 16 天胸部 CT 复查示右肺上叶后段、左肺上叶舌段及双肺下叶上段散在条索影，病变较前进一步吸收

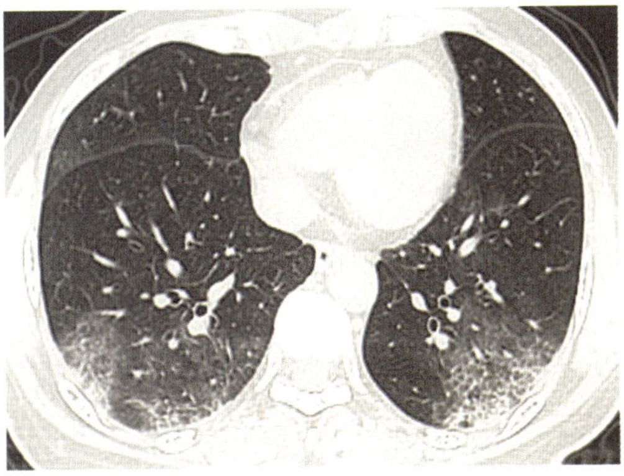

图29-8　双肺下叶片状高密度影及条索影，病变密度较前减低，范围缩小

出院后影像学随访表现：

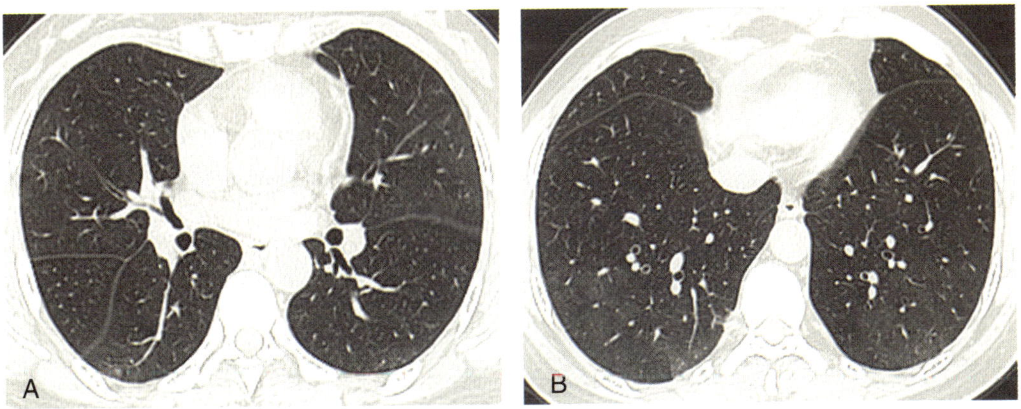

图 29-9　患者出院约 1.5 个月后胸部 CT 复查示双肺少许浅淡磨玻璃影，较出院前明显吸收、变淡

病例 30

病史

女，78 岁，有疫区返乡人员接触史。3 周余前出现发热，最高 38 ℃，伴咳嗽、乏力、心悸，咳白色黏痰，量少，SARS-CoV-2 核酸检测阳性，2 天前出现胸闷、心慌、明显呼吸困难。

实验室检查

白细胞 6.50×10^9/L，淋巴细胞计数 1.22×10^9/L，淋巴细胞百分比 18.8%， C 反应蛋白 27.9 mg/L。

影像学表现

患者住院期间 CT 检查表现如下：

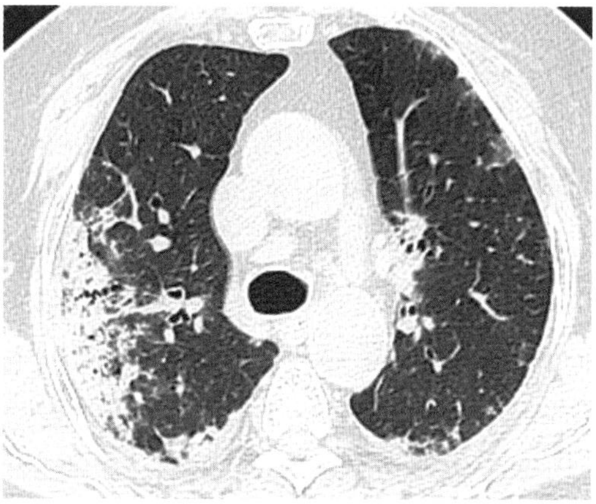

图 30-1 患者入院当天胸部 CT 检查示双肺上叶片状高密度影，局部实变，局部支气管牵拉性扩张

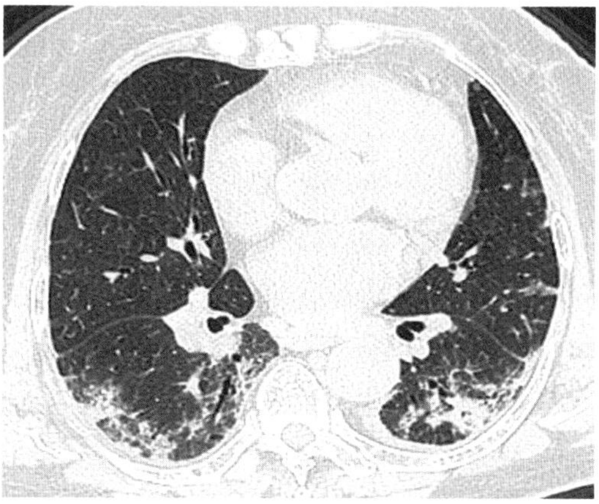

图 30-2 双肺下叶上段片状高密度影，局部少许实变

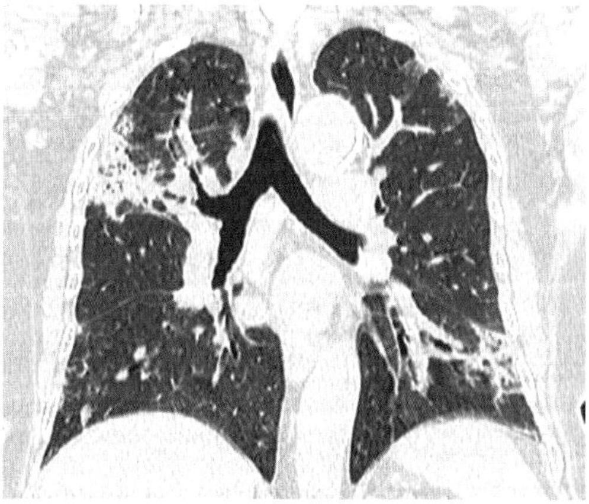

图 30-3 冠状位图像示双肺多发片状高密度影，局部实变

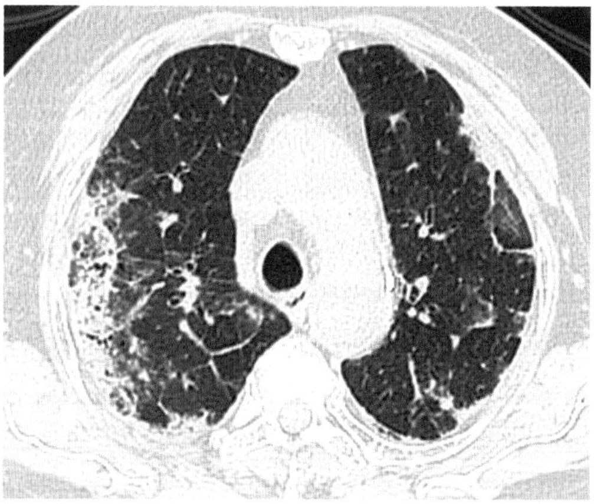

图 30-4 患者入院第 4 天胸部 CT 复查示双肺上叶片状高密度影及条索影，病变较前吸收

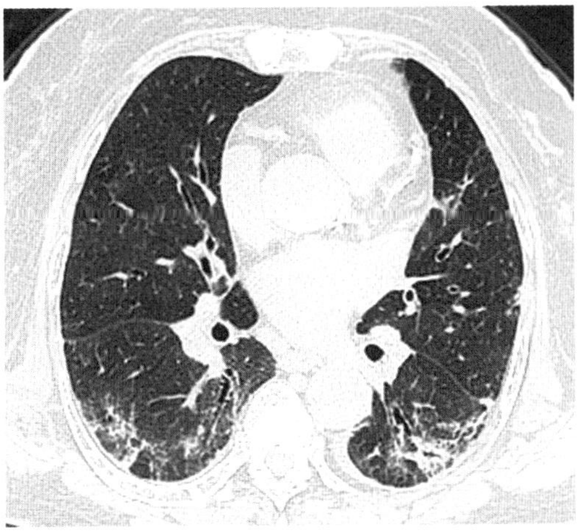

图 30-5　双肺下叶上段斑片状高密度影及条索影，病变范围较前缩小

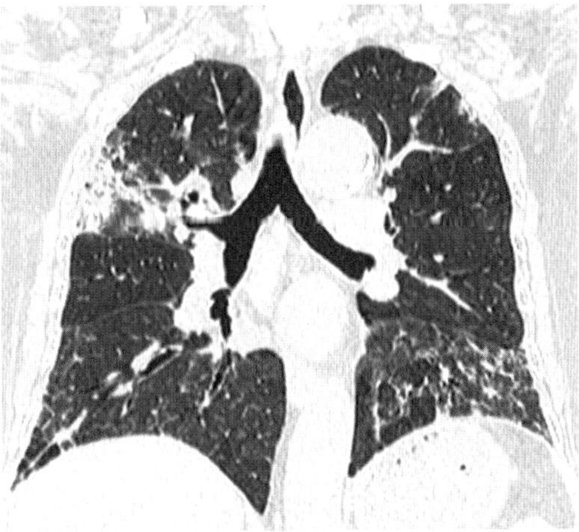

图 30-6　冠状位图像示双肺多发条索影，病变较前明显吸收

病例 31

病史

女，56 岁，有 COVID-19 患者接触史。2 周前出现全身乏力、嗜睡、发热等感冒样症状，最高 37.2~37.3 ℃，自服药物治疗，效果不佳，并出现腹泻、稀水样便，1~2 天后自行缓解，仍有低热、乏力。5 天前查 SARS-CoV-2 核酸检测阳性。

实验室检查

白细胞 8.60×10^9/L，淋巴细胞计数 1.09×10^9/L，淋巴细胞百分比 12.7%，C 反应蛋白 5.3 mg/L。

影像学表现

患者住院期间 CT 检查表现如下：

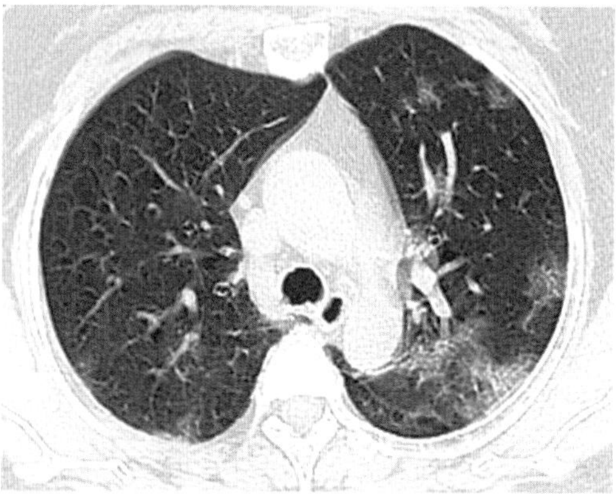

图 31-1 患者入院第 2 天胸部 CT 检查示双肺上叶散在网格状及斑片状磨玻璃影，边界模糊

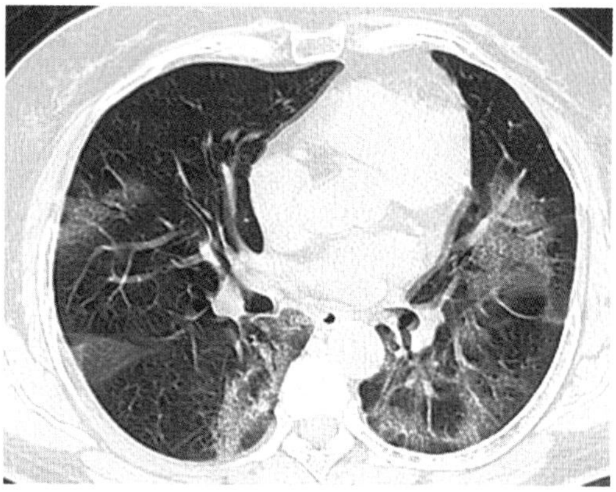

图 31-2 右肺中叶、左肺上叶舌段及双肺下叶大片状及网格状磨玻璃影，边界模糊

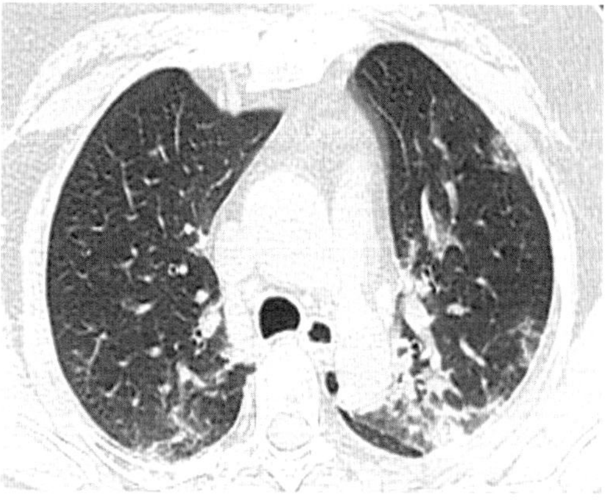

图 31-3 患者入院第 5 天胸部 CT 复查示双肺上叶散在多发斑片状高密度影，局部少许实变影

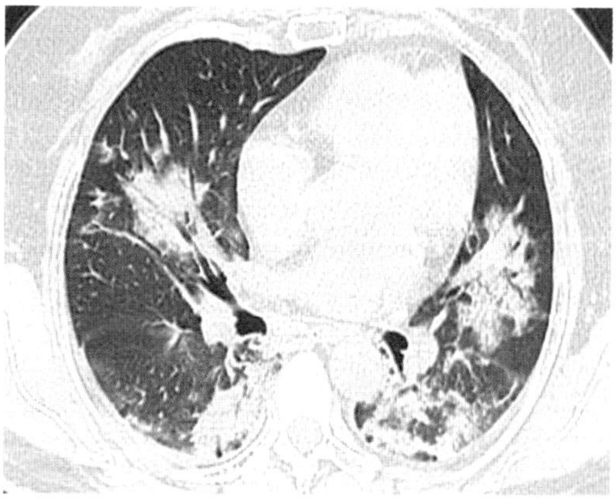

图 31-4 右肺中叶、左肺上叶舌段及双肺下叶大片状实变影，病变密度较前明显增高

病例 32

病史

女，65 岁，22 天前与疫区返回人员接触。10 余天前出现胸闷伴干咳，呈阵发性刺激性咳嗽，伴乏力、四肢肌肉酸痛，8 天前 SARS-CoV-2 核酸检测阳性。

实验室检查

白细胞 8.10×10^9/L，淋巴细胞计数 2.30×10^9/L，淋巴细胞百分比 28.4%，C 反应蛋白 4.1 mg/L。

影像学表现

患者住院期间 CT 检查表现如下：

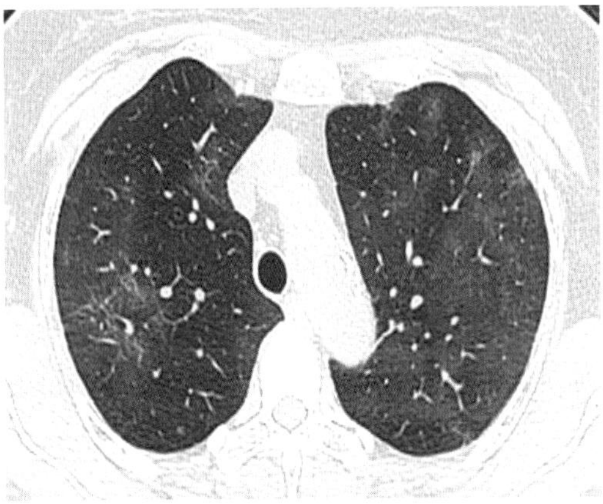

图 32-1 患者入院第 2 天胸部 CT 检查示双肺上叶多发磨玻璃影，边界模糊

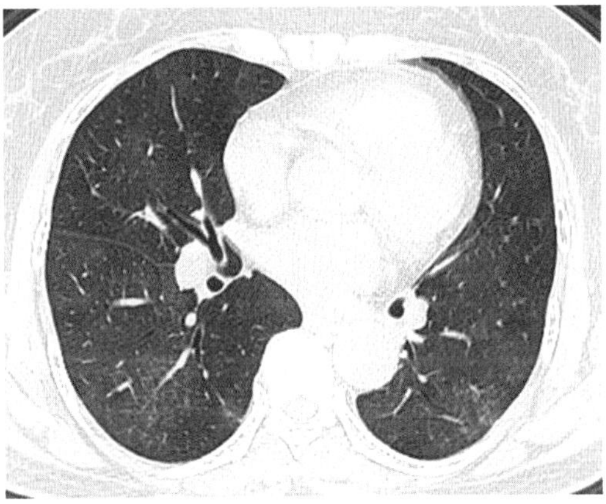

图 32-2 双肺下叶斑片状高密度影及条索影，边界模糊

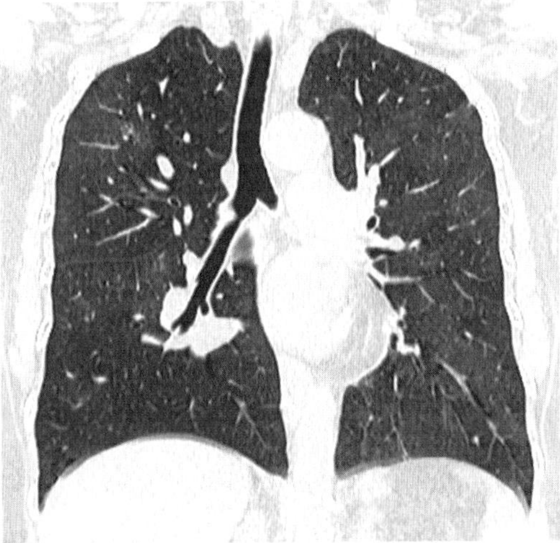

图 32-3 冠状位图像示双肺多发片状磨玻璃影，边界模糊

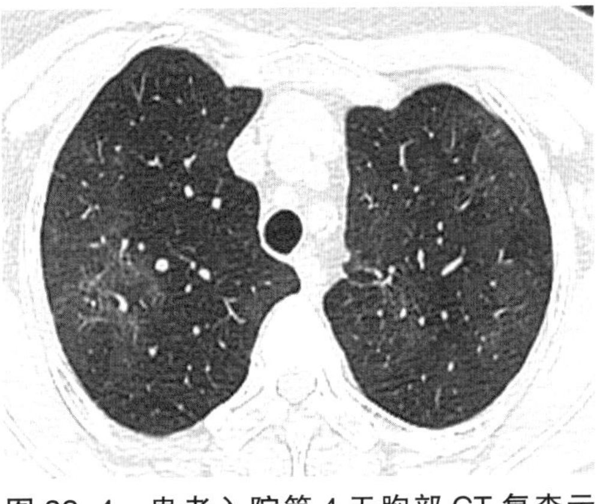

图 32-4 患者入院第 4 天胸部 CT 复查示双肺上叶片状网格状磨玻璃影，病变范围较前缩小

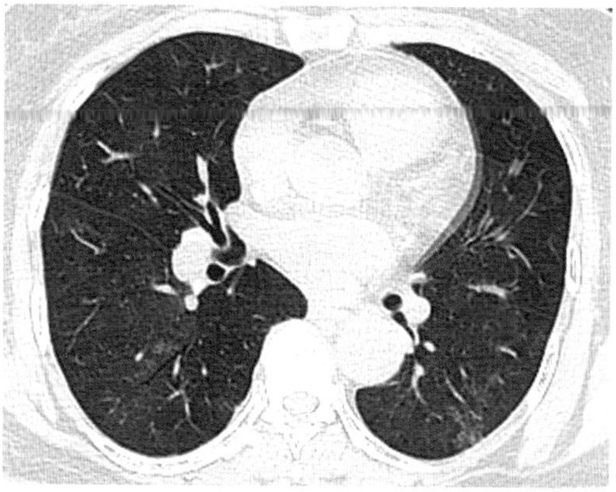

图 32-5　双肺下叶散在少许条片状高密度影，范围较前明显缩小

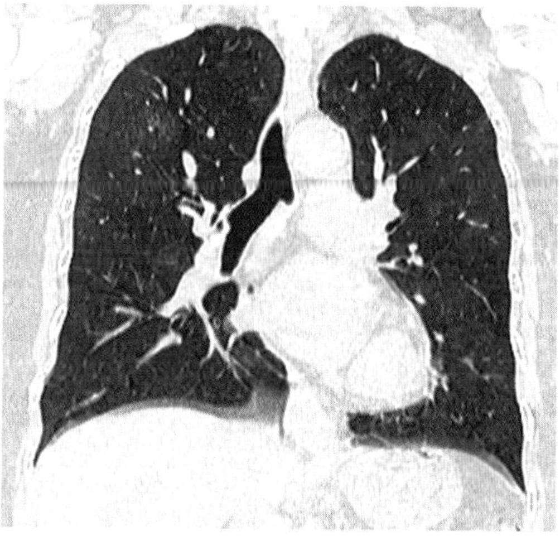

图 32-6　冠状位图像示双肺散在少许条片状高密度影，病变较前明显吸收

病例 33

病史

女，66 岁，COVID-19 疑似病例接触史。26 天前患者出现发热，最高 38℃，伴咳黄色黏痰，在当地医院给予药物治疗，效果欠佳，16 天前转入当地定点医院，确诊为 COVID-19，为进一步治疗转入我院。

实验室检查

白细胞 7.80×10^9/L，淋巴细胞计数 2.02×10^9/L，淋巴细胞百分比 25.9%，C 反应蛋白 116.5 mg/L。

影像学表现

患者住院期间 CT 检查表现如下：

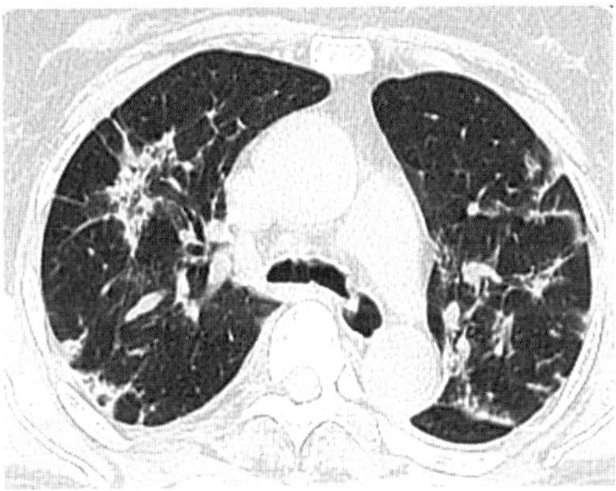

图 33-1 患者入院第 2 天胸部 CT 检查示双肺上叶多发片状实变影及条索影，边界尚清

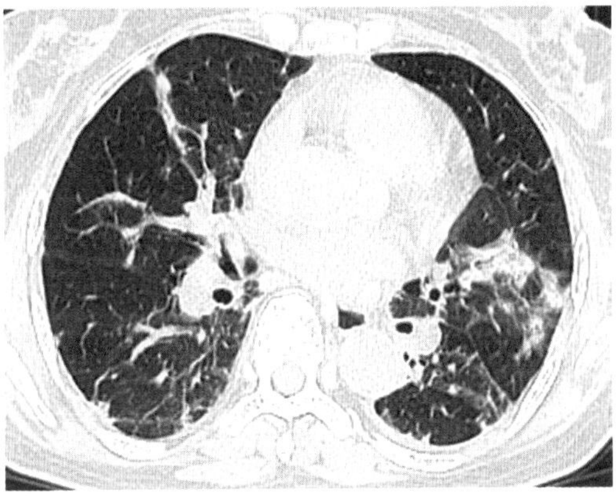

图 33-2 右肺中叶条片状实变影，双肺下叶片状高密度影及条索影，局部少许实变影

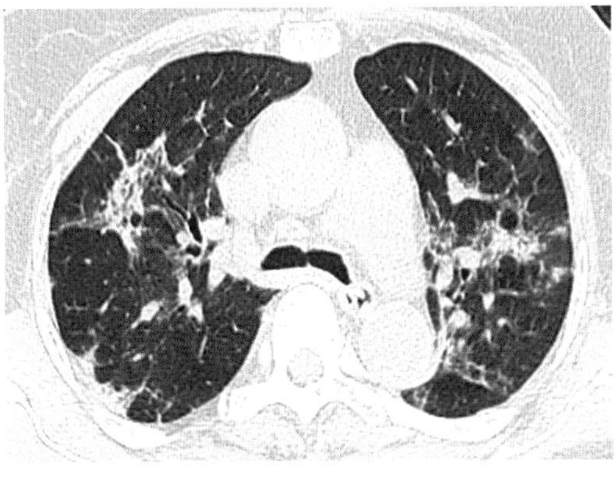

图 33-3 患者入院第 7 天胸部 CT 复查示双肺上叶多发条片状高密度影，病变范围较前轻度增大，局部吸收

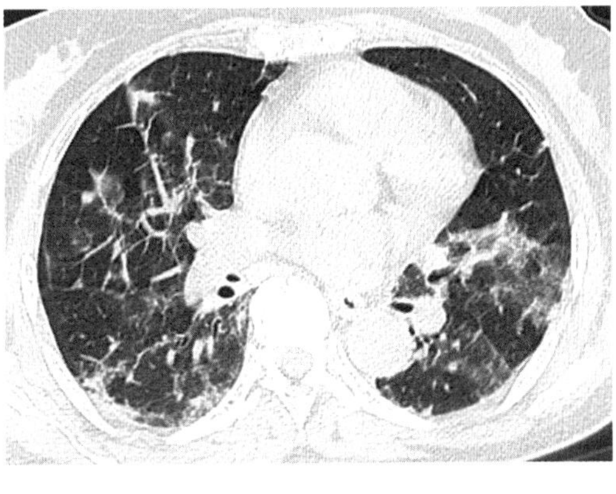

图 33-4 右肺中叶少许条索影，双肺下叶片状实变影及少许磨玻璃影，局部见条索影，右肺下叶病变范围较前稍增大，局部吸收

病例 34

病史

女，63 岁，有外出旅游人员接触史。1 月前出现刺激性干咳、气喘。21 天前出现发热，最高 38 ℃，伴气喘。11 天前 SARS-CoV-2 核酸检测阳性，为进一步治疗转入我院。

实验室检查

白细胞 5.50×10^9/L，淋巴细胞计数 1.41×10^9/L，淋巴细胞百分比 25.7%，C 反应蛋白 12.7 mg/L。

影像学表现

患者住院期间 CT 检查表现如下：

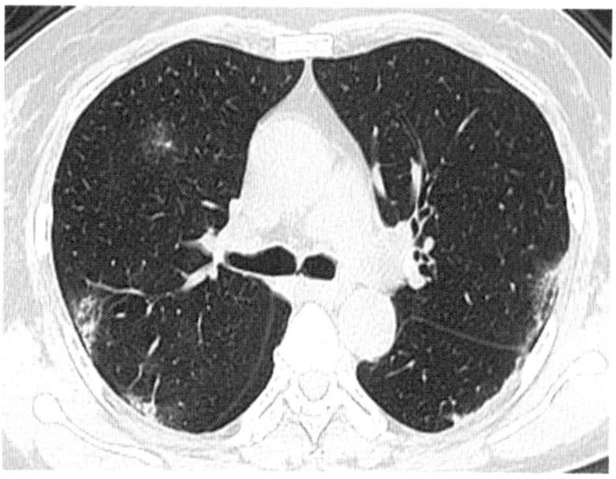

图 34-1　患者入院第 2 天胸部 CT 检查示双肺上叶散在斑片状密度增高影及条索影，病变主要位于胸膜下区

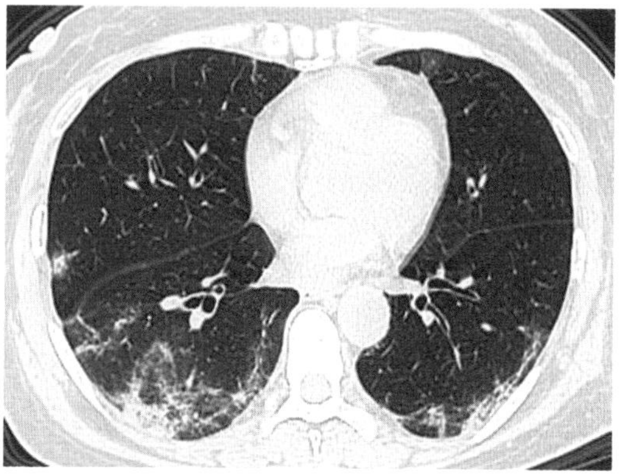

图 34-2　双肺胸膜下散在斑片状高密度影及条索影，局部少许实变影

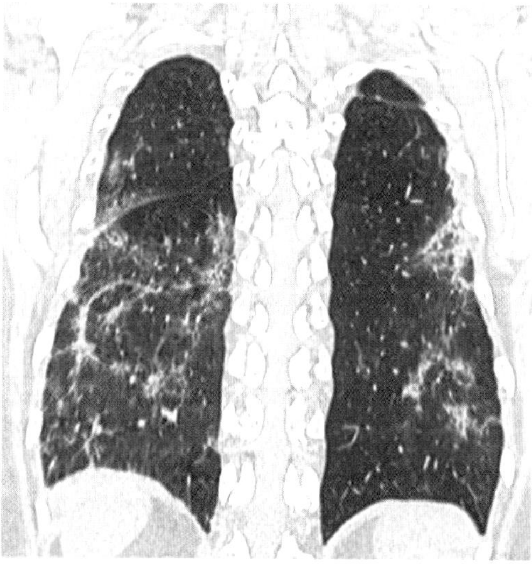

图 34-3　冠状位图像示双肺散在斑片状高密度影及条索影

病例 35

病史

男，66 岁，COVID-19 患者接触史。2 周前无明显诱因出现咳嗽，咳黄色黏痰；13 天前 SARS-CoV-2 核酸检测阳性。

实验室检查

白细胞 3.20×10^9/L，淋巴细胞计数 0.90×10^9/L，淋巴细胞百分比 28.2%，C 反应蛋白 21.9 mg/L。

影像学表现

患者住院期间 CT 检查表现如下：

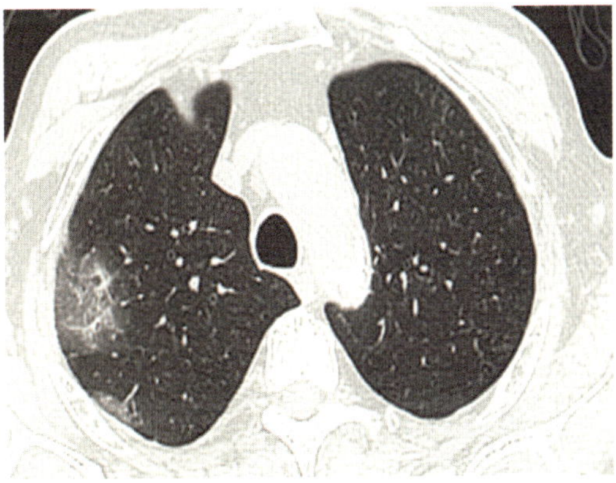

图 35-1　入院第 2 天胸部 CT 检查示右肺上叶尖段、后段胸膜下网格状磨玻璃影及条索影

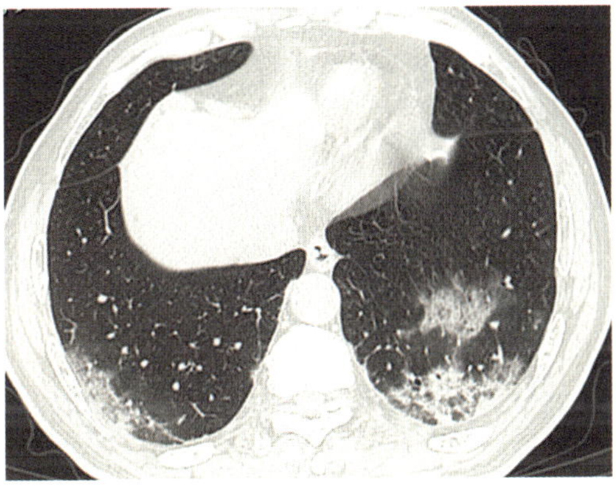

图 35-2　双肺下叶大片状网格状磨玻璃影，局部见少许实变影

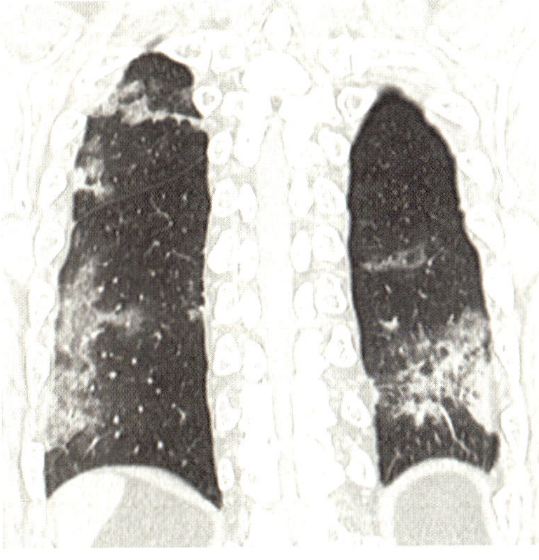

图 35-3　冠状位图像示两肺多发网格状磨玻璃影，局部见少许实变影

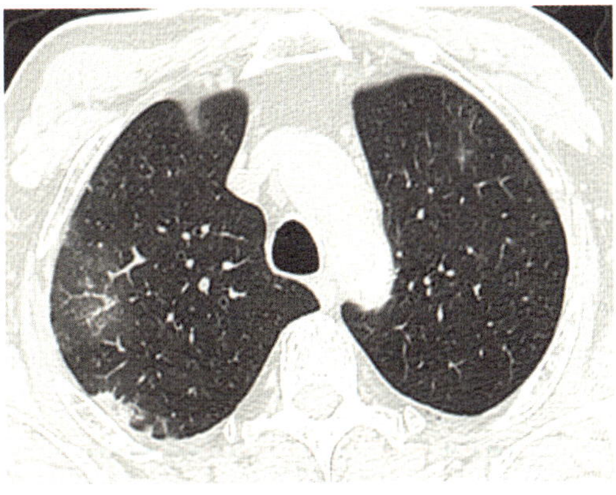

图 35-4　入院第 5 天胸部 CT 复查示右肺上叶尖段、后段胸膜下片状高密度影，局部少许实变影，病变较前吸收

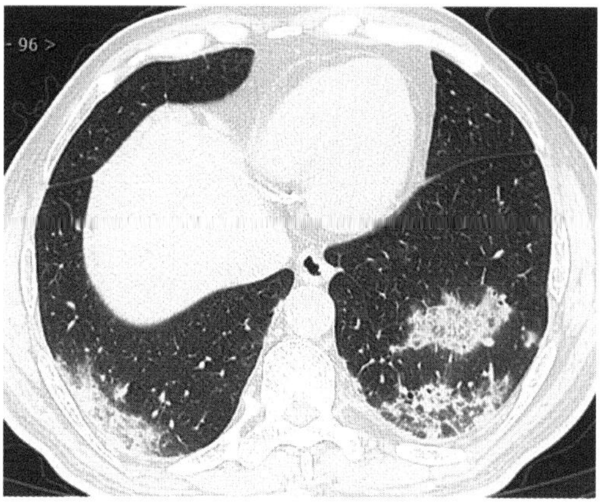

图 35-5 双肺下叶大片状网格状磨玻璃影及条索影，局部病变较前稍吸收

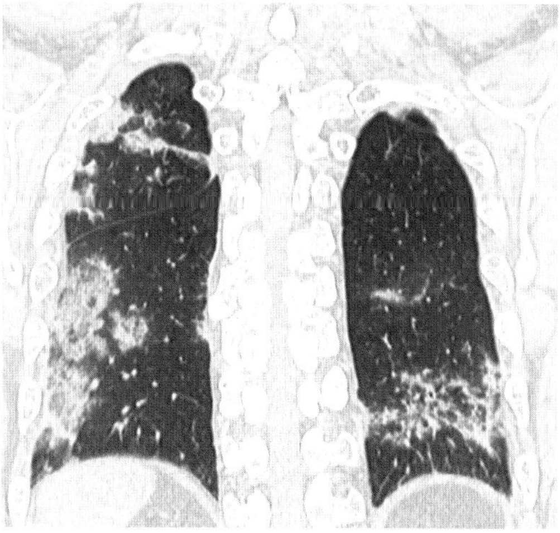

图 35-6 冠状位图像示双肺多发网格状磨玻璃影，局部见少许条索影，病变较前稍吸收

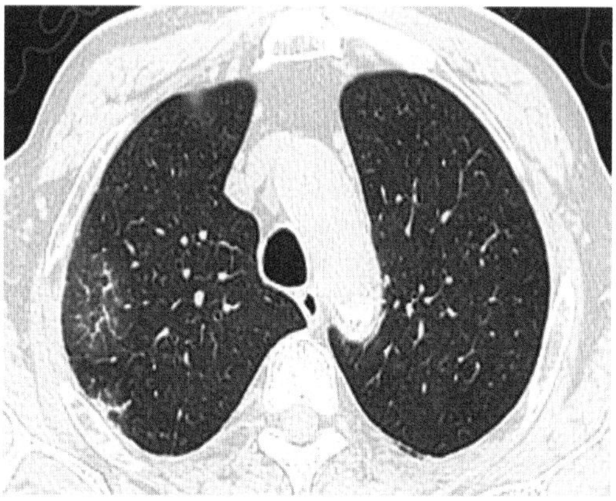

图 35-7 入院第 8 天胸部 CT 复查示右肺上叶尖段、后段胸膜下少许条索影，病变较前进一步吸收

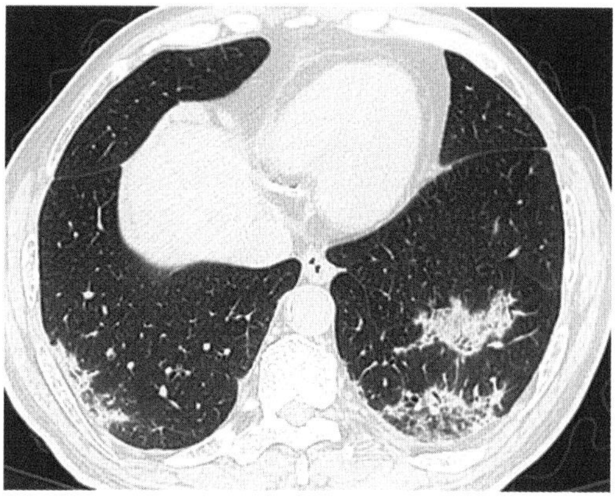

图 35-8 双肺下叶多发斑片状高密度影及条索影，病变较前吸收

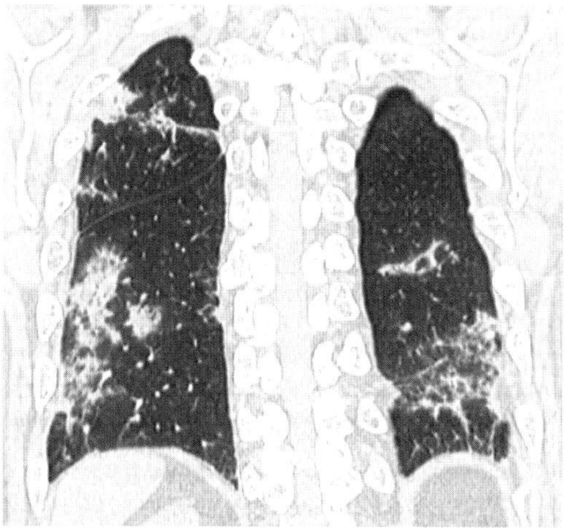

图 35-9 冠状位图像示双肺多发斑片状高密度影及条索影，病变较前吸收

病例 36

病史

女，31 岁，13 天前参与确诊病例的救治工作。2 天前出现发热，最高 37.5 ℃，伴咳嗽、轻度乏力。1 天前 SARS-CoV-2 核酸检测阳性。

实验室检查

白细胞 3.20×10^9/L，淋巴细胞计数 1.88×10^9/L，淋巴细胞百分比 58.9%，C 反应蛋白 35.5 mg/L。

影像学表现

患者住院期间 CT 检查表现如下：

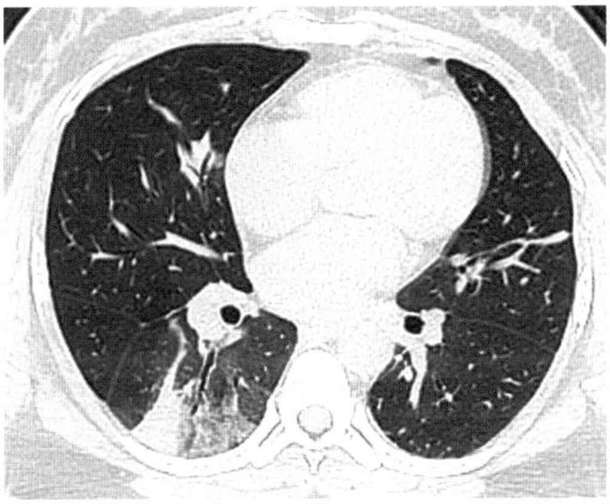

图 36-1　患者入院第 2 天胸部 CT 检查示右肺中叶内侧段及左肺下叶上段片状高密度影，局部实变

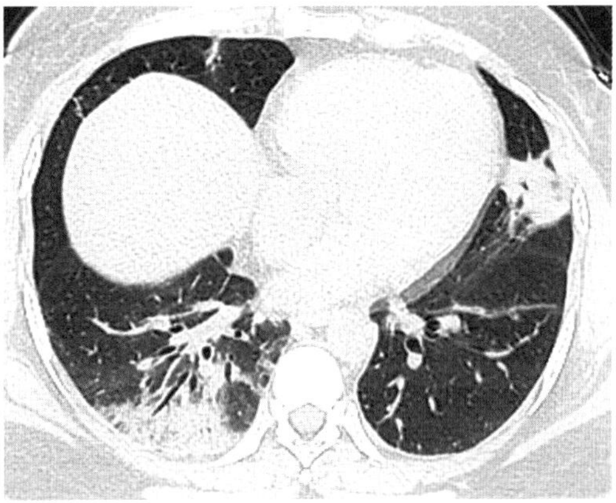

图 36-2　左肺上叶舌段及右肺下叶片状实变影，局部见条索影

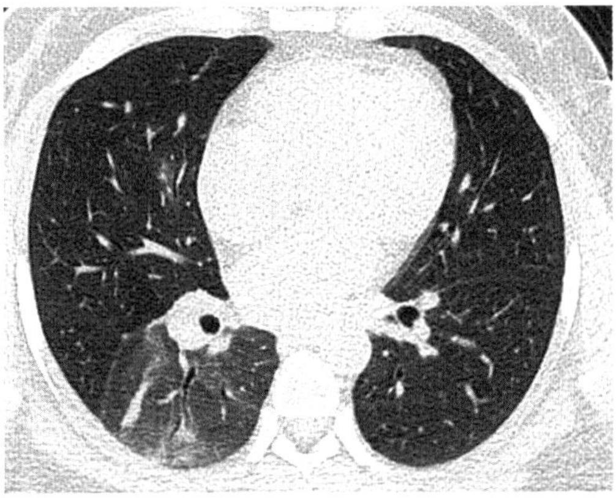

图 36-3　患者入院第 5 天胸部 CT 复查示右肺中叶内侧段及左肺下叶上段浅淡磨玻璃影，局部实变，病变较前明显吸收

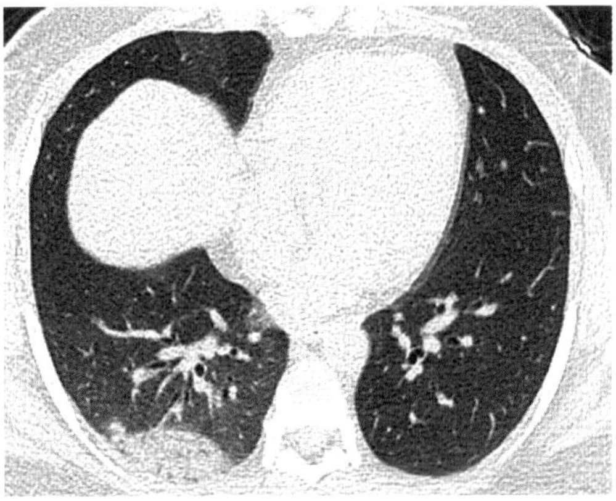

图 36-4　右肺下叶片状实变影，边界较清，病变范围较前明显减小，左肺上叶舌段病变较前完全吸收

病例 37

病史

男，57 岁，20 天前无明显诱因出现腹泻，为稀水样便，每日 3~4 次。15 天前症状加重，12 天前确诊为 COVID-19。

实验室检查

白细胞 7.40×10^9/L，淋巴细胞计数 2.04×10^9/L，淋巴细胞百分比 27.4%，C 反应蛋白 7.8 mg/L。

影像学表现

患者住院期间 CT 检查表现如下：

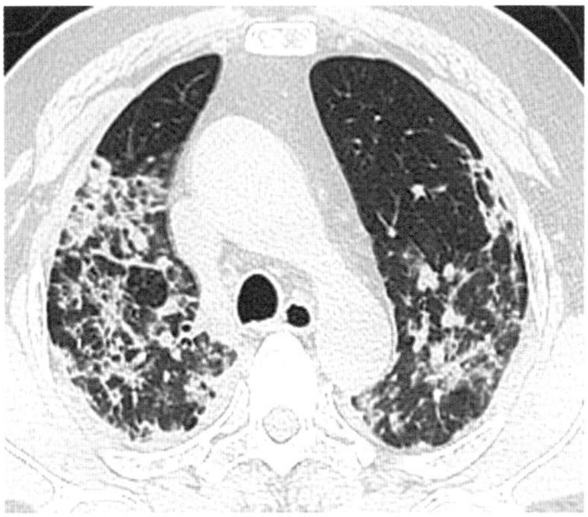

图 37-1　患者入院第 2 天胸部 CT 检查示双肺上叶斑片状及条索状高密度影，以条索影为著

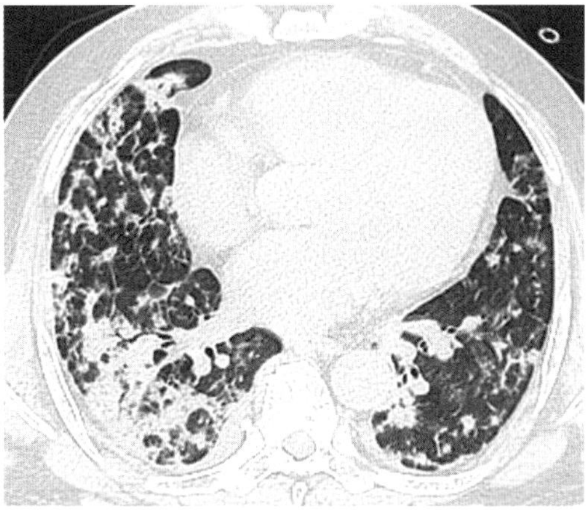

图 37-2　右肺中叶、左肺上叶舌段及双肺下叶斑片状及条索状高密度影，双侧少量胸腔积液

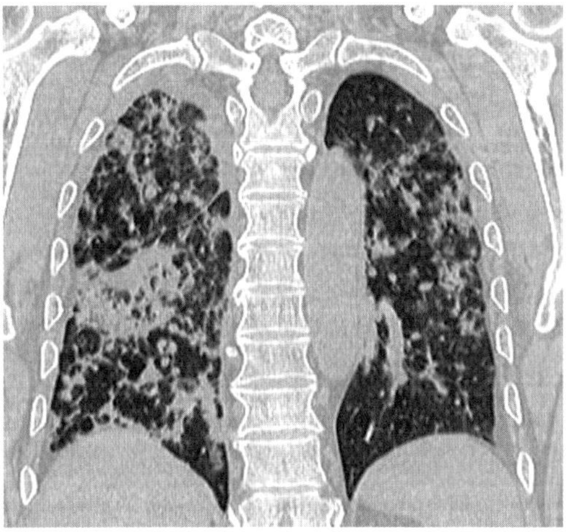

图 37-3　冠状位图像示双肺斑片状及条索状高密度影，右侧胸膜增厚

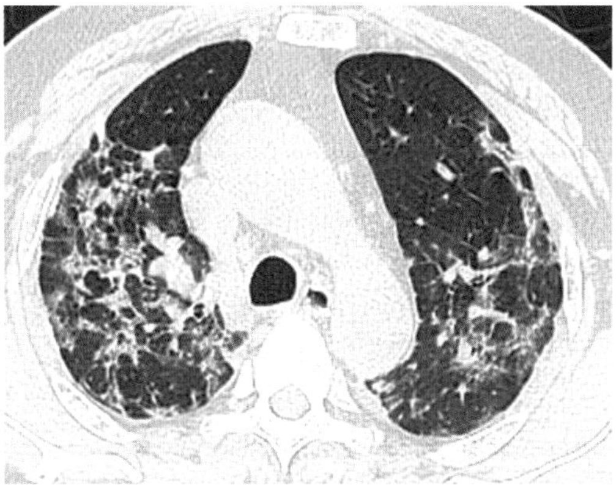

图 37-4　患者入院第 7 天胸部 CT 复查示双肺上叶条索状高密度影，病变范围较前缩小

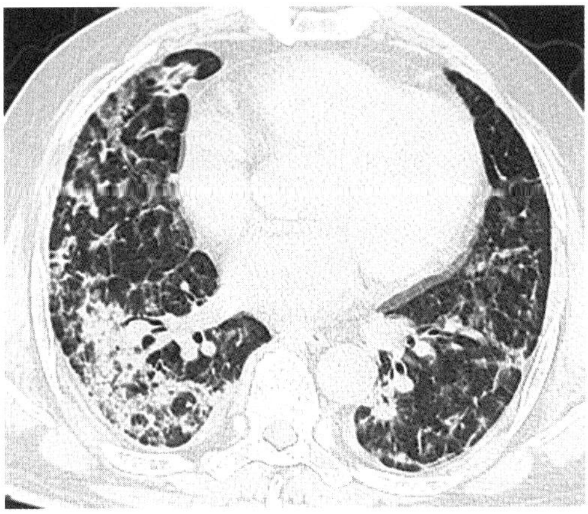

图 37–5　右肺中叶、左肺上叶舌段及双肺下叶斑片状及网格状高密度影，病变密度较前减低

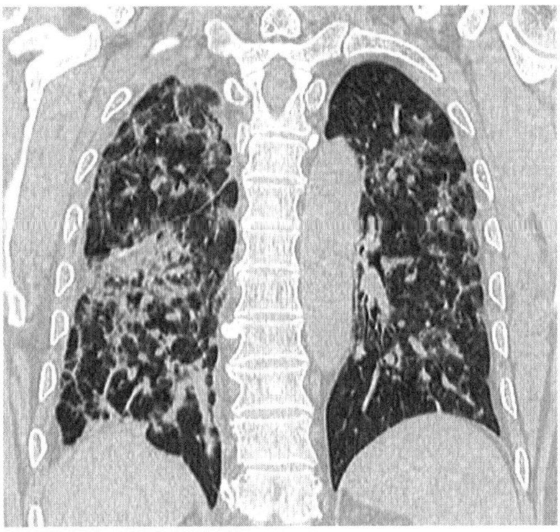

图 37–6　冠状位图像示双肺斑片状及条索状高密度影，病变范围较前缩小，密度较前减低

病例 38

病史

女，70 岁，COVID-19 患者接触史。1 月余前出现咳嗽，咳白色黏痰，量少，痰不易咳出，伴发热、畏寒、乏力、纳差、头痛、恶心，体温最高 38.1 ℃。23 天前咽拭子 SARS-CoV-2 核酸检测阳性。

实验室检查

白细胞 4.30 × 10^9/L，淋巴细胞计数 1.04 × 10^9/L，淋巴细胞百分比 24.1%，C 反应蛋白 12.4 mg/L。

影像学表现

患者住院期间 CT 检查表现如下：

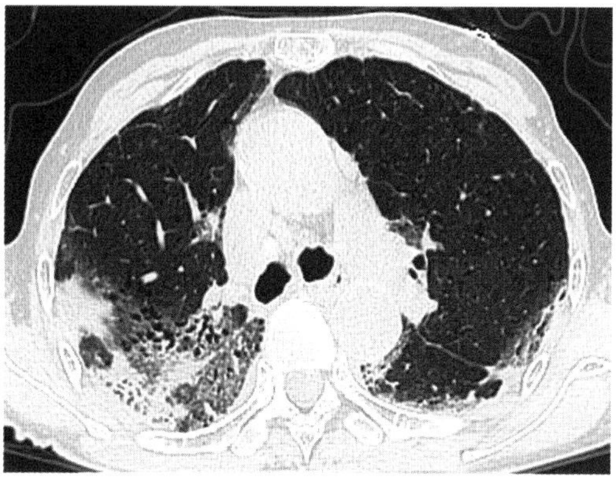

图 38-1 患者入院第 8 天胸部 CT 检查示右肺上叶后段、左肺上叶尖后段及双肺下叶上段大片状、网格状磨玻璃影，其内见实变影并代偿性肺气肿

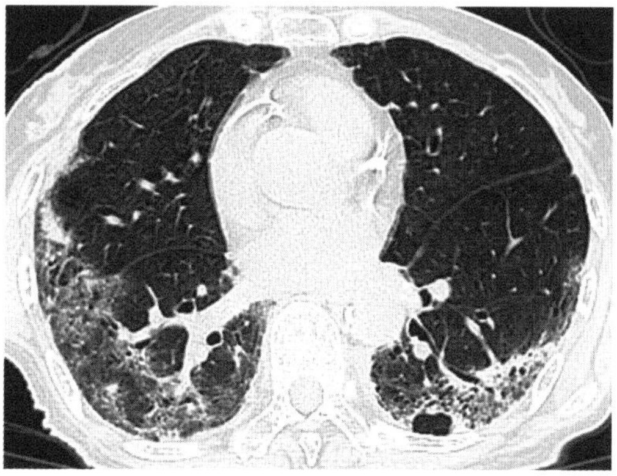

图 38-2 右肺中叶及双肺下叶大片状网格状磨玻璃影，其内见实变影

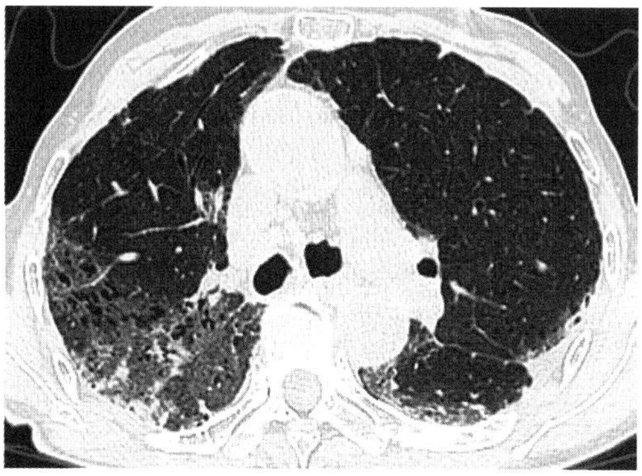

图 38-3 患者入院第 12 天胸部 CT 复查示右肺上叶后段、左肺上叶尖后段及双肺下叶上段条索状高密度影，密度较前减低

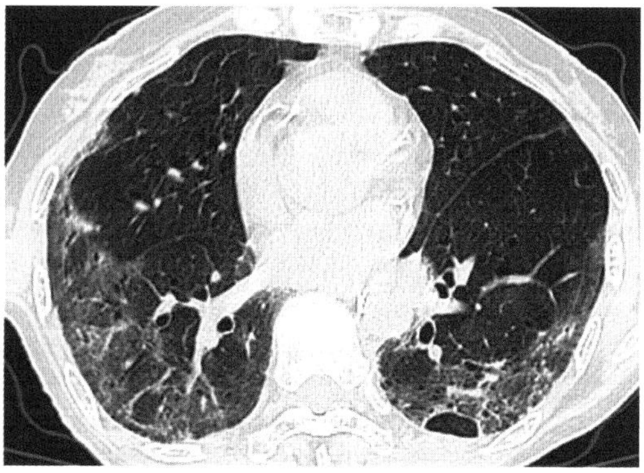

图 38-4 右肺中叶及双肺下叶网格状磨玻璃影及条索影，病变密度较前明显减低

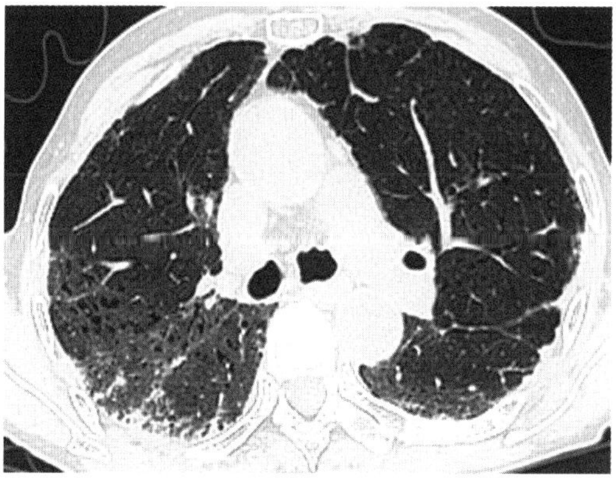

图 38-5　患者入院第 20 天胸部 CT 复查示右肺上叶后段、左肺上叶尖后段及双肺下叶上段条索影，病变较前吸收

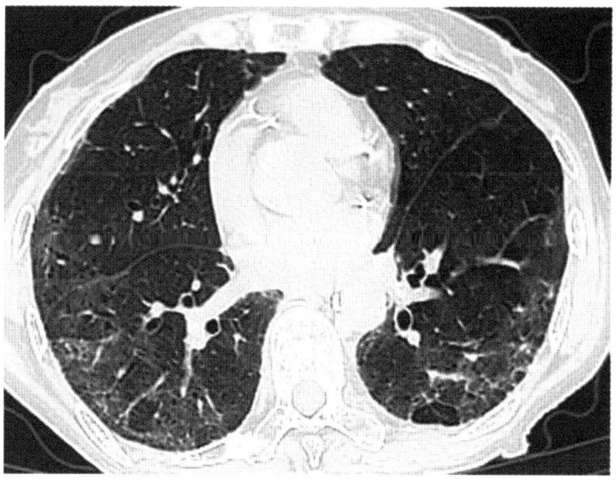

图 38-6　右肺中叶及双肺下叶条索影，病变范围较前缩小

病例 39

病史

女，26 岁，COVID-19 确诊患者接触史；10 天前出现恶心、呕吐，多于进食时出现，呕吐物为少量胃内容物。1 周前出现发热，体温最高 37.5 ℃，伴乏力、头晕、咳嗽，咳白色黏痰，痰中偶带血丝，晨起时明显。咽拭子 SARS-CoV-2 核酸检测阳性。

实验室检查

白细胞 10.40×10^9/L，淋巴细胞计数 2.07×10^9/L，淋巴细胞百分比 19.9%， C 反应蛋白 2.2 mg/L。

影像学表现

患者住院期间 CT 检查表现如下：

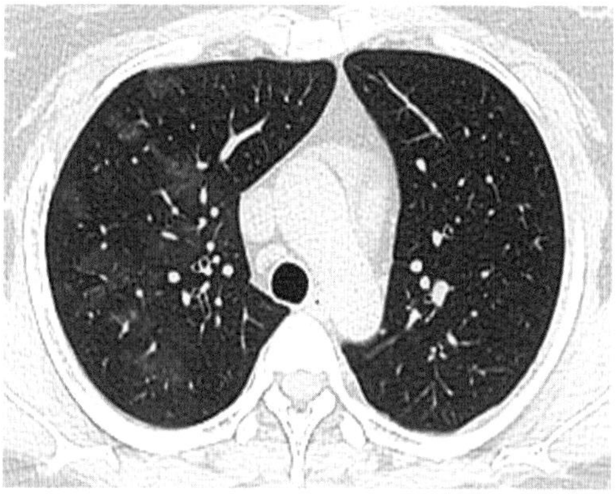

图 39-1　患者入院第 2 天胸部 CT 检查示右肺上叶散在磨玻璃影，边界模糊

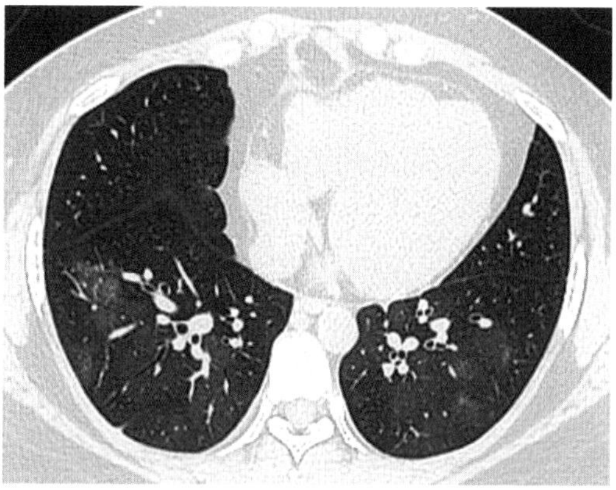

图 39-2　双肺下叶散在斑片状磨玻璃影，边界模糊

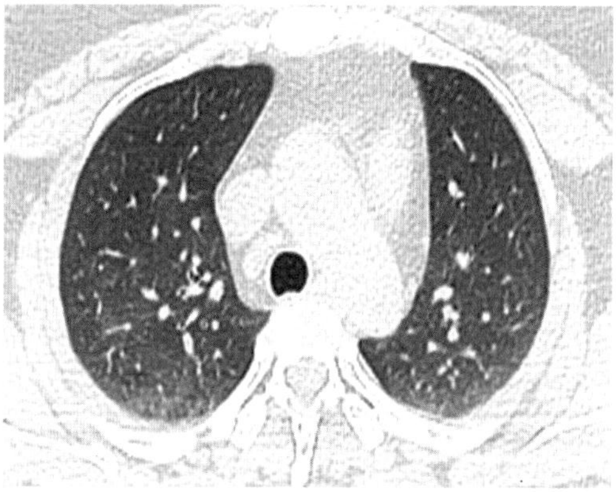

图 39-3　患者入院第 8 天 CT 复查示右肺上叶少许磨玻璃影，范围较前明显缩小

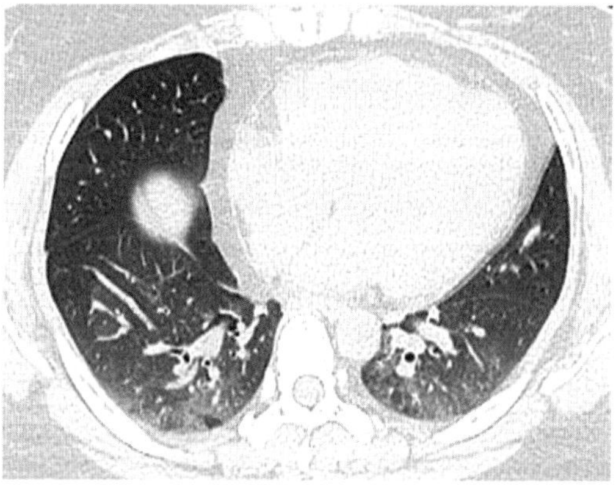

图 39-4　双肺下叶因患者屏气欠佳致胸膜下呼吸伪影，双下肺病变增大

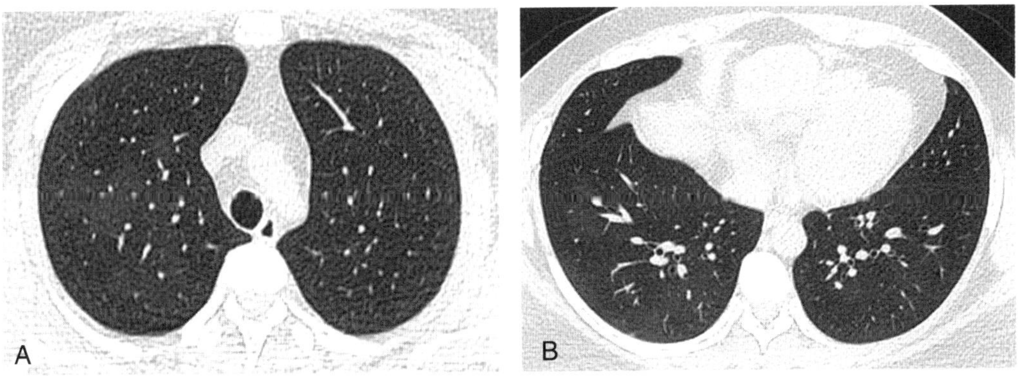

图 39-5　患者入院第 11 天 CT 复查示双肺病变完全吸收

病例 40

病史

女，46 岁，疫情期间在确诊病房及监护室工作，有接触史。11 天前出现咽干，8 天前无明显诱因出现发热，最高 38.5 ℃；6 天前 SARS-CoV-2 核酸检测阳性。

实验室检查

白细胞 4.80×10^9/L，淋巴细胞计数 0.94×10^9/L，淋巴细胞百分比 19.5%，C 反应蛋白 72.4 mg/L。

影像学表现

患者住院期间 CT 检查表现如下：

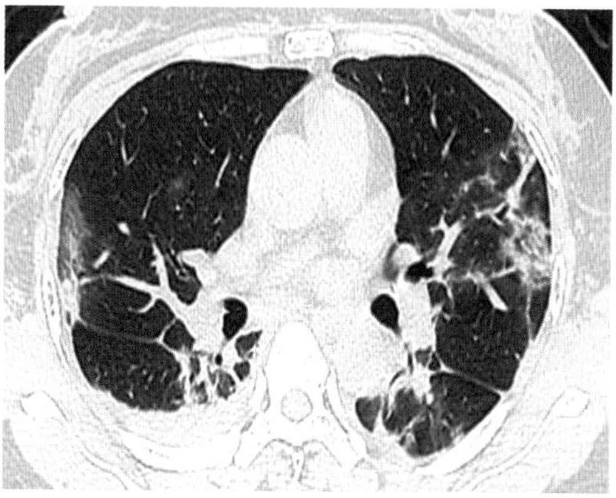

图 40-1　患者入院第 2 天胸部 CT 检查示右肺上叶后段、左肺上叶尖后段及双肺下叶多发片状网格状磨玻璃影及条索影，双侧少量胸腔积液

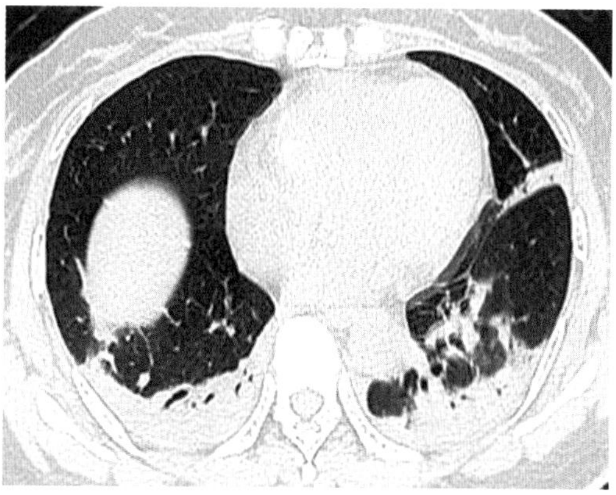

图 40-2　双肺下叶、上叶下舌段大片实变影，内见支气管气像

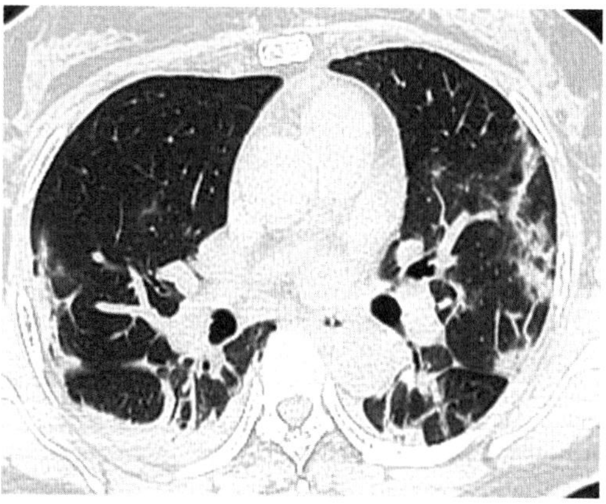

图 40-3　患者入院第 5 天胸部 CT 复查示右肺上叶后段、左肺上叶尖后段及双肺下叶多发片状网格状磨玻璃影及条索影，局部见少许实变影，病变范围较前稍缩小

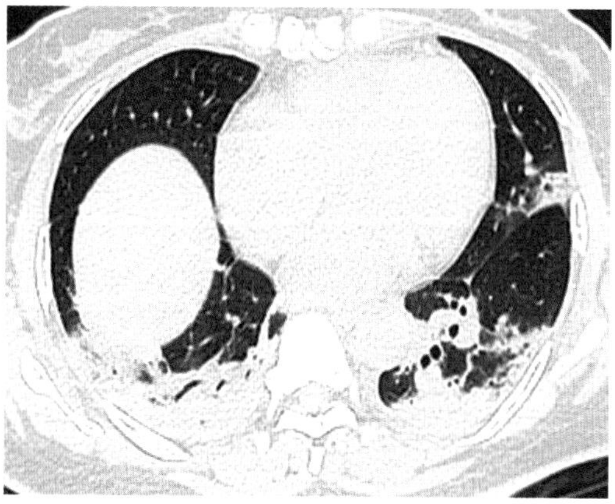

图 40-4　双肺下叶及左肺上叶下舌段大片实变影，内见支气管气像，病变较前稍吸收

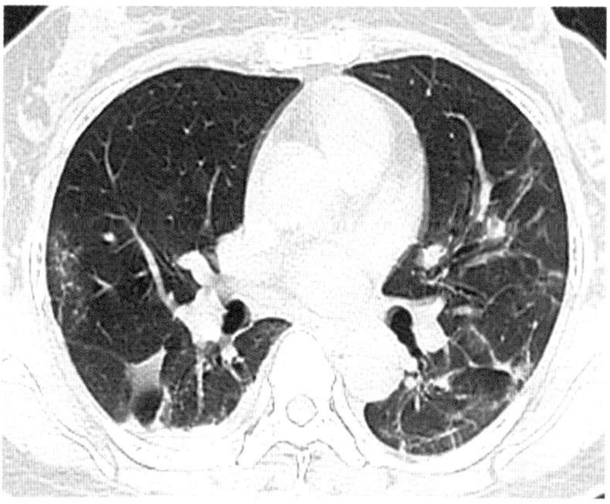

图 40-5　患者入院第 8 天胸部 CT 复查示双肺散在条索影，病变较前明显吸收

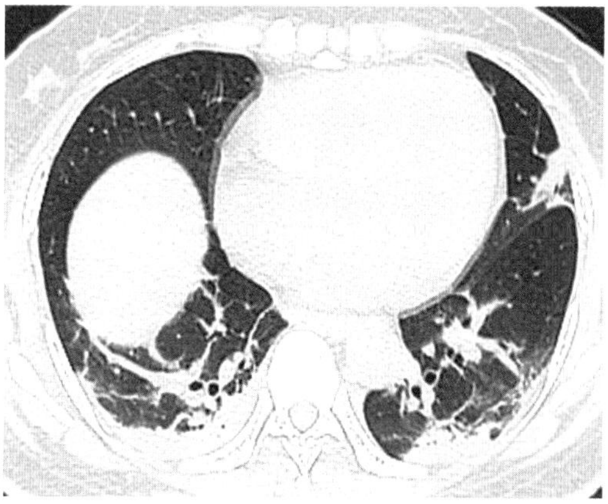

图 40-6　双肺下叶及左肺上叶下舌段多发条索影，局部见少许实变影，病变较前明显吸收

病例 41

病史

男，59 岁，20 天前疫区返回人员接触史，20 天前出现发热，体温波动在 37.3~37.5 ℃之间；16 天前 SARS-CoV-2 核酸检测阳性。

实验室检查

白细胞 5.70×10^9/L，淋巴细胞计数 0.88×10^9/L，淋巴细胞百分比 15.3%，C 反应蛋白 40.0 mg/L。

影像学表现

患者住院期间 CT 检查表现如下：

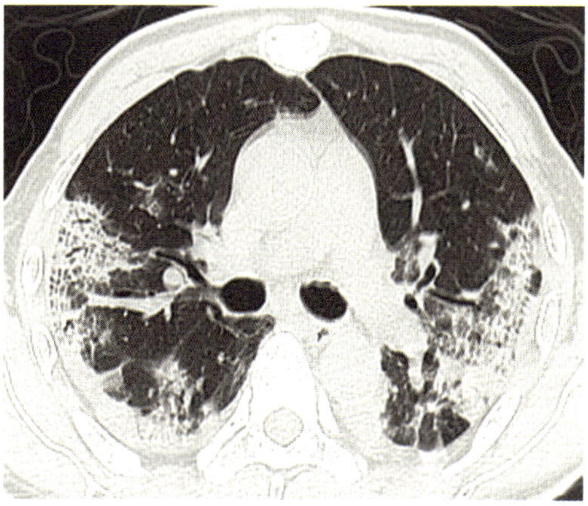

图 41-1　患者入院第 2 天胸部 CT 检查示双肺上叶及右肺下叶上段多发网格状磨玻璃影，局部见实变影，双侧少量胸腔积液

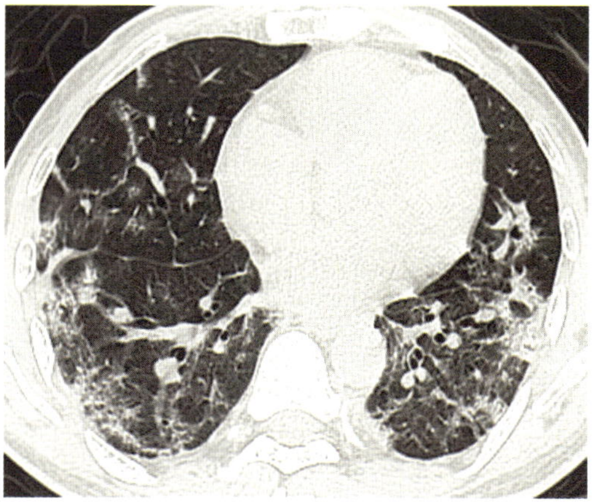

图 41-2　右肺中叶、左肺上叶下舌段及双肺下叶多发斑片状高密度影及条索影，局部少许实变影

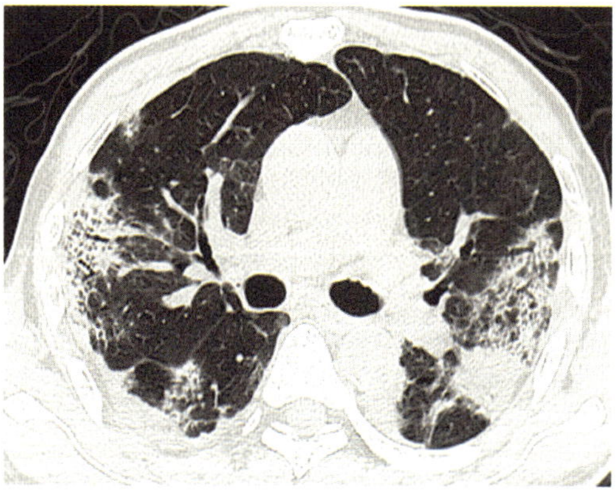

图 41-3　患者入院第 4 天胸部 CT 复查示双肺上叶及右肺下叶上段多发网格状磨玻璃影，局部实变影，病变较前稍吸收

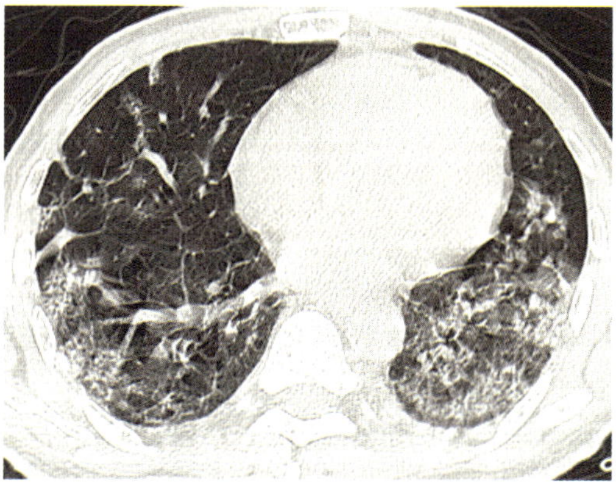

图 41-4　右肺中叶、左肺上叶下舌段及双肺下叶多发斑片状高密度影及条索影，局部少许实变影，局部病变较前稍明显（患者屏气欠佳）

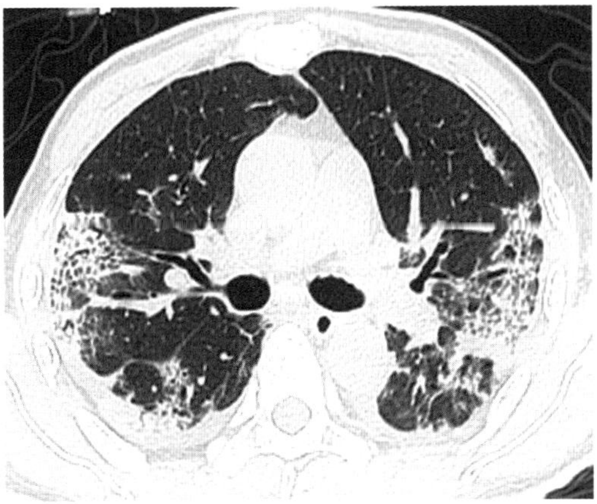

图 41-5　患者入院第 7 天胸部 CT 复查示双肺上叶及右肺下叶上段多发条索影，局部少许实变影，病变较前进一步吸收

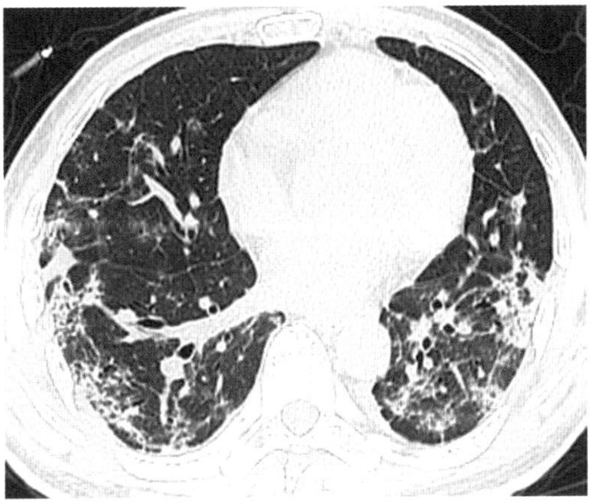

图 41-6　右肺中叶、左肺上叶下舌段及双肺下叶多发条索影，局部少许实变影，病变较前吸收

病例 42

病史

女，29 岁，COVID-19 病区工作人员。4 天前出现发热，最高 37.5 ℃，自服药物治疗，疗效差，3 天前再次出现发热，2 天前 SARS-CoV-2 核酸检测阳性。

实验室检查

白细胞 5.20×10^9/L，淋巴细胞计数 2.10×10^9/L，淋巴细胞百分比 40.8%，C 反应蛋白 8.5 mg/L。

影像学表现

患者住院期间 CT 检查表现如下：

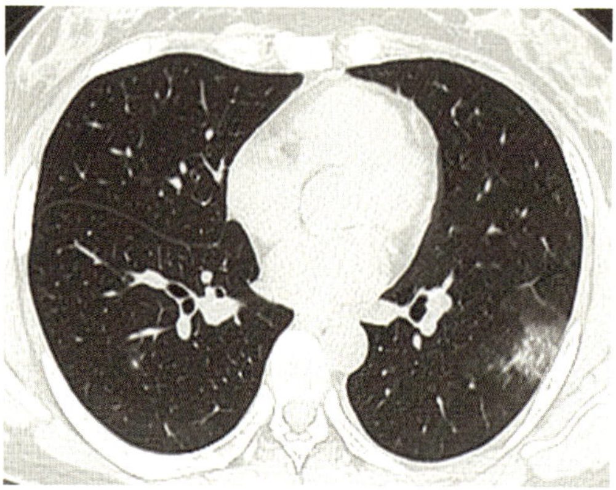

图 42–1　患者入院当天胸部 CT 检查示左肺下叶前内底段、右肺下叶外侧底段网格状及小片状磨玻璃影，边界模糊

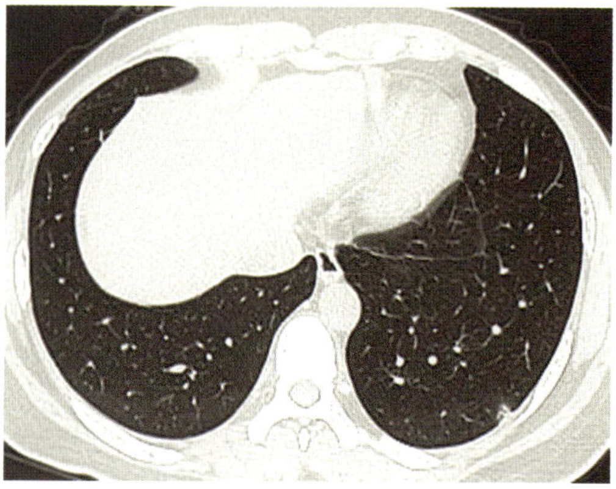

图 42–2　左肺下叶外侧底段胸膜下小片状高密度影，边界模糊

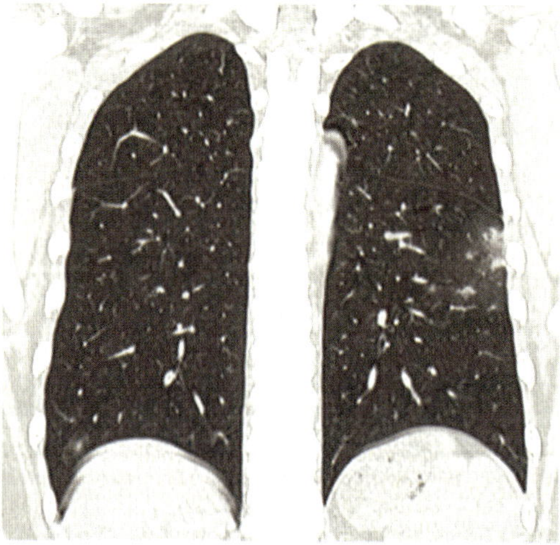

图 42–3　冠状位图像示双肺下叶散在斑片状高密度影，周围见少许磨玻璃影

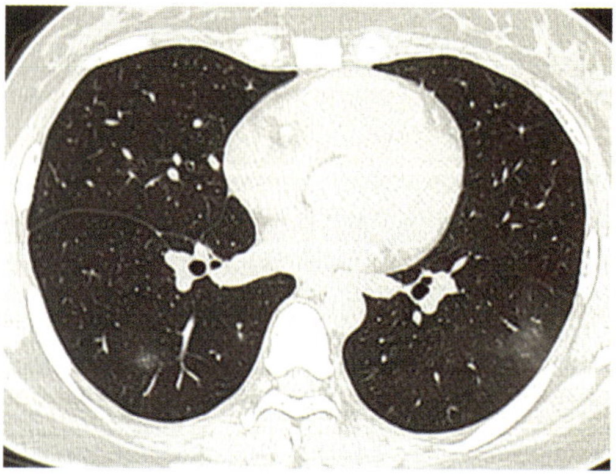

图 42–4　患者入院第 4 天胸部 CT 复查示左肺下叶前内底段、右肺下叶外侧底段小片状磨玻璃影，密度较前减低，范围较前缩小

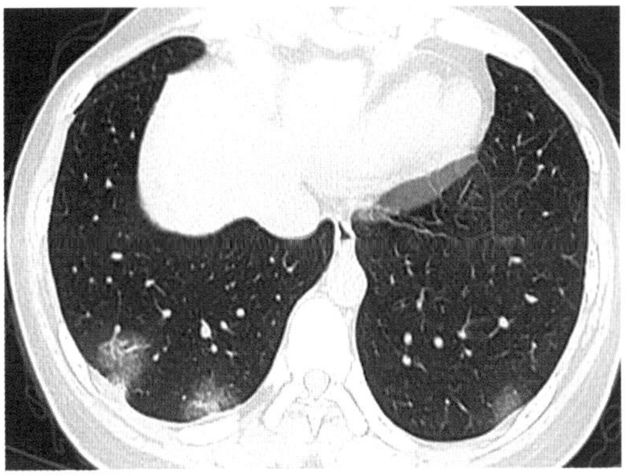

图 42-5　双肺下叶外侧底段胸膜下大片状高密度影，边界模糊，其内见增粗的血管影，病变较前明显增多

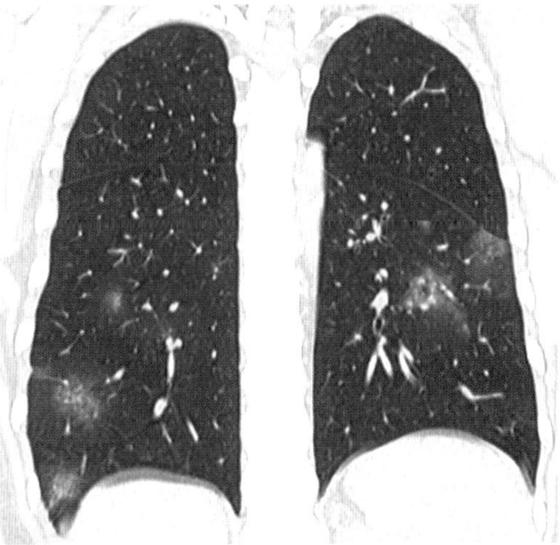

图 42-6　冠状位图像示双肺下叶散在小斑片状稍高密度影，部分病变较前稍吸收

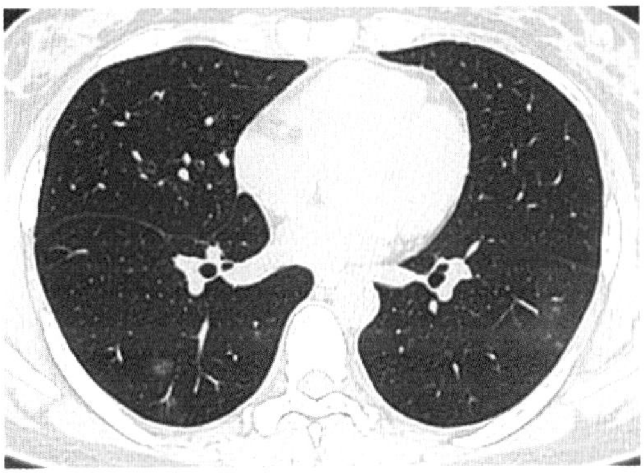

图 42-7　患者入院第 7 天胸部 CT 复查示左肺下叶前内底段、右肺下叶外侧底段小斑片状稍高密度影，病变较前进一步吸收

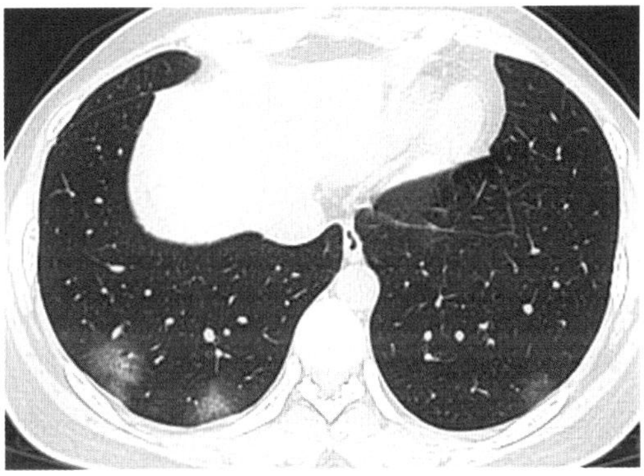

图 42-8　双肺下叶外侧底段胸膜下片状高密度影，边界模糊，病变较前吸收

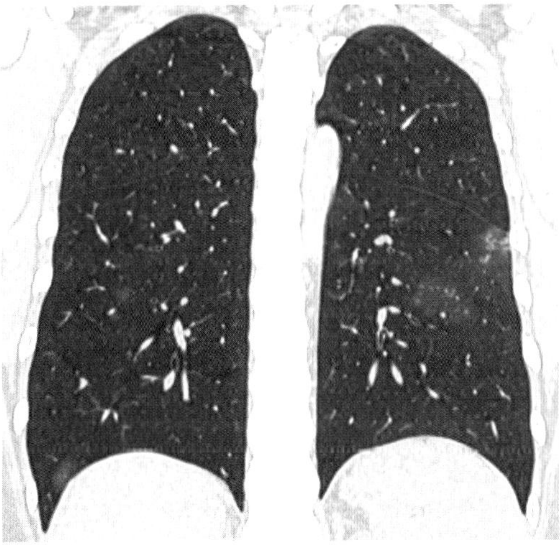

图 42-9　冠状位图像示双肺下叶小片状稍高密度影，边界模糊，病变较前明显吸收

病例 43

病史

女，56 岁。22 天前出现发热，体温 38.9 ℃，胸部 CT 及血常规未见异常，用药后未再发热，逐渐出现阵发性咳嗽，干咳为主，8 天前咽拭子 SARS-CoV-2 核酸检测阳性。

实验室检查

白细胞 3.80×10^9/L，淋巴细胞计数 1.38×10^9/L，淋巴细胞百分比 36.0%，C 反应蛋白 11.0 mg/L。

影像学表现

患者住院期间 CT 检查表现如下：

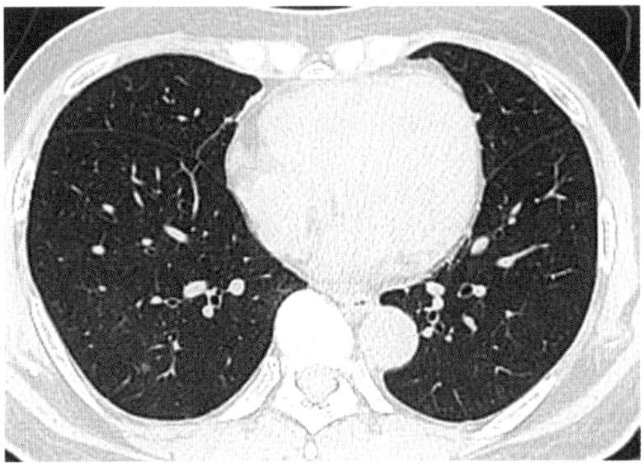

图 43-1　患者入院第 2 天胸部 CT 检查示右肺下叶后底段磨玻璃结节影，边界清晰

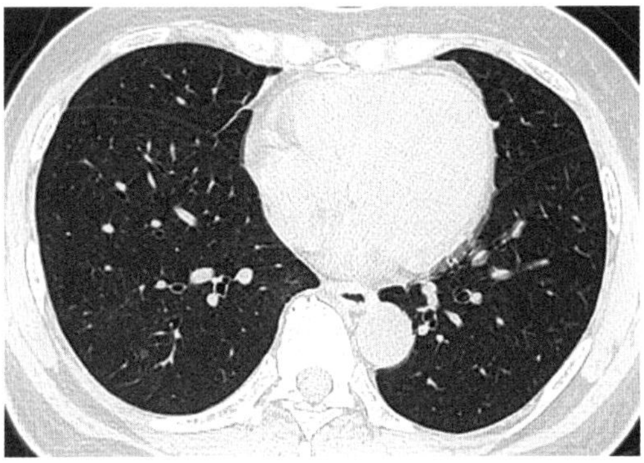

图 43-2　患者入院 6 天胸部 CT 复查示右肺下叶后底段磨玻璃结节影，密度较前减低

第二节　重型 COVID-19 病例 CT、PET/CT、PET MR 表现及转归

病例 44

病史

女，88 岁，有疫区返回人员接触史。半月前出现咽痛、流涕，伴寒战、全身乏力、发热，体温最高 38 ℃。11 天前咽拭子 SARS-CoV-2 核酸检测阳性。

实验室检查

白细胞 $2.60 \times 10^9/L$，淋巴细胞计数 $0.82 \times 10^9/L$，淋巴细胞百分比 31.2%，C 反应蛋白 1.7 mg/L 。

影像学表现

患者住院期间 CT 检查表现如下：

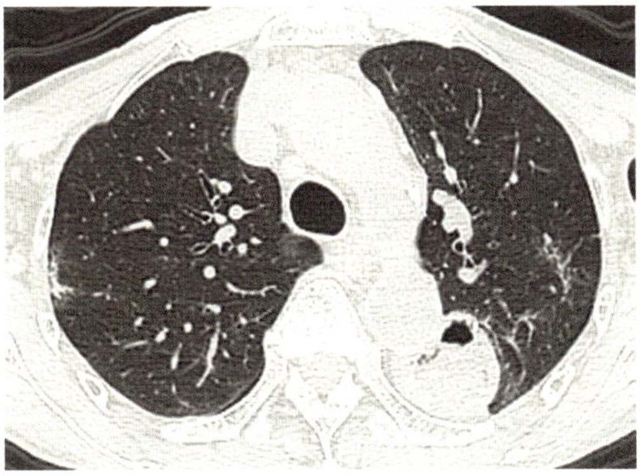

图 44-1　患者入院第 2 天胸部 CT 检查示右肺上叶后段、左肺上叶尖后段斑片状磨玻璃影，边界模糊，后纵隔见胸腔胃影

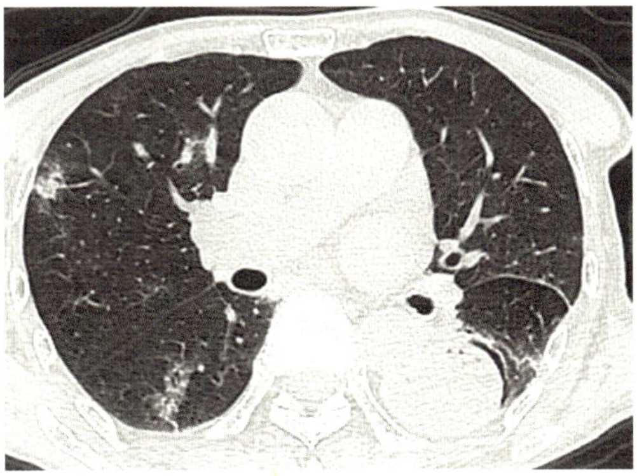

图 44-2　右肺上叶前段、下叶上段斑片状高密度影，局部见实变影

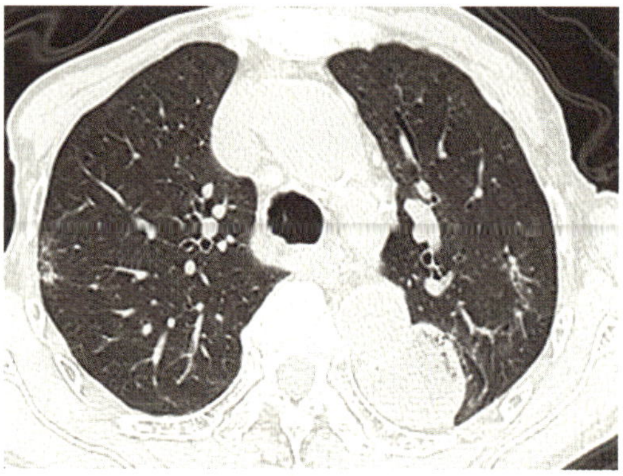

图 44-3 患者入院第 7 天胸部 CT 复查示右肺上叶后段、左肺上叶尖后段条索影，密度较前减低

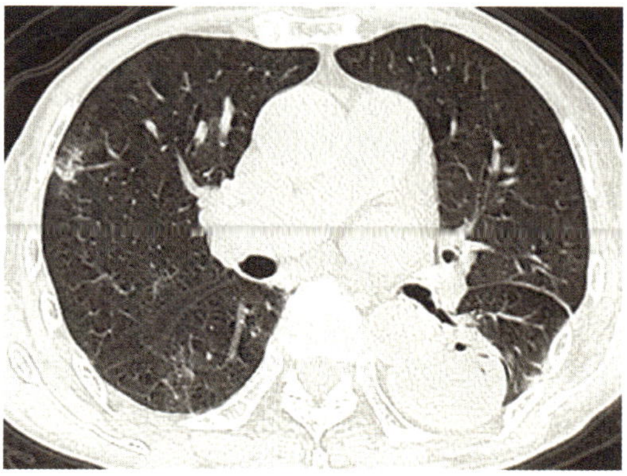

图 44-4 右肺上叶前段、下叶上段条索影，病变范围较前明显缩小

患者入院 8 天行 18F-FDG PET/CT 检查，表现如下：

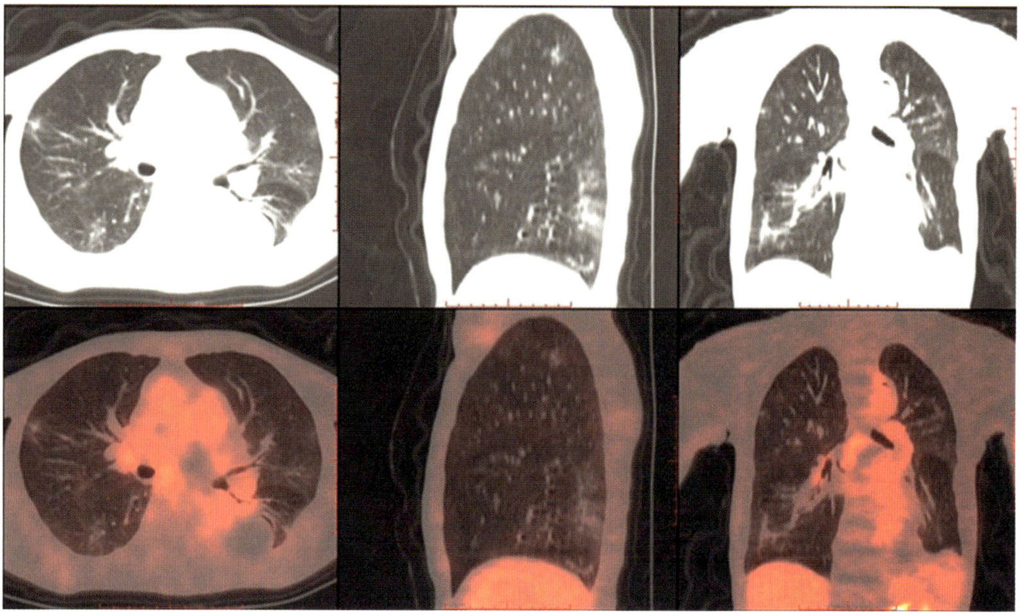

图 44-5 CT（上）、PET/CT 融合图（下）。双肺散在多发斑片状磨玻璃影、条索影及小结节影，均代谢不高，考虑肺炎治疗后消散期改变，病灶无代谢活性

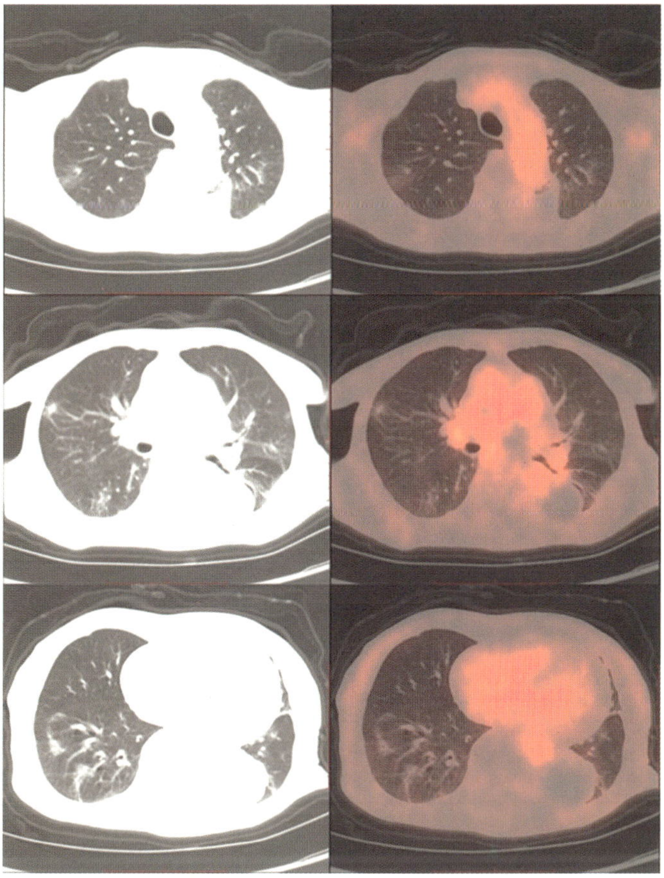

图 44-6　CT（左）、PET/CT 融合图（右）。双肺散在多发斑片状磨玻璃影、条索影及小结节影，均代谢不高，考虑肺炎治疗后消散期改变，病灶无代谢活性

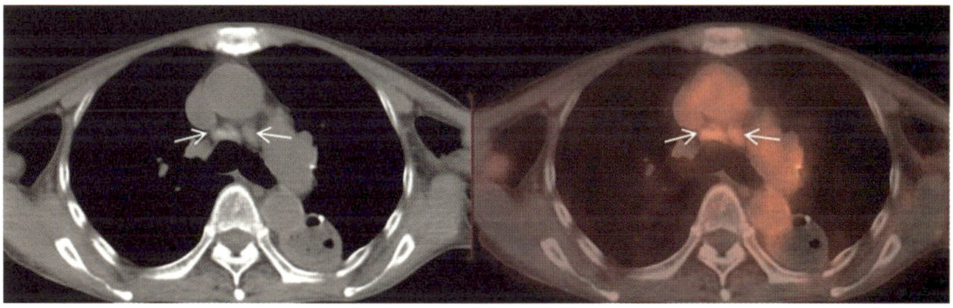

图 44-7　CT（左）、PET/CT 融合图（右）。纵隔多发小淋巴结（白色箭头），密度较高，代谢增高，考虑老年炎性淋巴结

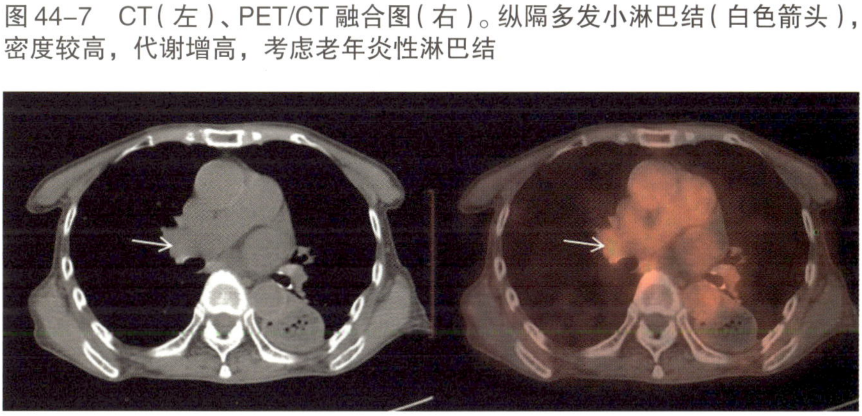

图 44-8　CT（左）、PET/CT 融合图（右）。两肺门多发小淋巴结（白色箭头），密度较高，代谢增高，考虑老年炎性淋巴

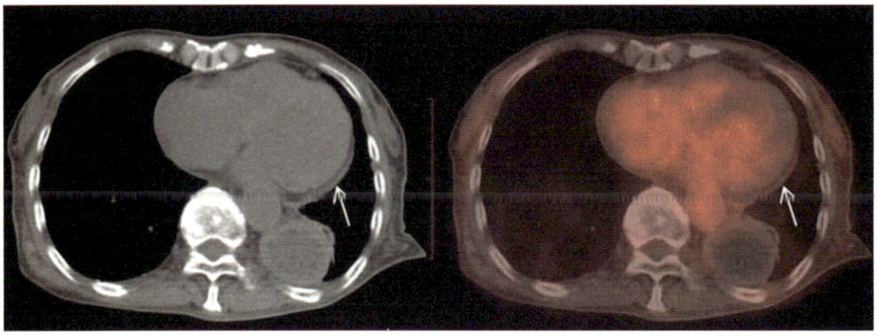

图 44-9　CT（左）、PET/CT 融合图（右）。心包少量积液，心腔密度低于心肌（白色箭头），提示贫血

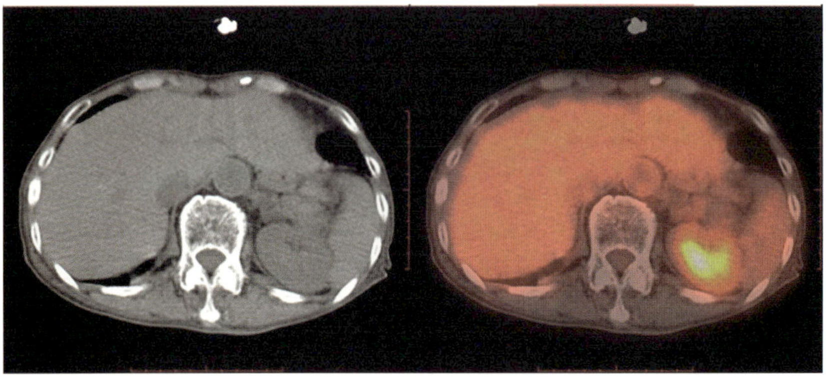

图 44-10　CT（左）、PET/CT 融合图（右）。肝脏放射性摄取弥漫性增高

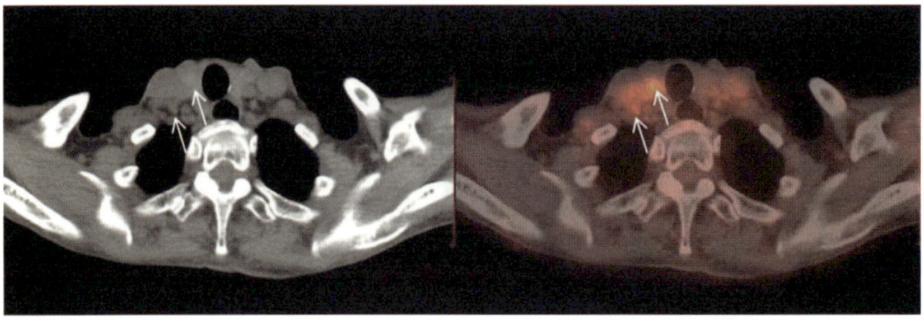

图 44-11　CT（左）、PET/CT 融合图（右）。甲状腺右叶低密度结节伴周围小淋巴结（白色箭头），不除外恶性

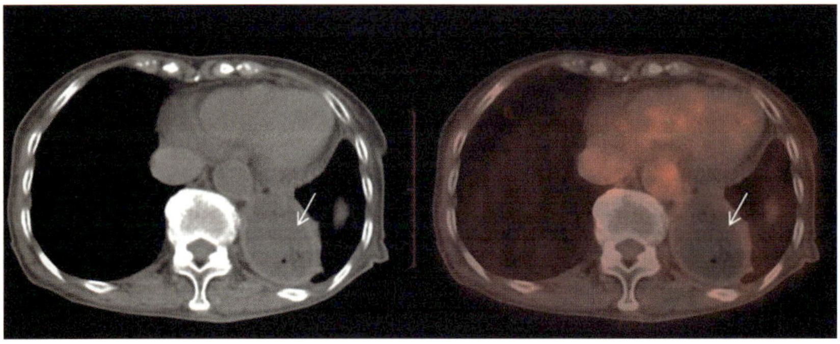

图 44-12　CT（左）、PET/CT 融合图（右）。胸腔胃（白色箭头），系食管癌术后改变

病例 45

病史

男，77 岁，1 月余前于疫区出现咳嗽、咳黄脓痰，咳嗽时伴心慌、胸闷、呼吸困难，纳差。18 天前咽拭子 SARS-CoV-2 核酸检测阳性。

实验室检查

白细胞 3.70×10^9/L，淋巴细胞计数 0.65×10^9/L，淋巴细胞百分比 17.7%，C 反应蛋白 14.2 mg/L。

影像学表现

患者住院期间 CT 检查表现如下：

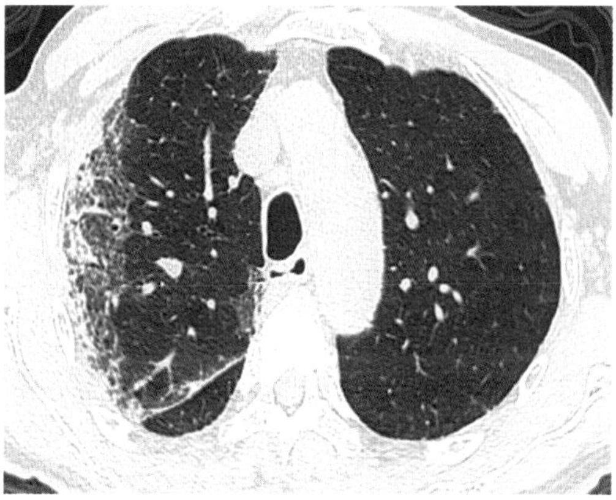

图 45-1　患者入院当天胸部 CT 检查示右肺上叶网格状磨玻璃影，局部实变

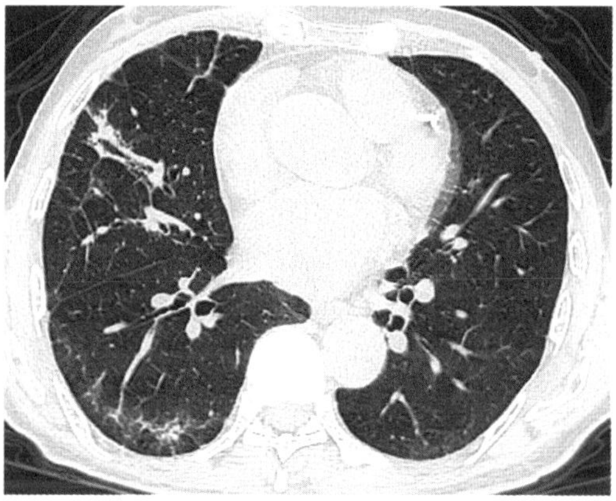

图 45-2　右肺中叶及下叶条索影

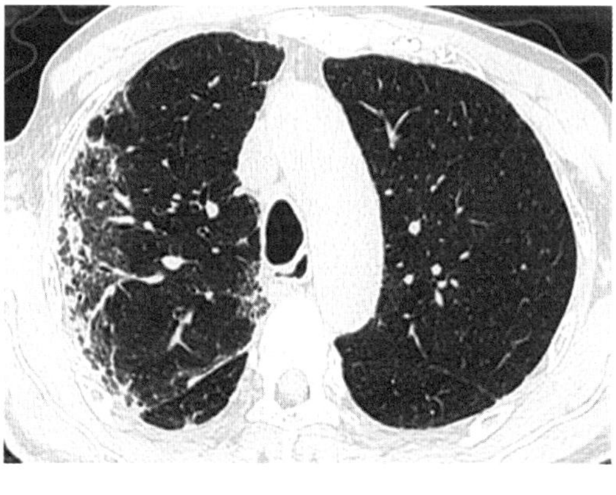

图 45-3　患者入院第 4 天胸部 CT 复查示右肺上叶网格状及条索状高密度影，病变密度较前减低，范围缩小

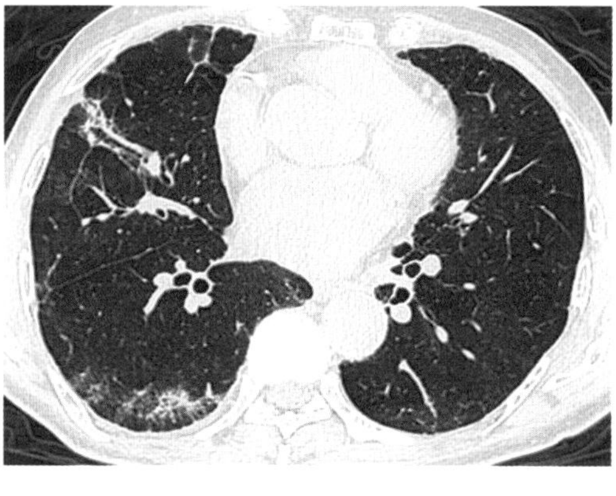

图 45-4　右肺中叶及下叶条索影，右肺中叶病变较前未见明显变化，右肺下叶病变密度增高

患者入院第 5 天行 18F-FDG PET/CT 检查，表现如下：

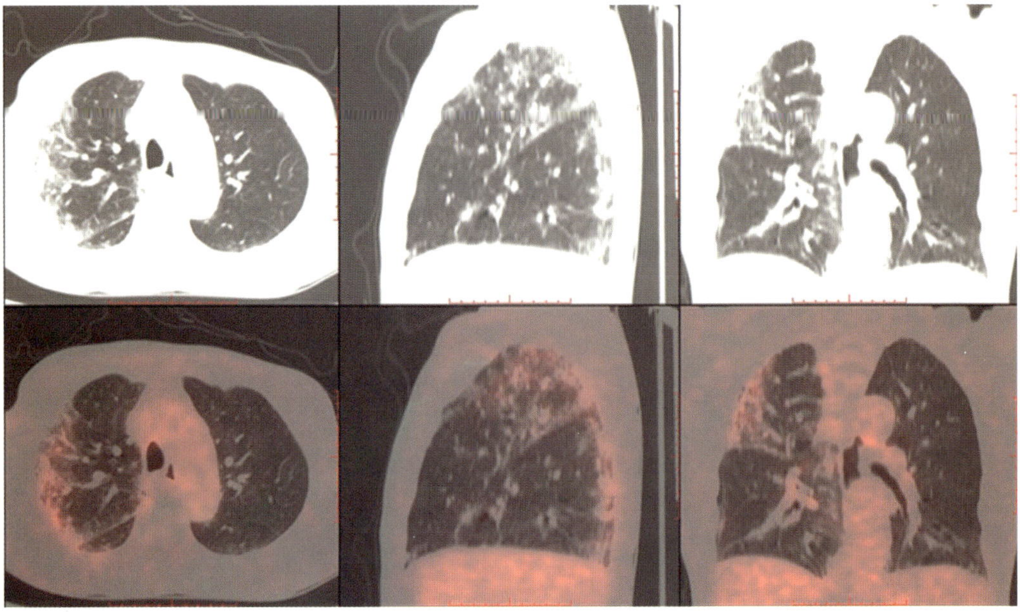

图 45-5　CT（上）、PET/CT 融合图（下）。双肺气肿伴多发斑片、网状及条索影，右肺外带为著，其中胸膜下区病灶代谢轻度增高，考虑肺炎治疗后消散期改变，少部分病灶残存轻度代谢活性

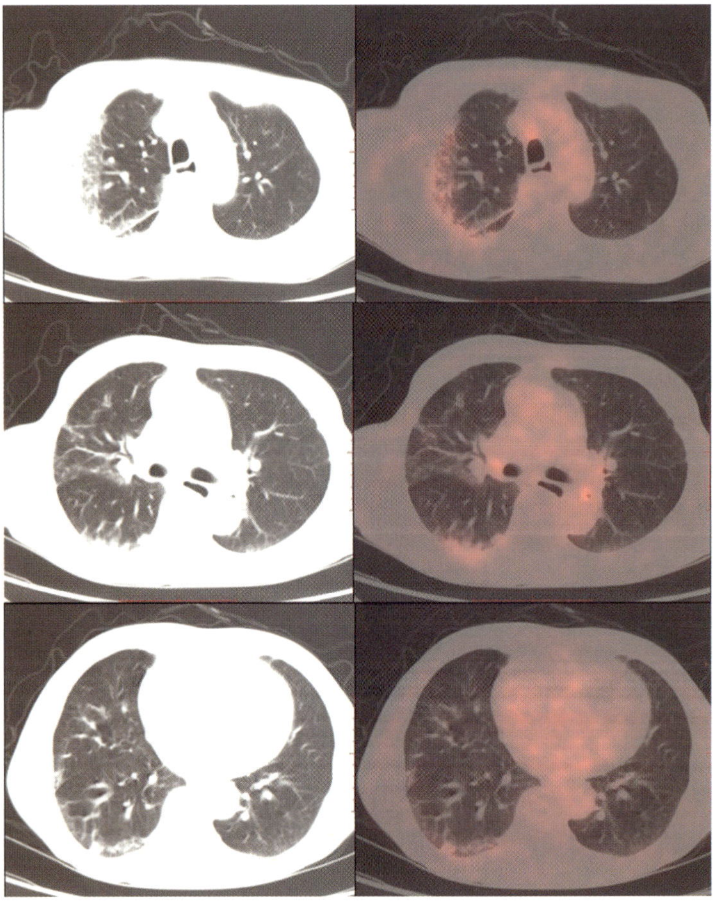

图 45-6　CT（左）、PET/CT 融合图（右）。双肺气肿伴多发斑片、网状及条索影，右肺外带为著，其中胸膜下区病灶代谢轻度增高，考虑肺炎治疗后消散期改变，少部分病灶残存轻度代谢活性

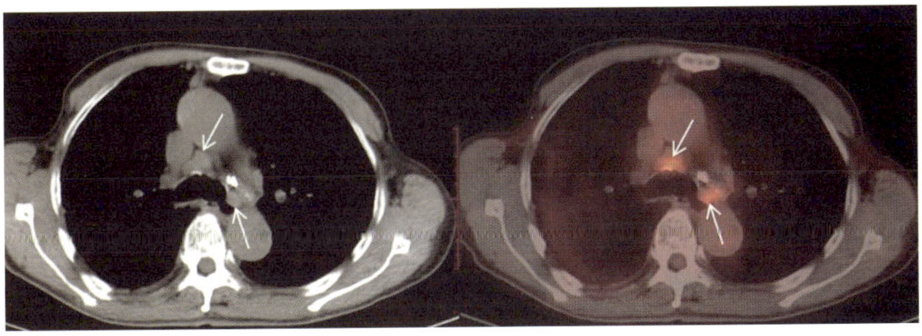

图 45-7　CT(左)、PET/CT 融合图(右)。纵隔多发小淋巴结(白色箭头)，密度较高，代谢增高，考虑老年炎性淋巴结

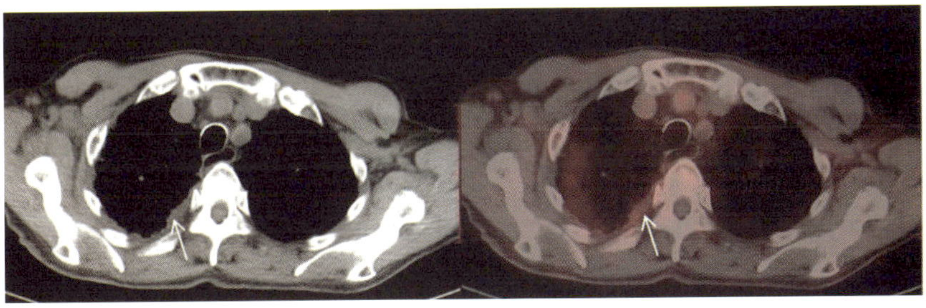

图 45-8　CT（ 左 ）、PET/CT 融合图（ 右 ）。右侧胸膜稍厚伴少量胸腔积液（ 白色箭头 ）

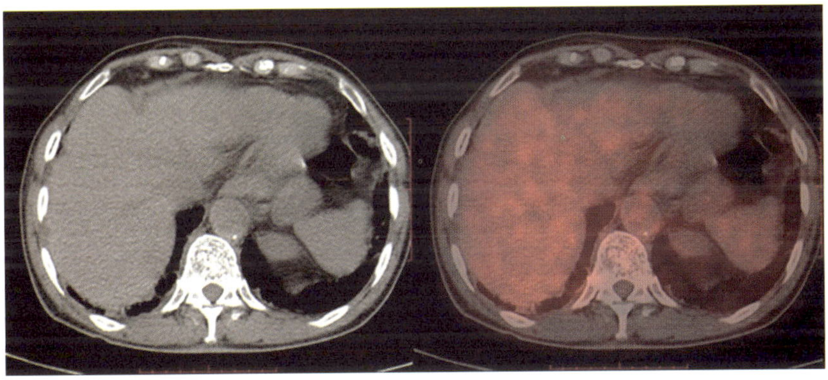

图 45-9　CT（ 左 ）、PET/CT 融合图（ 右 ）。脾脏体积小

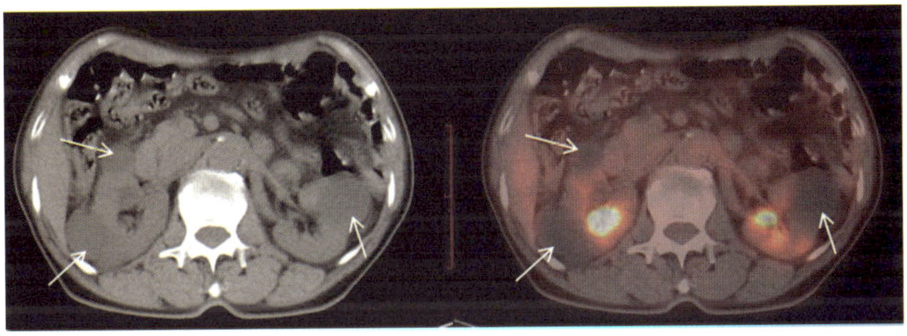

图 45-10　CT（ 左 ）、PET/CT 融合图（ 右 ）。双肾多发囊肿（ 白色箭头 ）

出院后影像学随访表现：

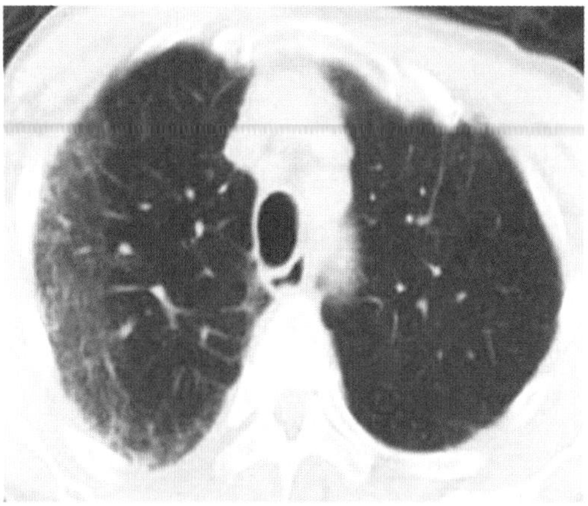

图 45-11　患者出院 15 天后胸部 CT 复查示右肺上叶病变密度较前减低，范围缩小

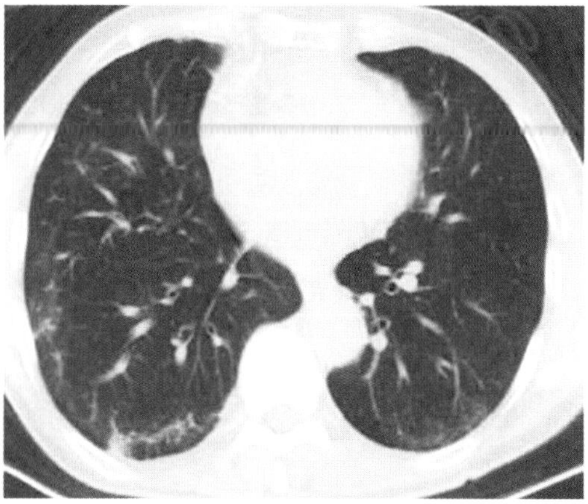

图 45-12　右肺中叶及下叶病变有所吸收

病例 46

病史

女，79 岁，COVID-19 患者接触史。18 天前出现发热，体温最高 38.5 ℃，伴阵发性刺激性干咳。14 天前 SARS-CoV-2 核酸检测阳性。

实验室检查

白细胞 7.60×10^9/L，淋巴细胞计数 1.04×10^9/L，淋巴细胞百分比 13.7%，C 反应蛋白 10.9 mg/L。

影像学表现

患者住院期间 CT 检查表现如下：

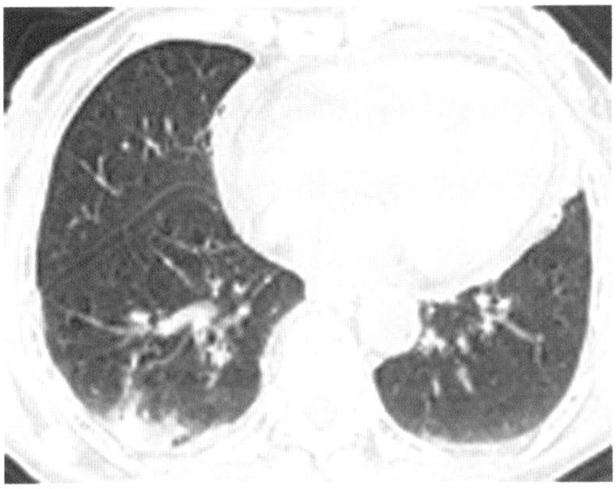

图 46-1　患者入院当天胸部 CT 检查示右肺下叶片状实变影，边界模糊

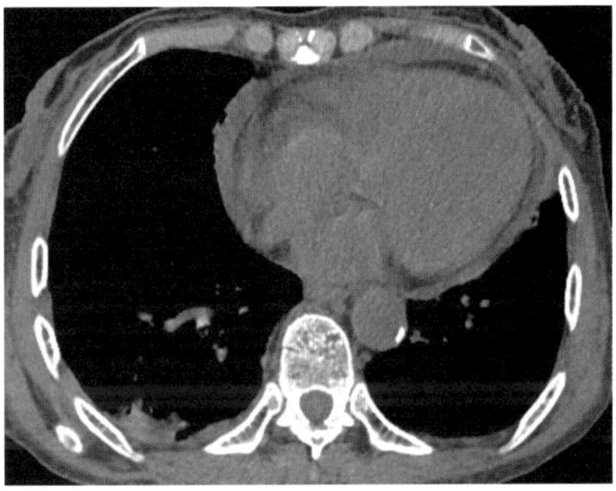

图 46-2　纵隔窗示双侧少量胸腔积液，并少量心包积液

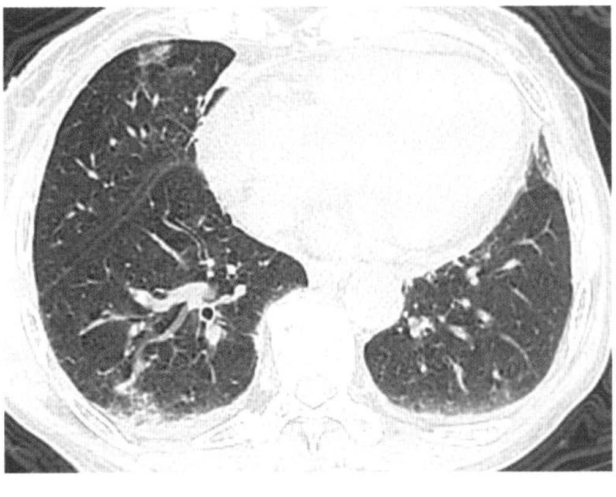

图 46-3　患者入院第 4 天胸部 CT 复查示右肺中叶新发斑片状高密度影，边界模糊，右肺下叶小片状实变影，范围较前缩小

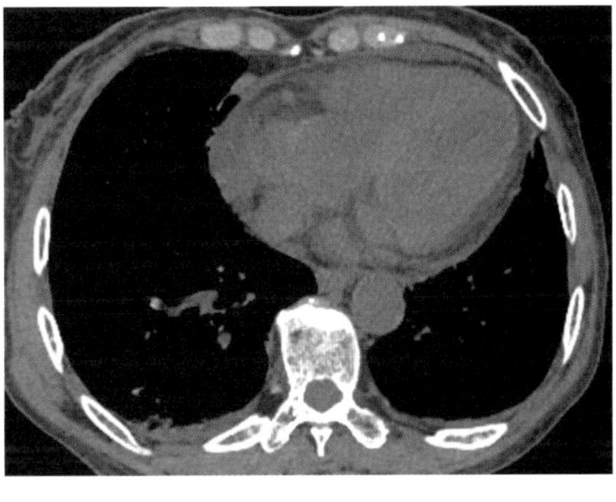

图 46-4　纵隔窗示双侧少量胸腔积液，较前变化不明显，心包积液较前减少

患者入院第 5 天行 18F-FDG PET/CT 检查，表现如下：

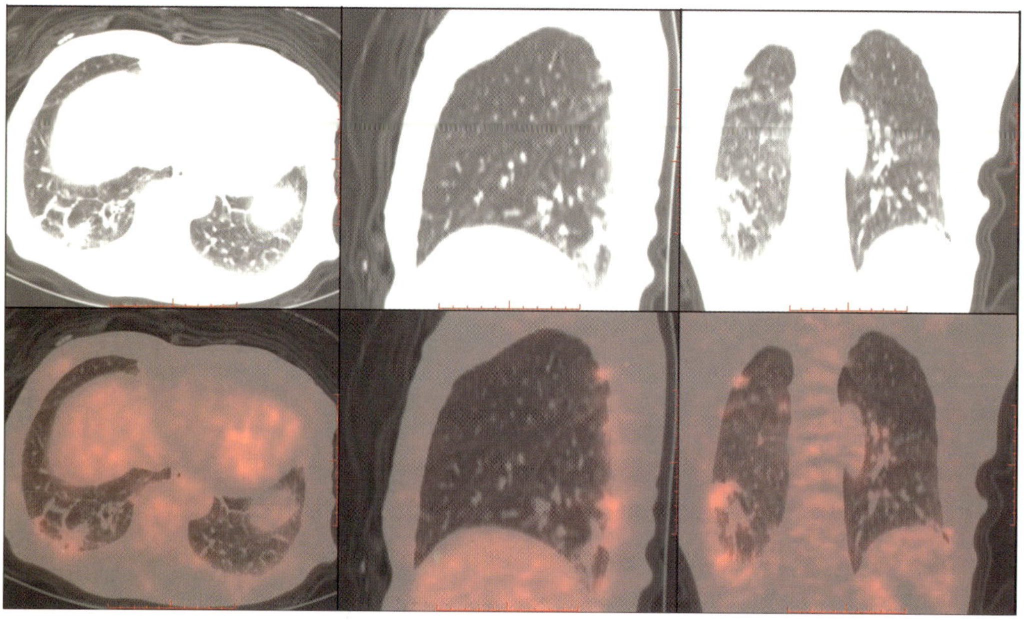

图 46-5　CT（上）、PET/CT 融合图（下）。双肺散在多发条索、结节及小斑片影，其中胸膜下区斑片影代谢轻度增高，考虑肺炎治疗后消散期改变，少部分病灶残存轻度代谢活性

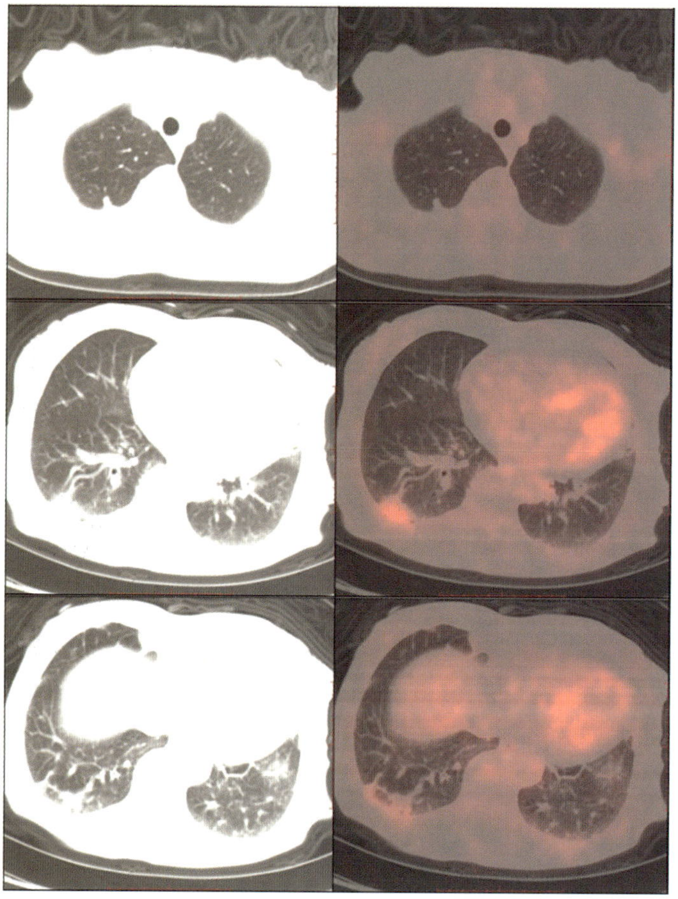

图 46-6　CT（左）、PET/CT 融合图（右）多层轴位（肺窗）。双肺散在多发条索、结节及小斑片影，其中胸膜下区斑片影代谢轻度增高，考虑肺炎治疗后消散期改变，少部分病灶残存轻度代谢活性

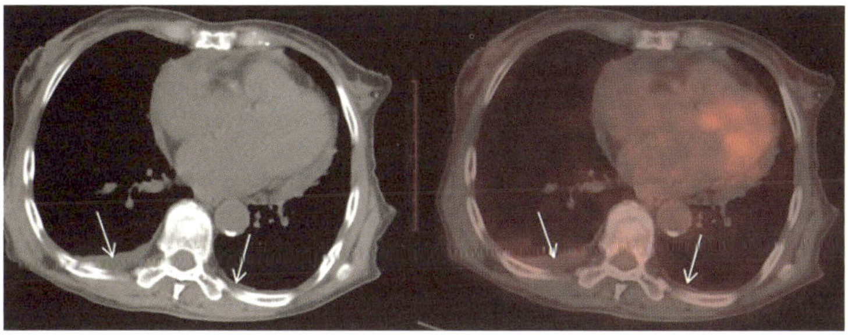

图 46–7　CT（左）、PET/CT 融合图（右）。双侧胸腔少量积液（白色箭头）

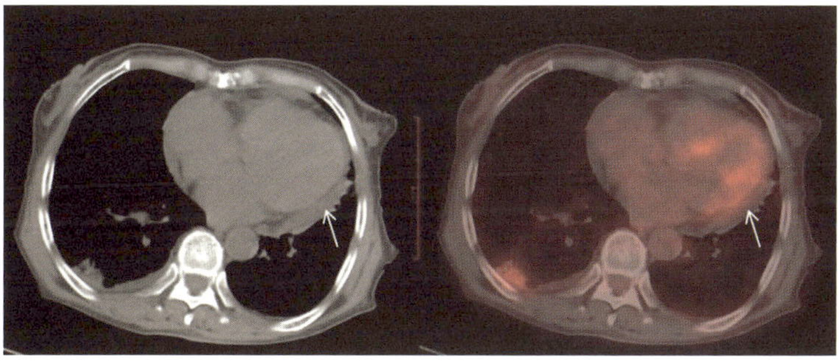

图 46–8　CT（左）、PET/CT 融合图（右）。心包少量积液（白色箭头）

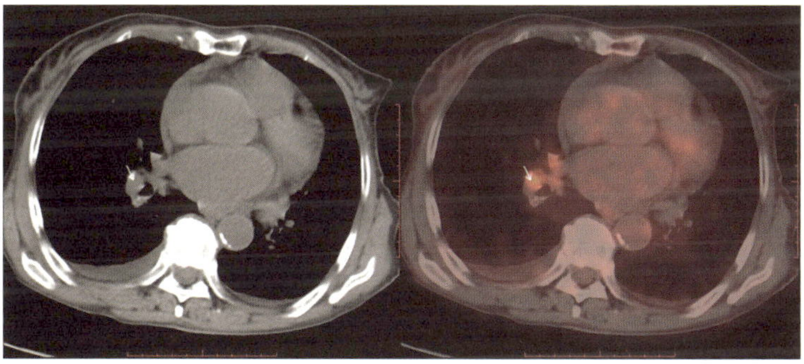

图 46–9　CT（左）、PET/CT 融合图（右）。双肺门淋巴结（白色箭头），密度较高，代谢增高，考虑老年炎性淋巴结

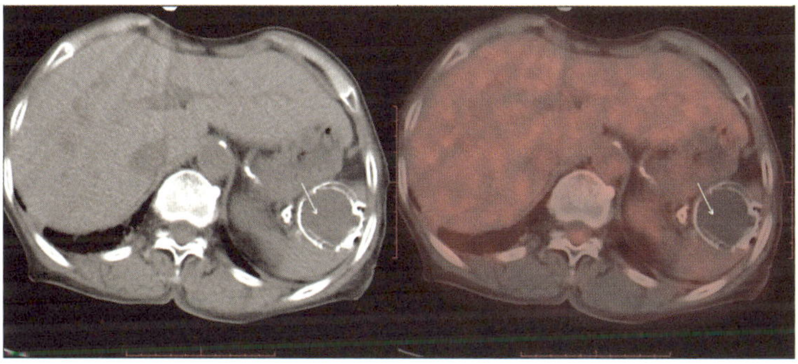

图 46–10　CT（左）、PET/CT 融合图（右）。脾脏环形钙化囊性良性病变（白色箭头）

出院后影像学随访表现：

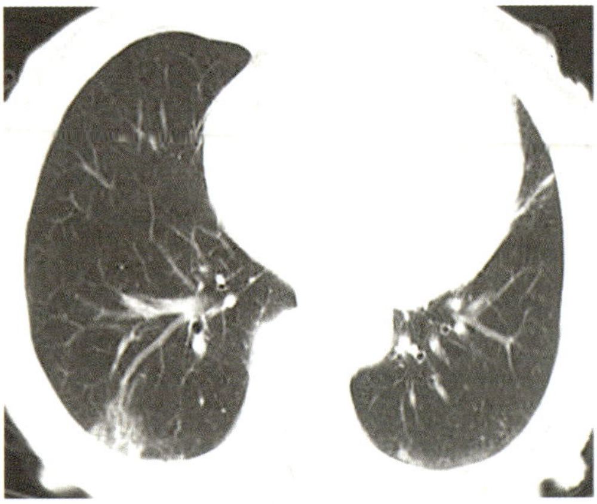

图 46-11　患者出院 15 天后胸部 CT 复查示右肺下叶病变较前变化不大

病例 47

病史

女，56 岁，15 天前出现发热，体温最高 38.5 ℃，伴咳嗽、乏力、头痛、肌肉酸痛、畏寒、纳差，胸闷、反酸，咳白色黏痰，5 天前咽拭子 SARS-CoV-2 核酸检测阳性。

实验室检查

白细胞 6.10×10^9/L，淋巴细胞计数 1.32×10^9/L，淋巴细胞百分比 21.5%，C 反应蛋白 6.8 mg/L。

影像学表现

患者住院期间 CT 检查表现如下：

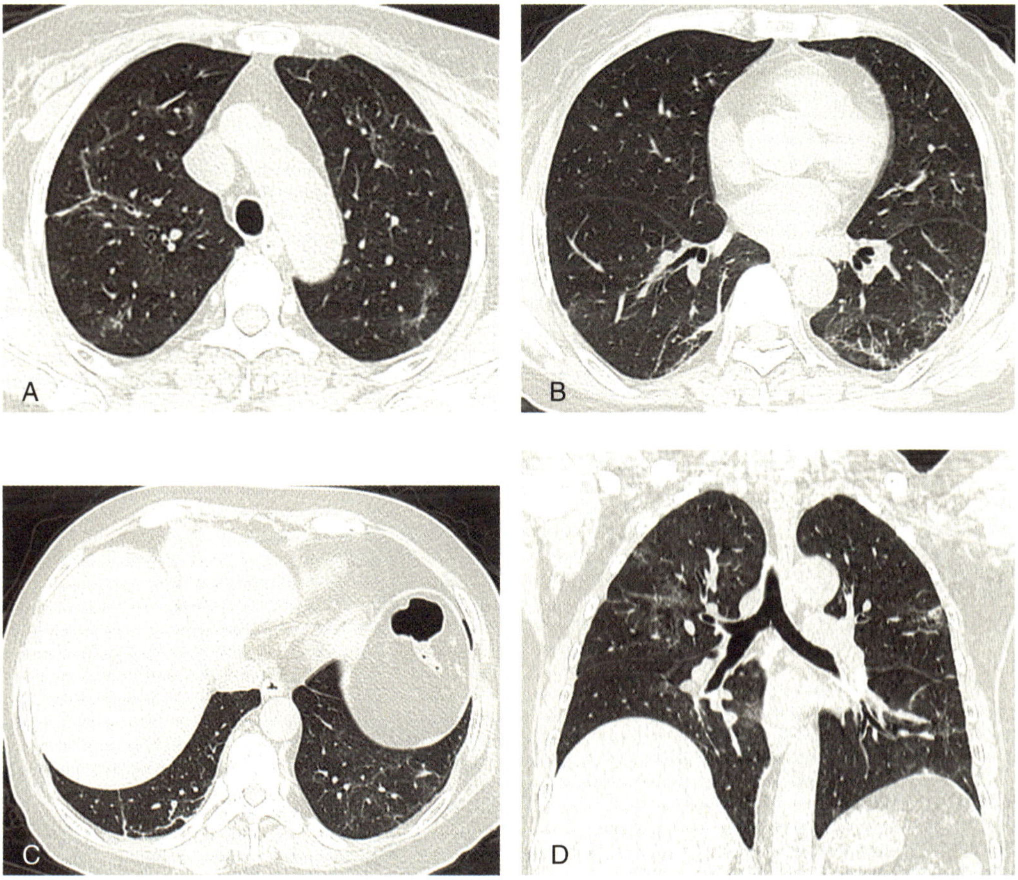

图 47-1　患者入院当天胸部 CT 检查示双肺散在多发斑片状高密度影及条索影，边界模糊

患者入院第 5 天行 18F-FDG PET/CT 检查，表现如下：

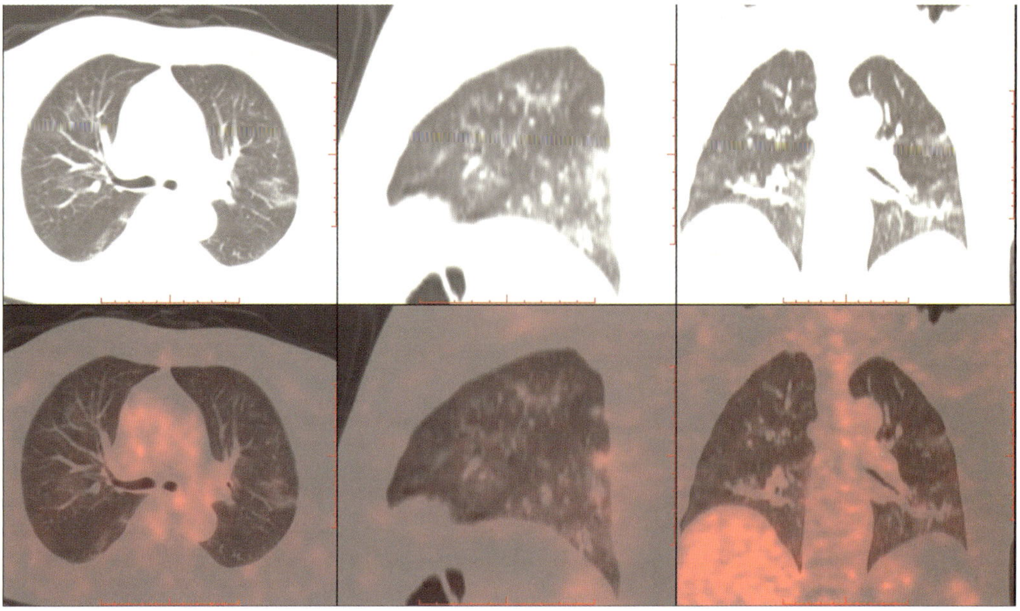

图 47-2　CT（上）、PET/CT 融合图（下）。双肺散在多发斑片及条索影，部分呈磨玻璃样密度，代谢不高，部分实变影代谢轻度增高，符合肺炎治疗后消散期改变，部分病灶残存代谢活性

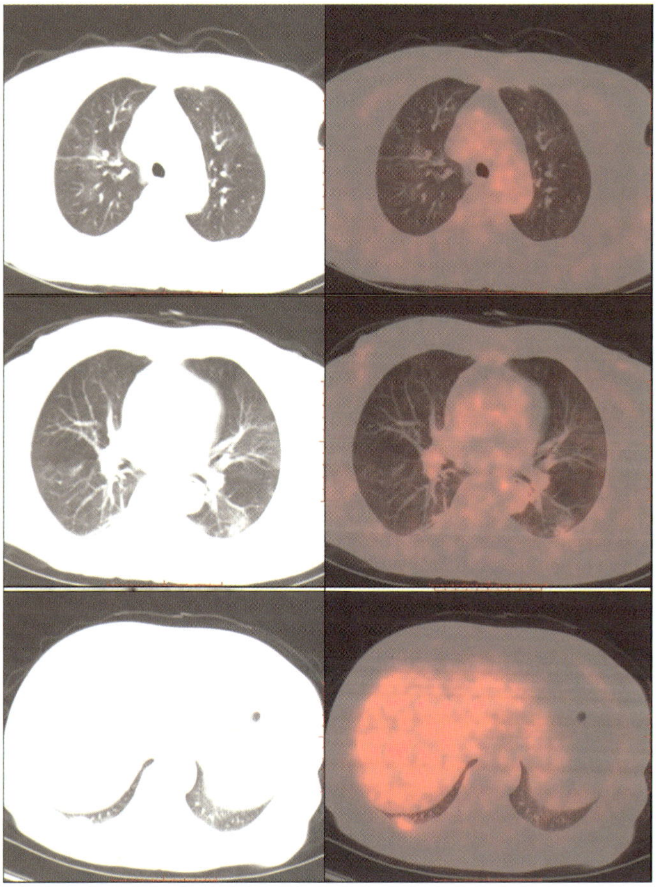

图 47-3　CT（左）、PET/CT 融合图（右）多层轴位（肺窗）。双肺散在多发斑片及条索影，部分呈磨玻璃样密度，代谢不高，部分实变影代谢轻度增高，符合肺炎治疗后消散期改变，部分病灶残存代谢活性

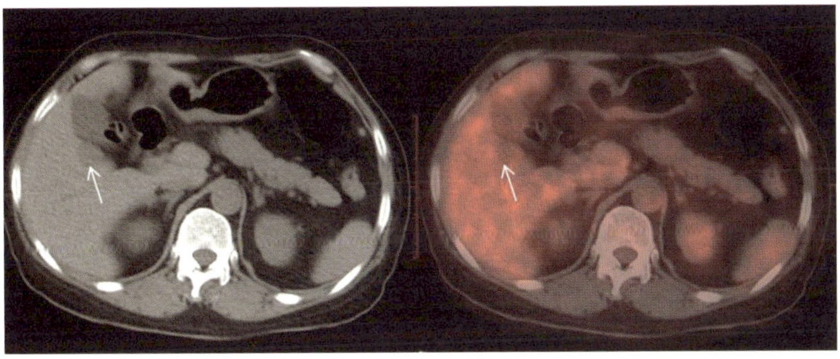

图 47-4 CT（左）、PET/CT 融合图（右）。肝内多发良性病变（囊肿，或伴血管瘤）（白色箭头）

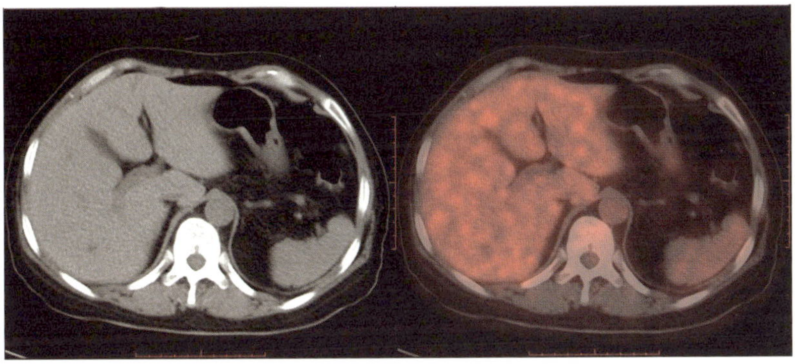

图 47-5 CT（左）、PET/CT 融合图（右）。脾脏略小

出院后影像学随访表现：

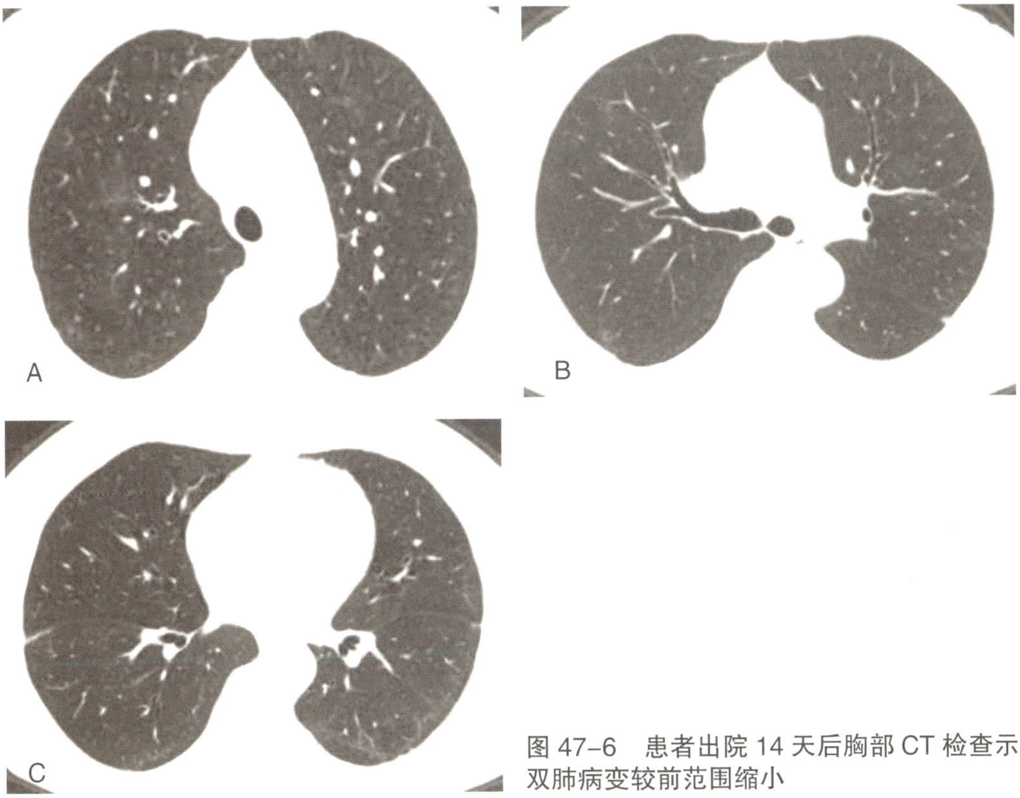

图 47-6 患者出院 14 天后胸部 CT 检查示双肺病变较前范围缩小

病例 48

病史

男，57 岁，26 天前出现发热，最高 38.5 ℃，伴畏寒、纳差、乏力，头痛，8 天前 SARS-CoV-2 核酸检测阳性。

实验室检查

白细胞 3.20×10^9/L，淋巴细胞计数 1.11×10^9/L，淋巴细胞百分比 35.2%，红细胞 3.65×10^{12}/L，血红蛋白 111.5 g/L，C 反应蛋白 7.3 mg/L。

影像学表现

患者住院期间 CT 检查表现如下：

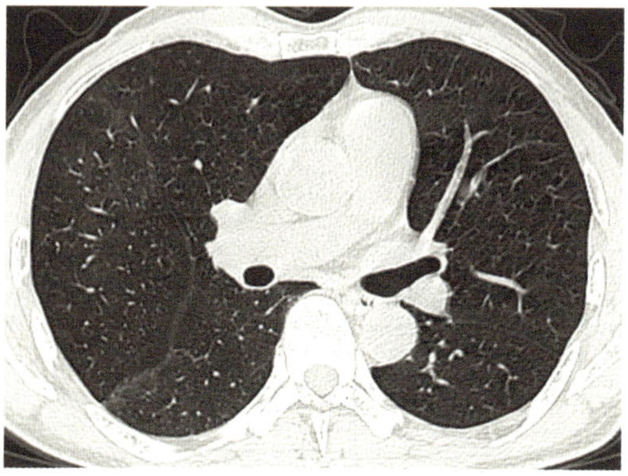

图 48–1 患者入院当天胸部 CT 检查示右肺上叶前段及下叶上段少许淡斑片状稍高密度影，边界模糊

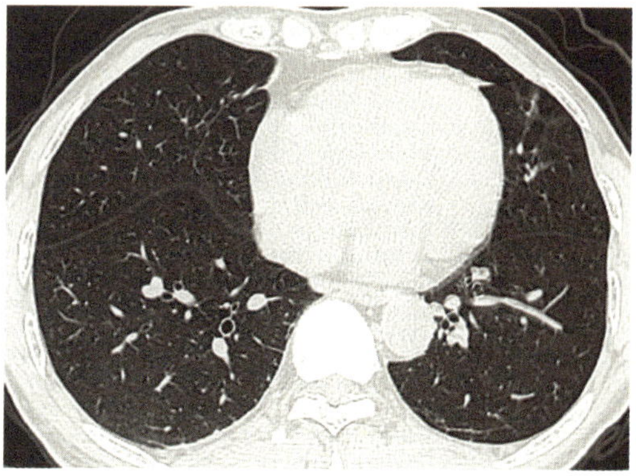

图 48–2 右肺中叶内侧段，左肺上叶舌段及双肺下叶后底段少许条索影

患者入院第 5 天行 18F–FDG PET/CT 检查，表现如下：

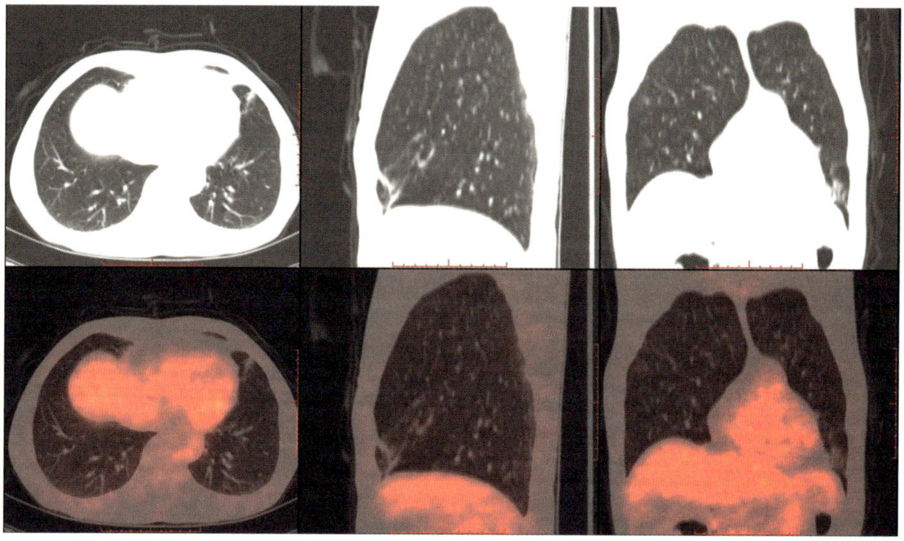

图 48–3 CT（上）、PET/CT 融合图（下）。双肺少许小斑片及条索影，代谢不高，考虑肺炎治疗后基本吸收，残留少数

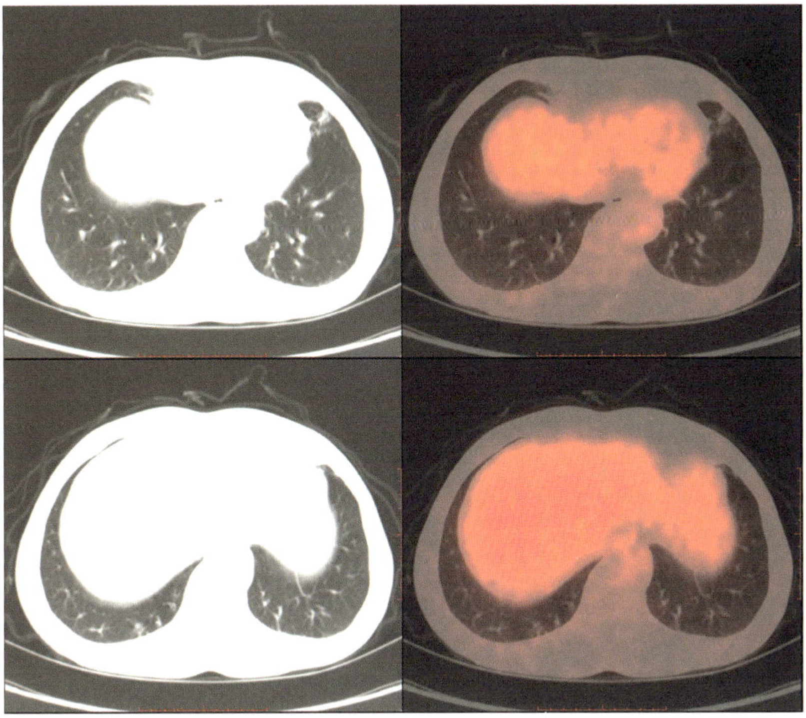

图 48-4　CT（左）、PET/CT 融合图（右）多层轴位（肺窗）。双肺少许小斑片及条索影，代谢不高，考虑肺炎治疗后基本吸收，残留少数病灶，现无代谢活性

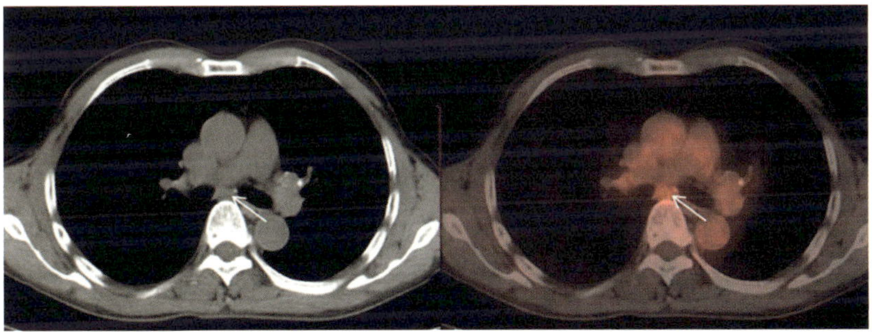

图 48-5　CT（左）、PET/CT 融合图（右）。纵隔多发小淋巴结（白色箭头），代谢增高，考虑炎性

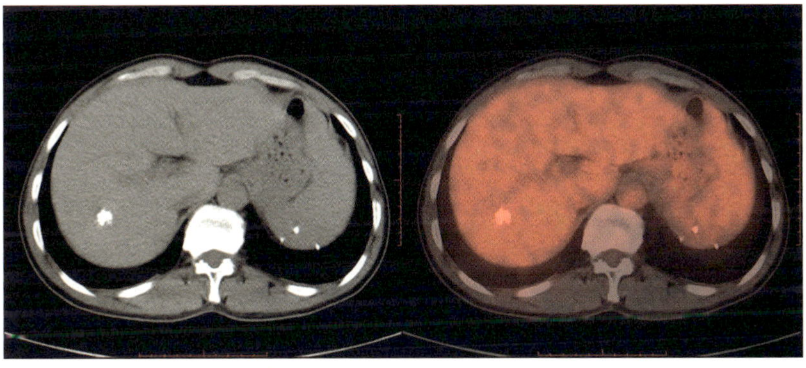

图 48-6　CT（左）、PET/CT 融合图（右）。肝脏稍显肿大，肝实质代谢弥漫性偏高，肝、脾多发钙化灶

患者入院第 5 天行 PET/MR 检查，表现如下：

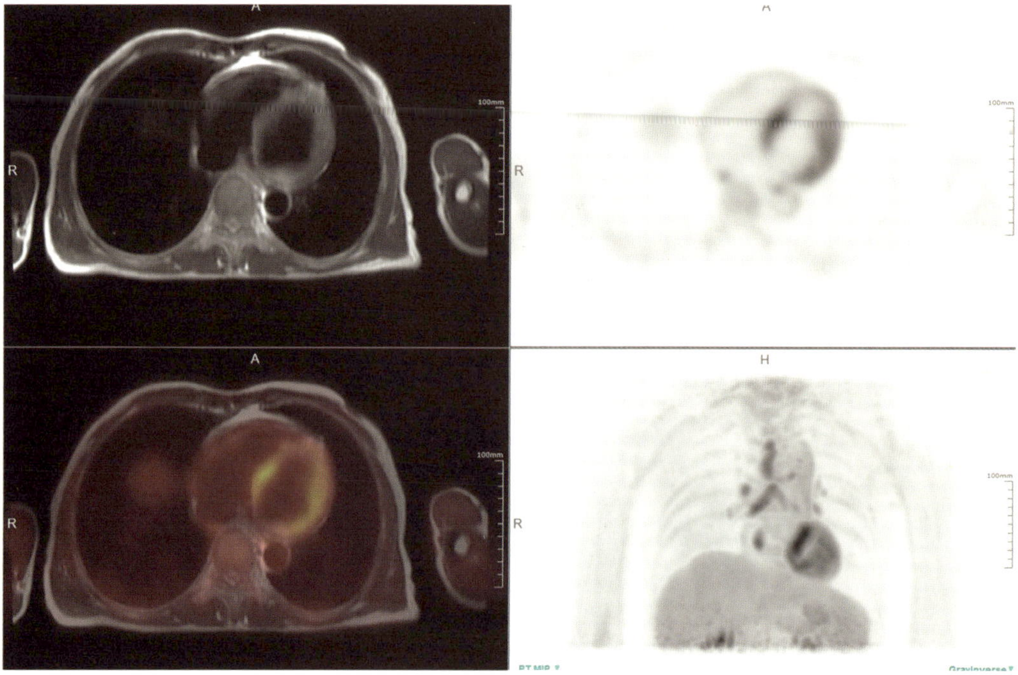

图 48-7　心脏横断位黑血序列图（左上）、PET 图（右上）、融合图（左下）、MIP 图（右下）。心脏大致结构及代谢（未行糖负荷）未见明显异常

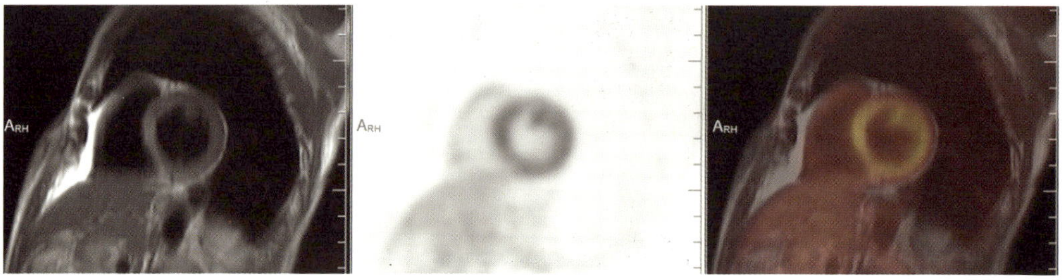

图 48-8　心脏矢状位黑血序列图（左）、PET/CT 图（中）、融合图（右）。心脏大致结构及代谢（未行糖负荷）未见明显异常

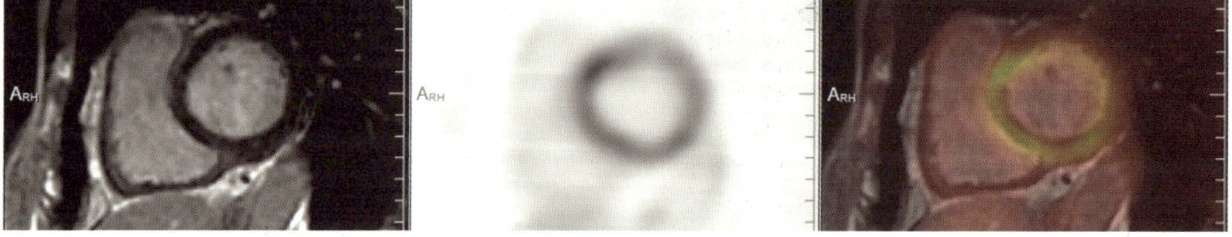

图 48-9　心脏矢状位延迟增强序列图（左）、PET/CT 图（中）、融合图（右）。心脏大致结构及代谢（未行糖负荷）未见明显异常

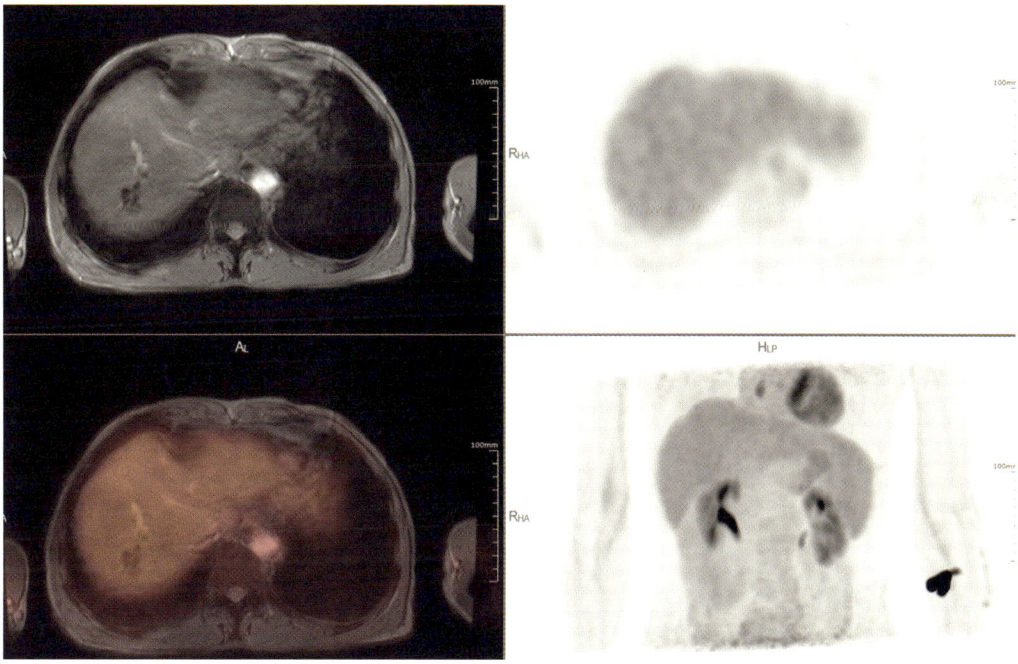

图 48–10 肝脏横断位 SWI 序列图（左上）、PET 图（右上）、融合图（左下）、MIP 图（右下）。肝内钙化灶：肝实质代谢弥漫性偏高

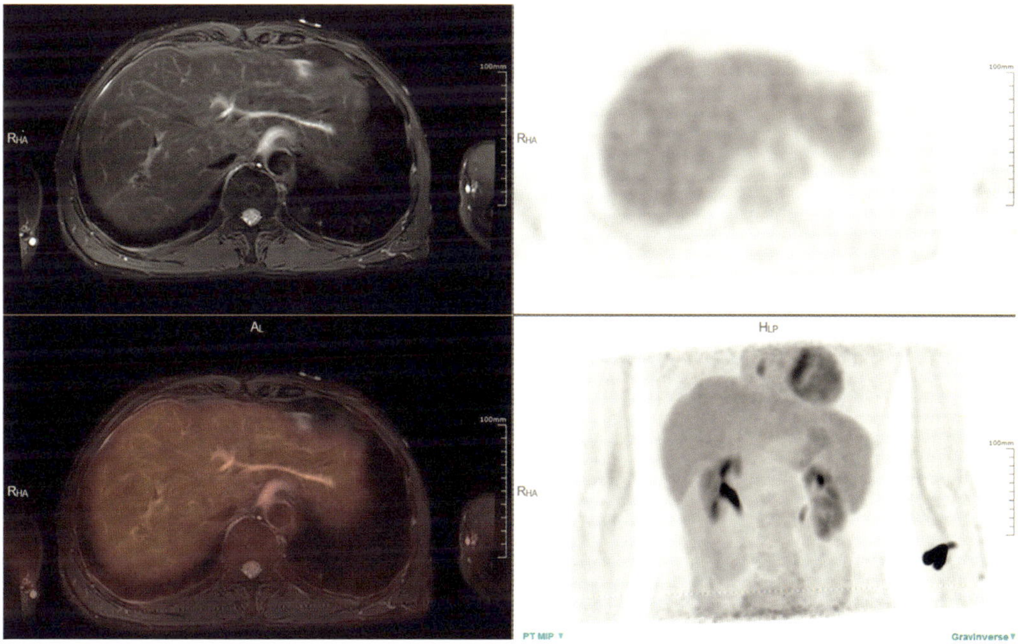

图 48–11 肝脏横断位 T_2 压脂序列图（左上）、PET 图（右上）、融合图（左下）、MIP 图（右下）。肝内钙化灶：肝实质代谢弥漫性偏高

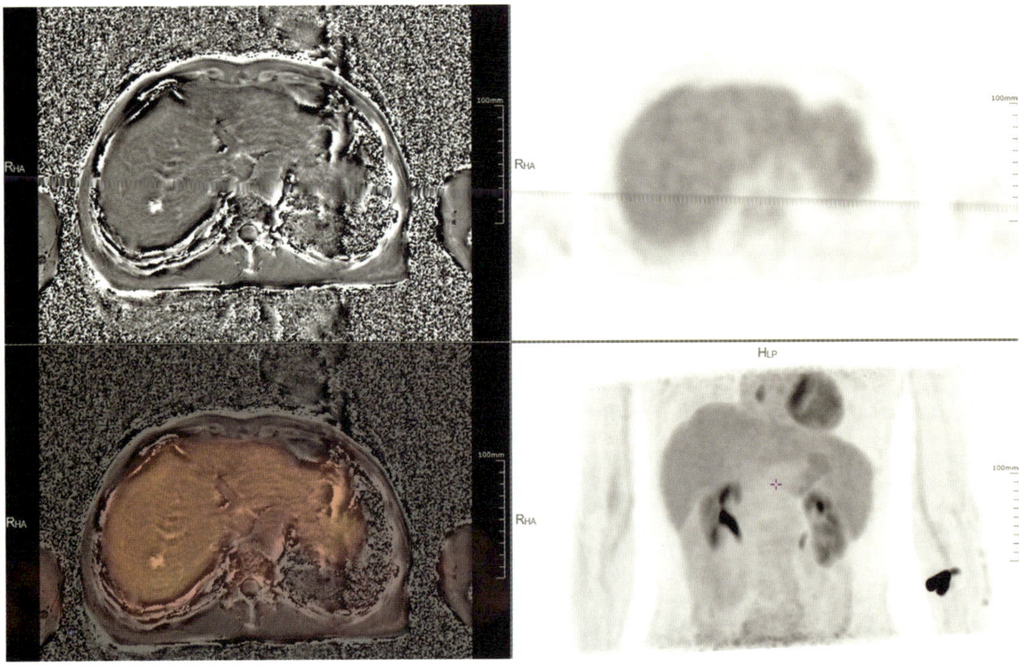

图 48-12 肝脏横断位相位图（左上）、PET 图（右上）、融合图（左下）、MIP 图（右下）。肝内钙化灶：肝实质代谢弥漫性偏高

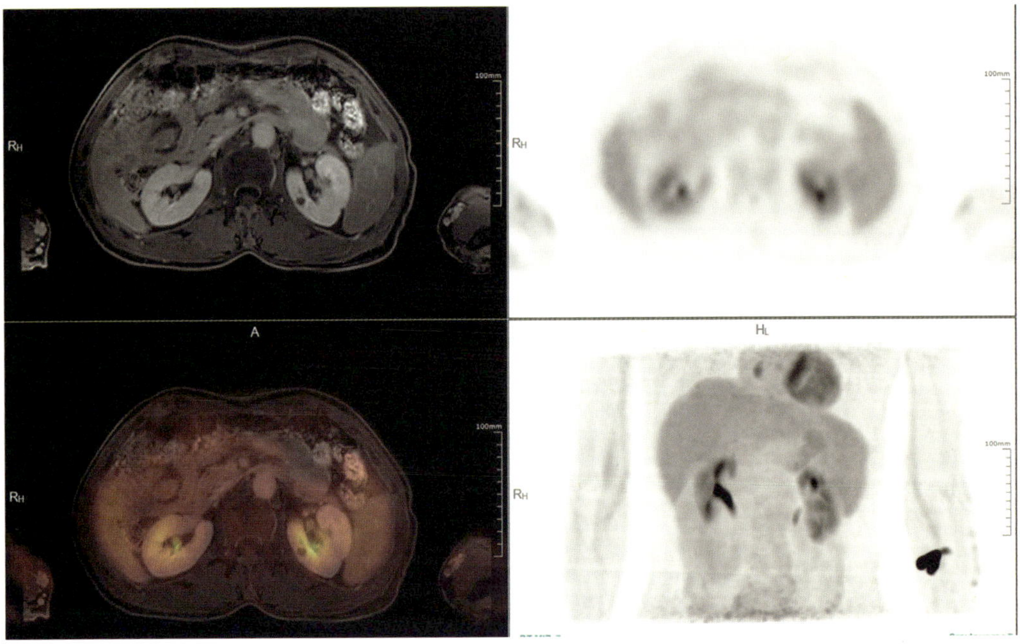

图 48-13 肾脏横断位 T_1 增强压脂图（左上）、PET 图（右上）、融合图（左下）、MIP 图（右下）。左肾类圆形低信号影，代谢减低，提示左肾囊肿

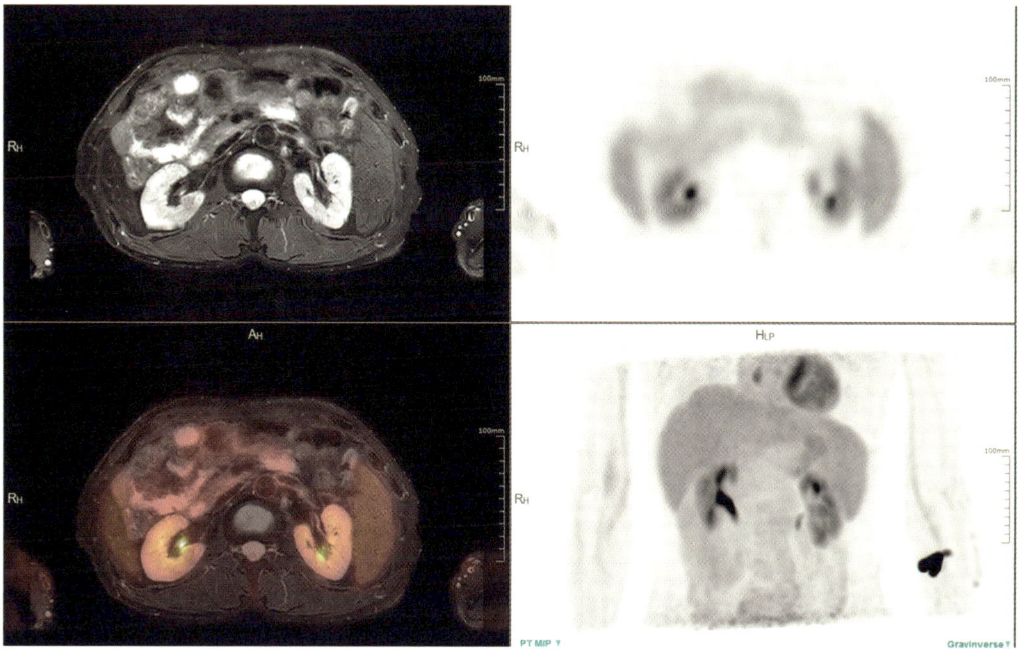

图 48–14 肾脏横断位 T_2 压脂图（左上）、PET 图（右上）、融合图（左下）、MIP 图（右下）。左肾类圆形低信号影，代谢减低，提示左肾囊肿

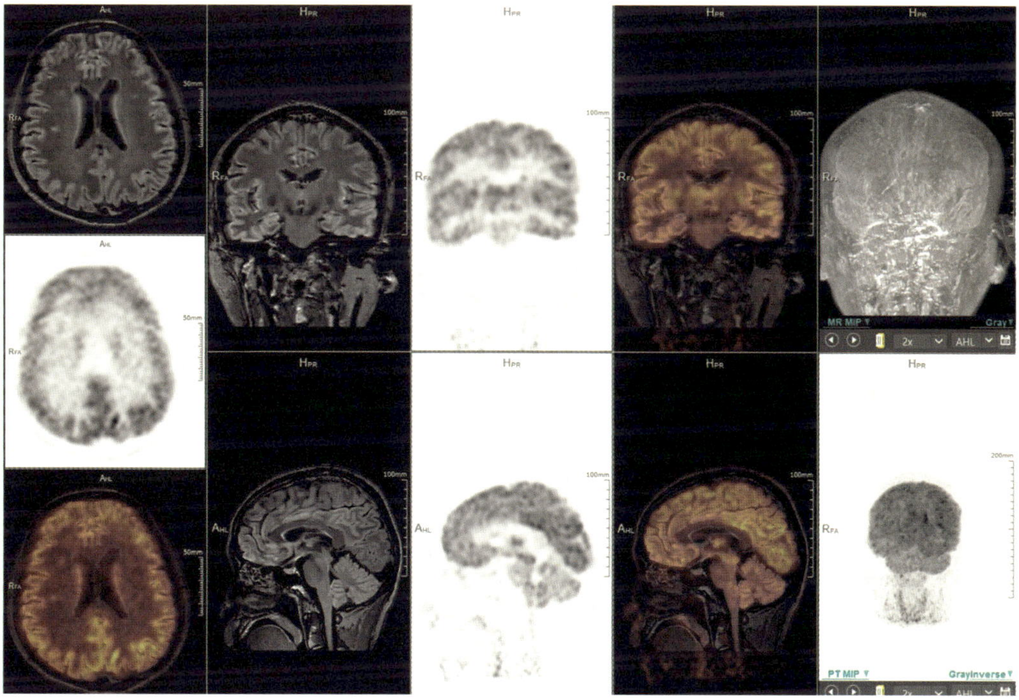

图 48–15 颅脑 3D–T_2 FLAIR、PET 及融合图。双侧皮层下白质散在斑点状高信号，未见异常代谢，提示缺血性脱髓鞘病变

出院后影像学随访表现：

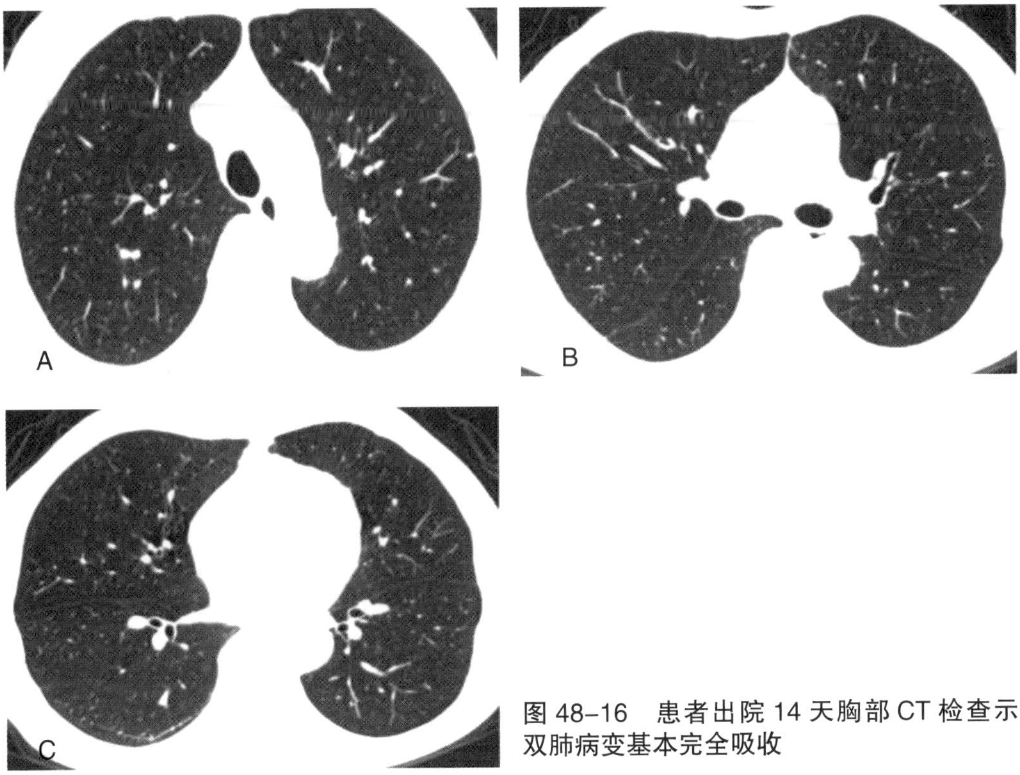

图 48-16　患者出院 14 天胸部 CT 检查示双肺病变基本完全吸收

病例 49

病史

女，48 岁，10 天前出现发热，体温 38.5 ℃，伴咳嗽，偶咳少量白痰，6 天前咽拭子 SARS-CoV-2 核酸检测阳性。

实验室检查

白细胞 11.20×10^9/L，淋巴细胞计数 1.75×10^9/L，淋巴细胞百分比 15.6%，C 反应蛋白 7.8 mg/L。

影像学表现

患者住院期间 CT 检查表现如下：

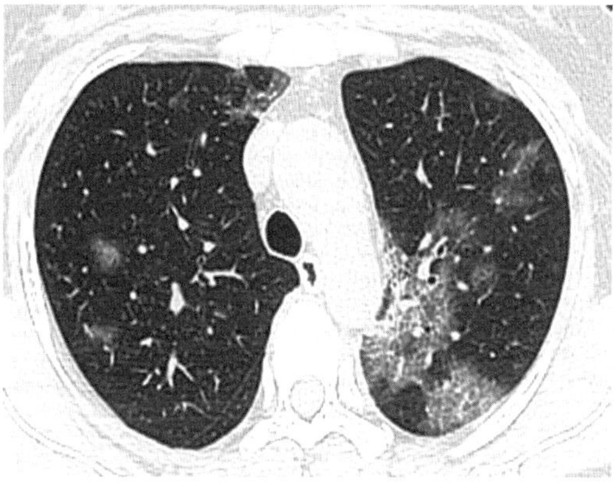

图 49-1　患者入院第 2 天胸部 CT 检查示双肺上叶散在片状及网格状高密度影，边界模糊

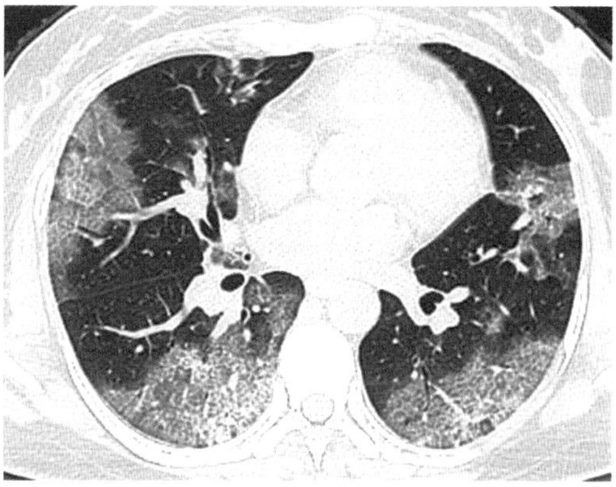

图 49-2　右肺中叶、左肺上叶舌段及双肺下叶大片状网格状高密度影，边界模糊，内可见血管增粗影

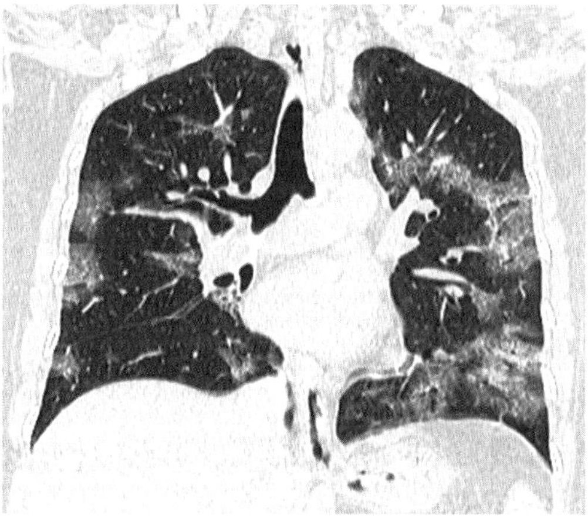

图 49-3　冠状位图像示双肺多发片状网格状磨玻璃影，边界模糊

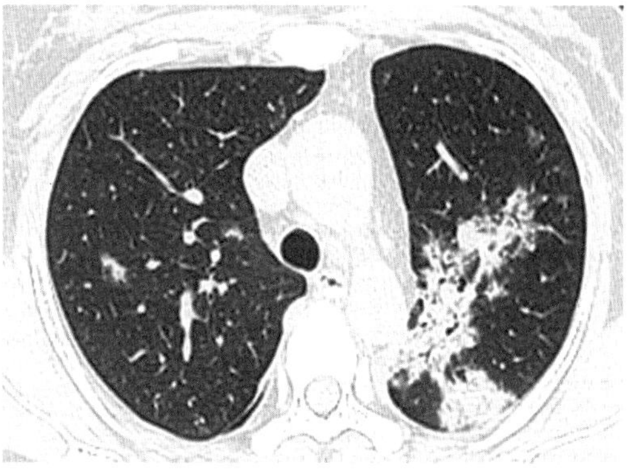

图 49-4　患者入院第 6 天胸部 CT 复查示双肺上叶片状实变影，病变范围较前缩小

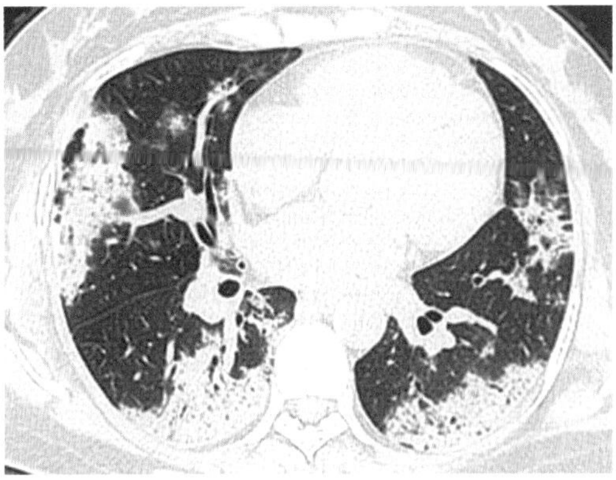

图 49-5 右肺中叶、左肺上叶舌段及双肺下叶大片状实变影，病变范围较前缩小

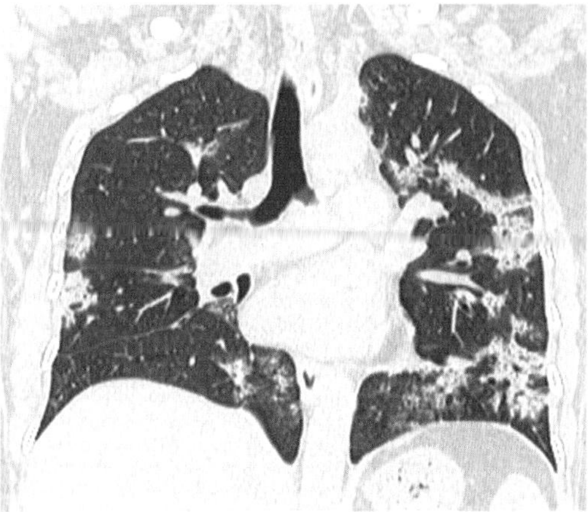

图 49-6 冠状位图像示双肺散在片状实变影，病变范围较前缩小

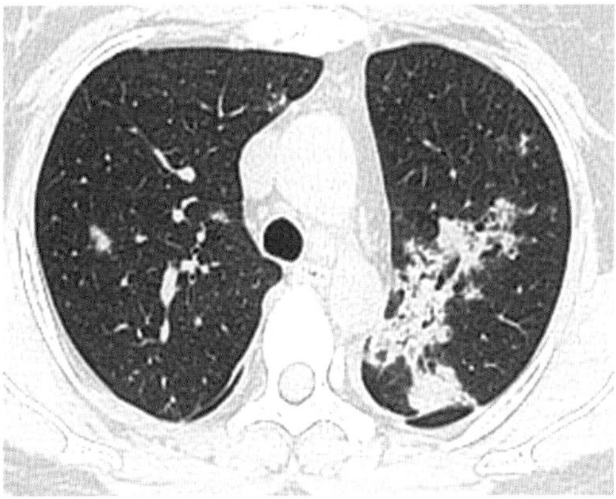

图 49-7 患者入院第 10 天胸部 CT 复查示双肺上叶片状实变影，病变较前明显吸收

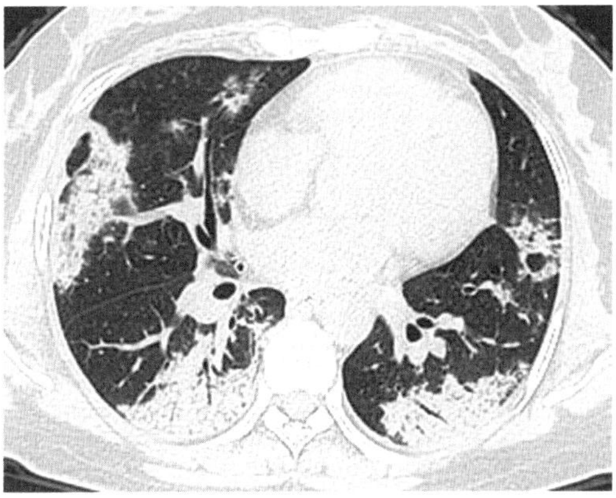

图 49-8 右肺中叶、左肺上叶舌段及双肺下叶小片状实变影，病变较前明显吸收

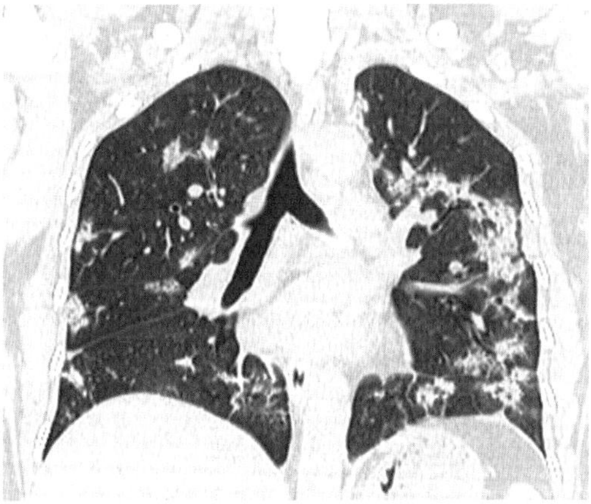

图 49-9 冠状位图像示双肺散在小片状实变影及条索影，病变较前明显吸收

患者入院第 11 天行 18F-FDG PET/CT 检查，表现如下：

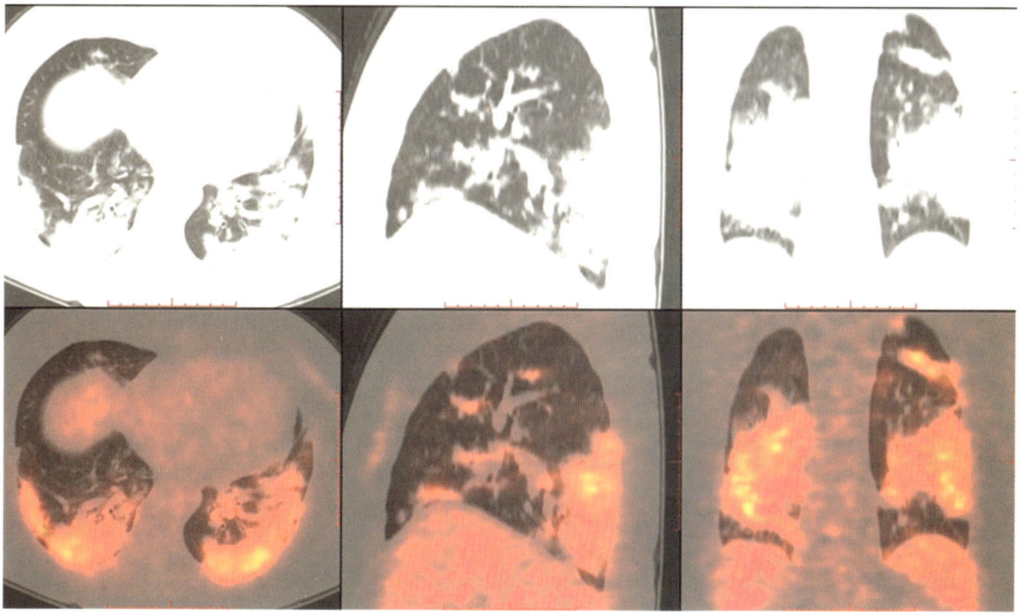

图 49-10　CT（上）、PET/CT 融合图（下）。双肺多发团片状及条索状实变影伴代谢增高

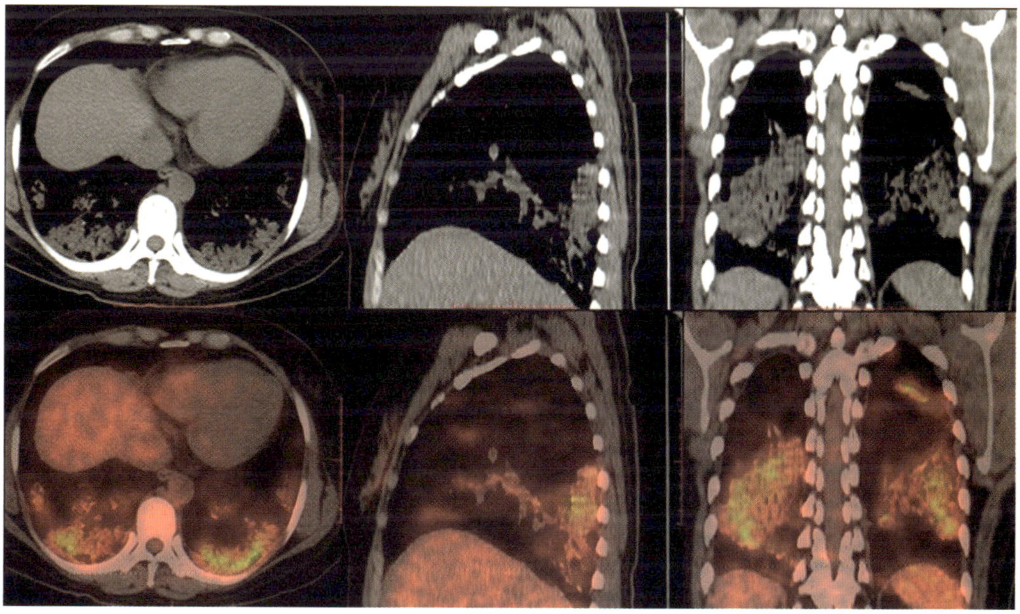

图 49-11　CT（上）、PET/CT 融合图（下）。双肺多发团片状及条索状实变影伴代谢增高

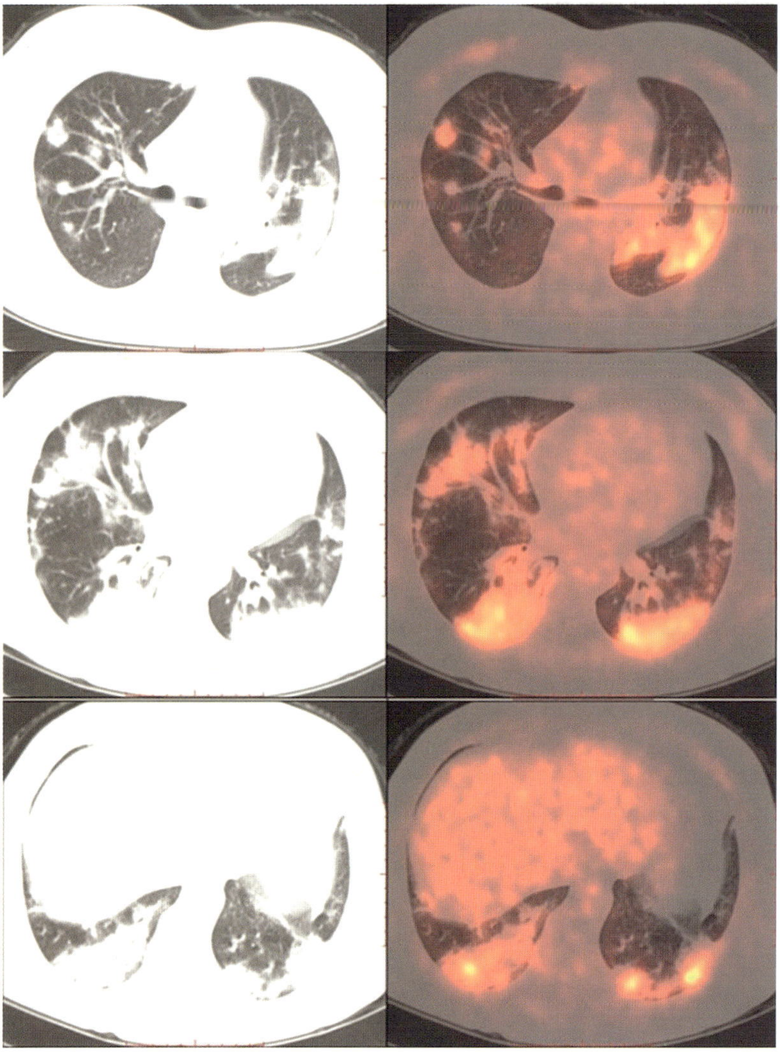

图 49-12 CT（左）、PET/CT 融合图（右）。双肺多发团片状及条索状实变影伴代谢增高

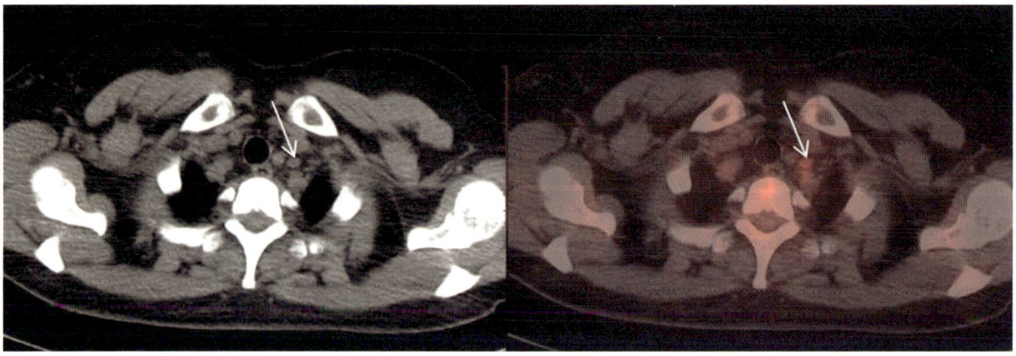

图 49-13 CT（左）、PET/CT 融合图（右）。左侧锁骨下小淋巴结伴代谢轻度增高（白色箭头）

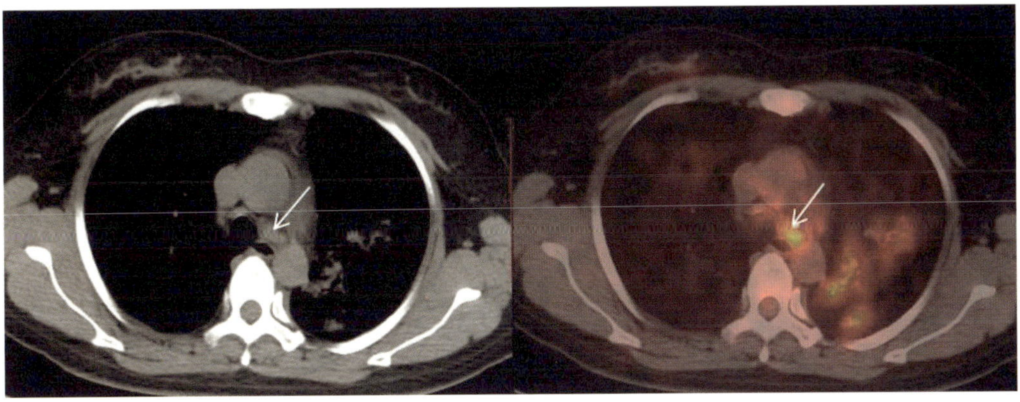

图 49-14　CT（左）、PET/CT 融合图（右）。纵隔多发轻度肿大淋巴结伴代谢增高（白色箭头）

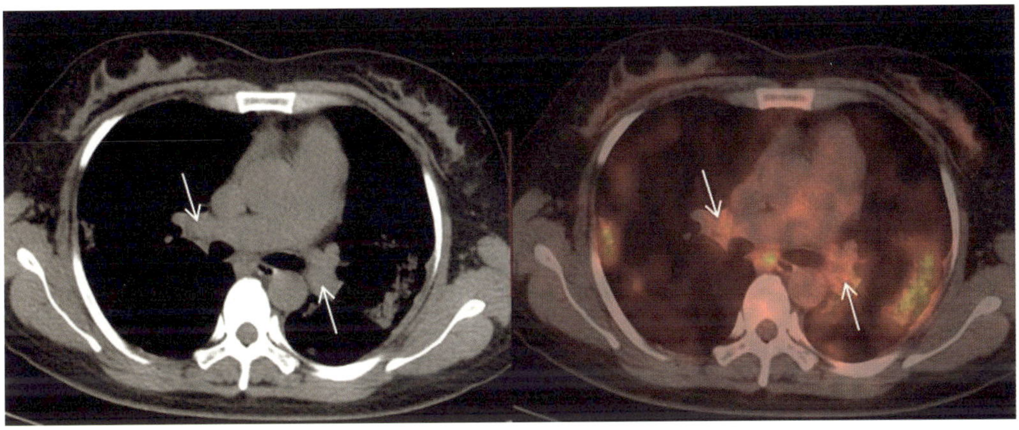

图 49-15　CT（左）、PET/CT 融合图（右）。双肺门多发轻度肿大淋巴结伴代谢增高（白色箭头）

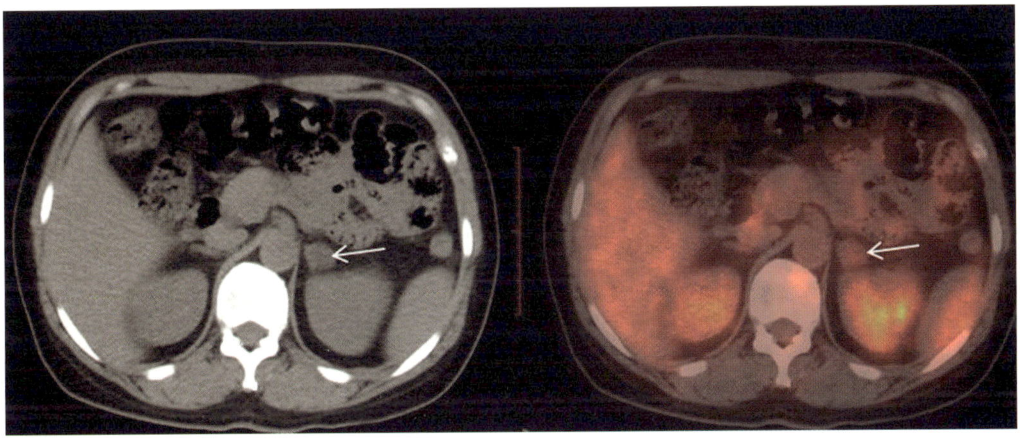

图 49-16　CT（左）、PET/CT 融合图（右）。左侧肾上腺低密度结节（白色箭头），代谢轻微，考虑良性病变

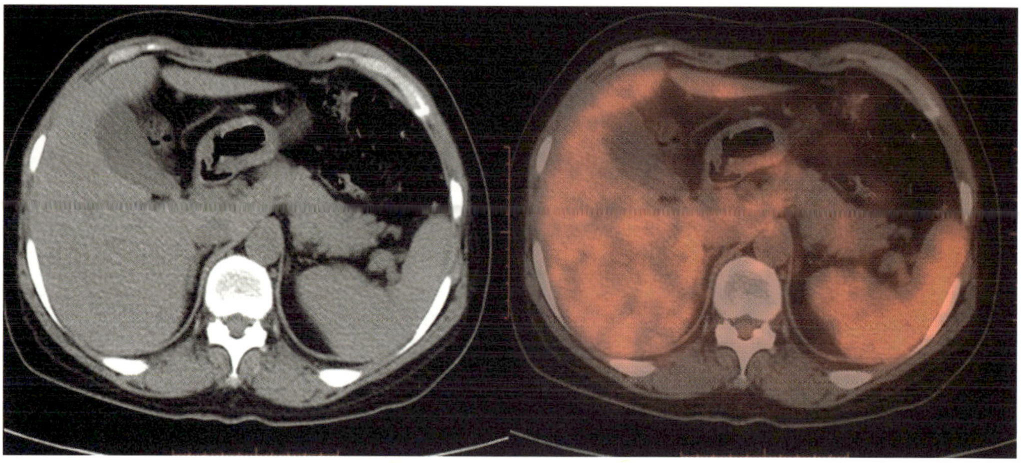

图 49-17　CT（左）、PET/CT 融合图（右）。肝脏形态、密度及代谢正常，脾脏代谢弥漫性轻度增高

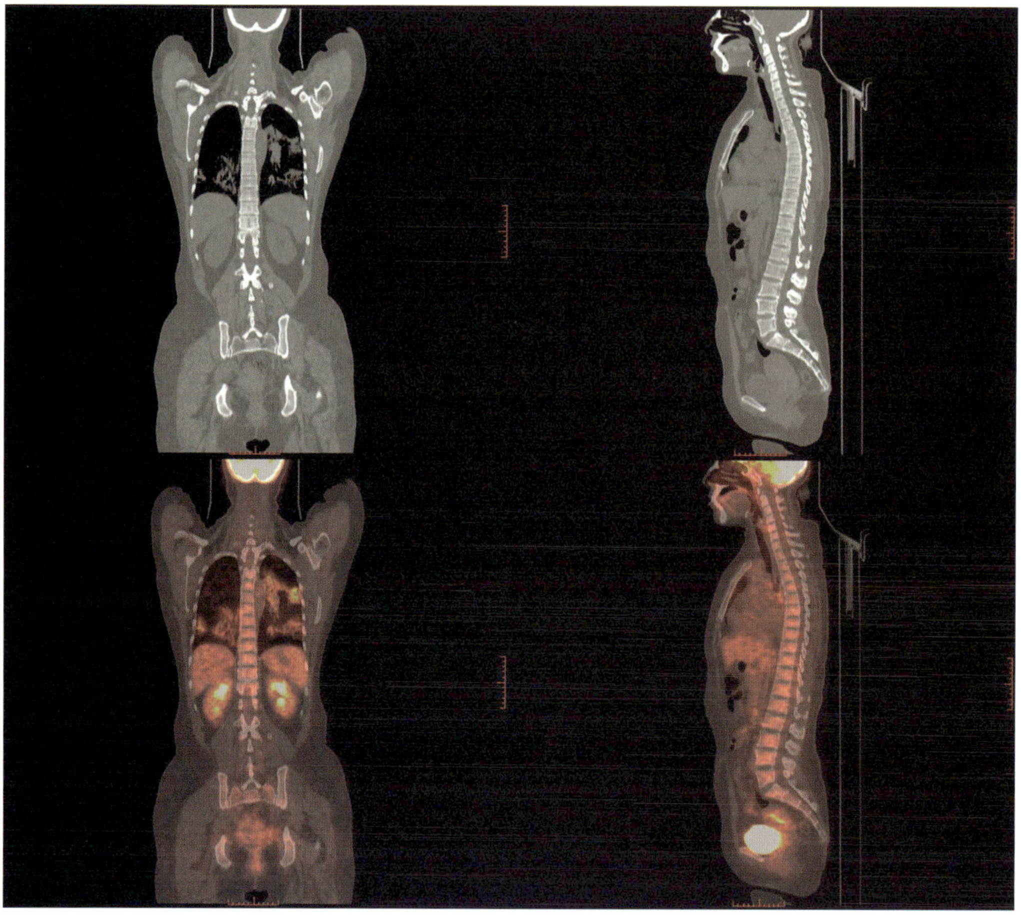

图 49-18　CT（上）、PET/CT 融合图（下）。骨髓腔弥漫性代谢增高

出院后影像学随访表现：

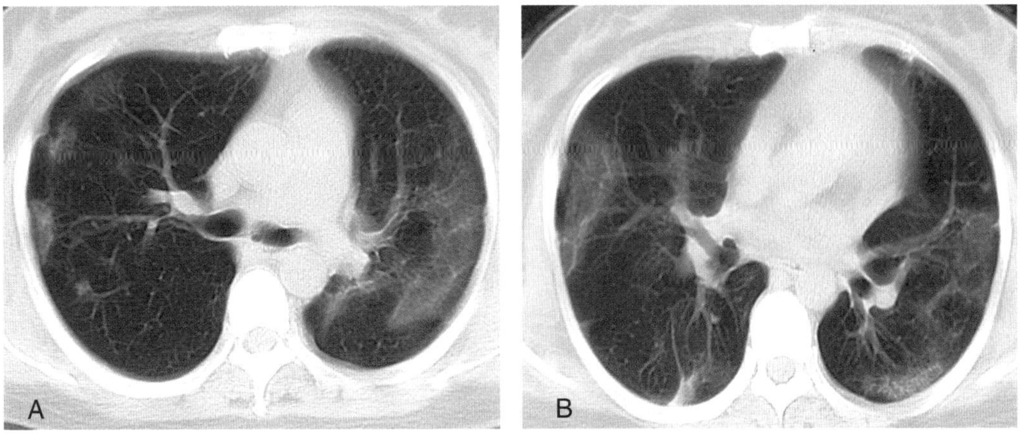

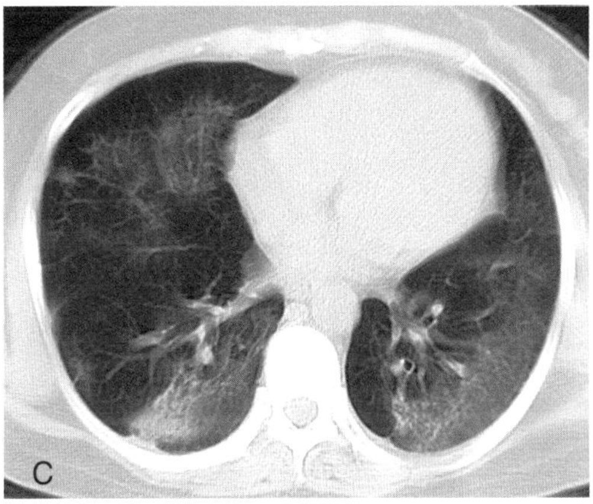

图 49-19　患者出院 14 天胸部 CT 检查示双肺病变较前密度变淡，范围局部缩小

病例 50

病史

男，59 岁，2 周前出现发热，体温最高达 40 ℃，伴有干咳，至当地诊所输液治疗 7 天。8 天前确诊为 COVID–19。

实验室检查

白细胞 7.00×10^9/L，淋巴细胞计数 0.81×10^9/L，淋巴细胞百分比 11.6%，红细胞 3.07×10^{12}/L，血红蛋白 102.0 g/L，C 反应蛋白 2.3 mg/L。

影像学表现

患者住院期间 CT 检查表现如下：

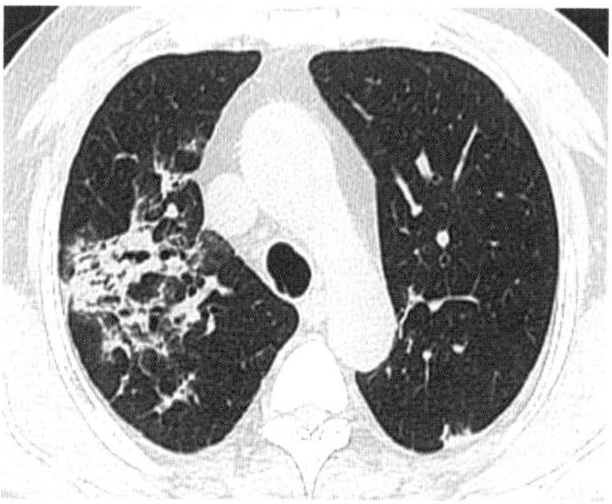

图 50–1　患者入院第 2 天胸部 CT 检查示右肺上叶条片状高密度影，局部支气管牵拉扩张，双侧胸膜局限性稍增厚

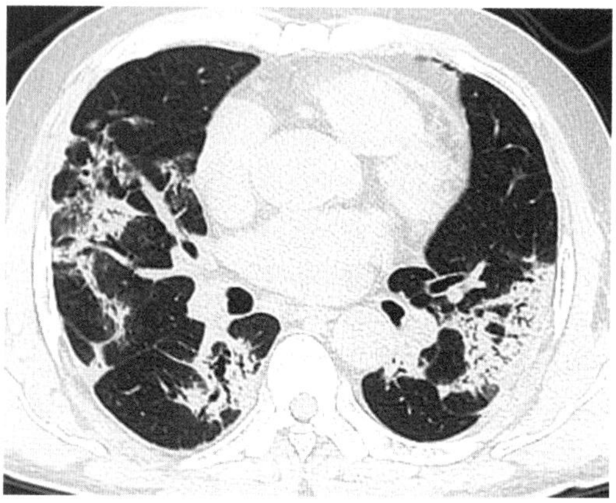

图 50–2　右肺中叶及双肺下叶片状实变影，并代偿性肺气肿改变

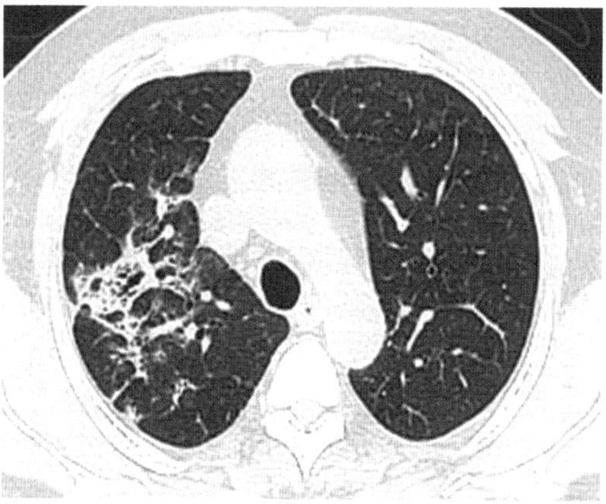

图 50–3　患者入院第 8 天胸部 CT 复查示右肺上叶条片状高密度影，病变范围较前缩小

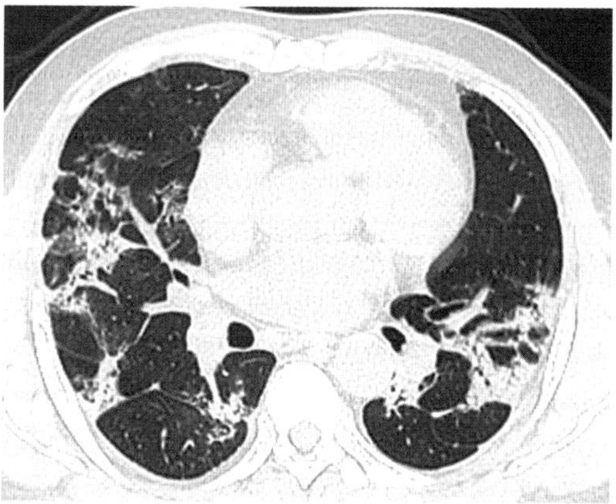

图 50–4　右肺中叶及双肺下叶条片状影，内见支气管牵拉性扩张并走行迂曲，病变较前吸收

患者入院第 11 天行 18F–FDG PET/CT 检查，表现如下：

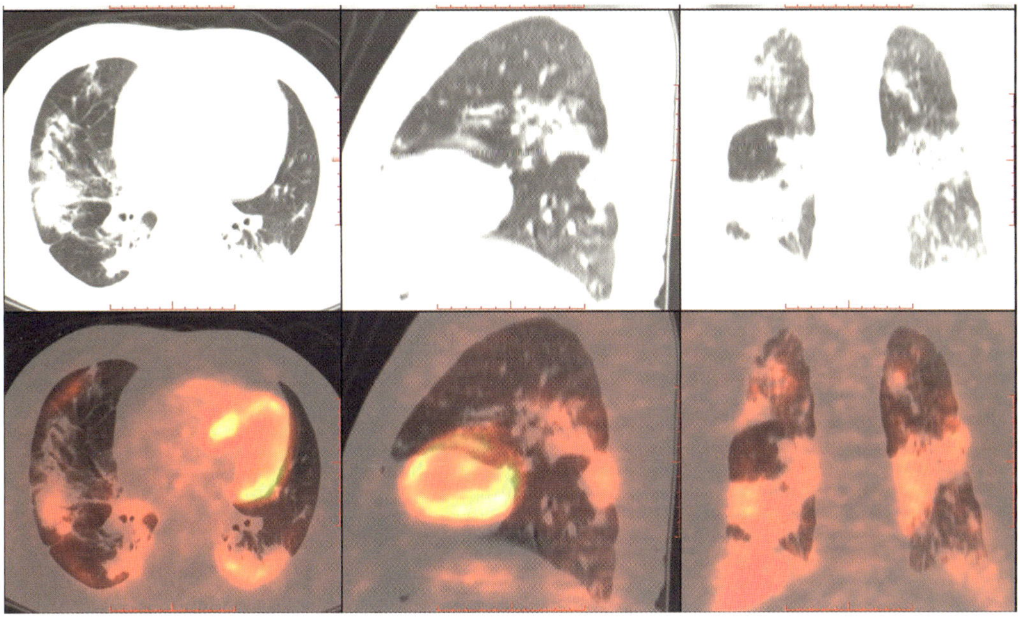

图 50–5　CT（上）、PET/CT 融合图（下）。双肺多发团片及条索影伴代谢增高

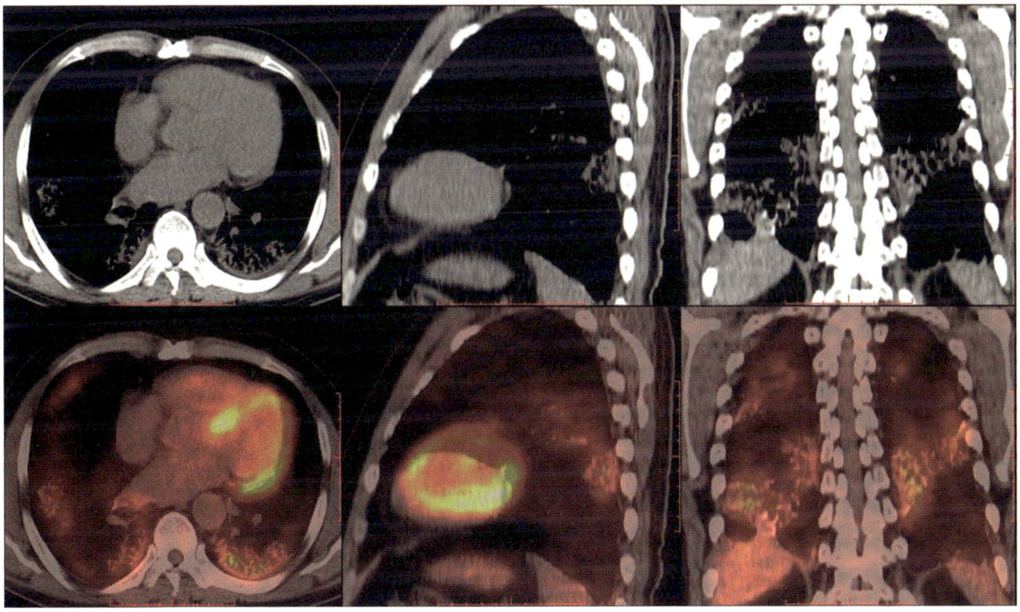

图 50–6　CT（上）、PET/CT 融合图（下）。双肺多发团片及条索影伴代谢增高

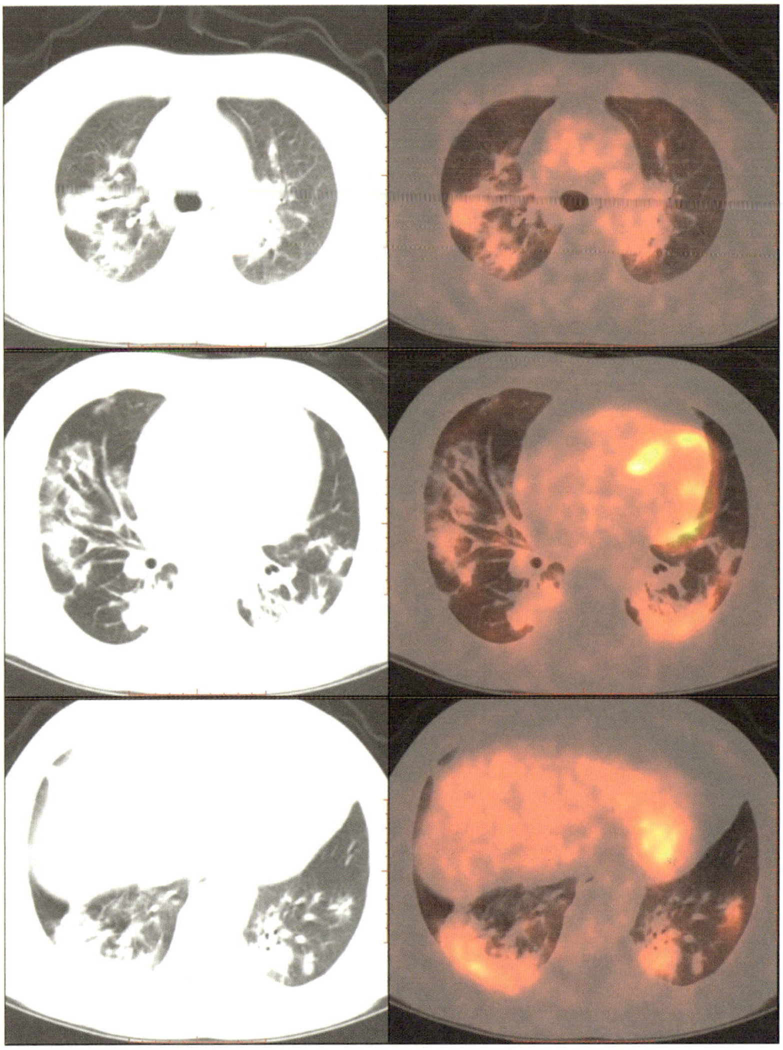

图 50–7　CT（左）、PET/CT 融合图（右）多层轴位（肺窗）。双肺多发团片及条索影伴代谢增高

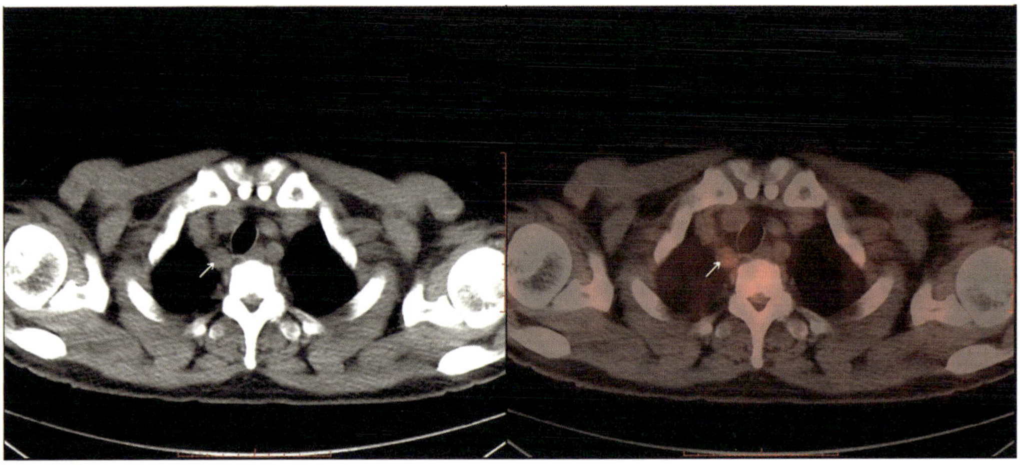

图 50–8　CT（左）、PET/CT 融合图（右）。上纵隔气管右侧轻度肿大淋巴结伴代谢增高（白色箭头），提示肺炎治疗后慢性期改变，病灶存在代谢活性

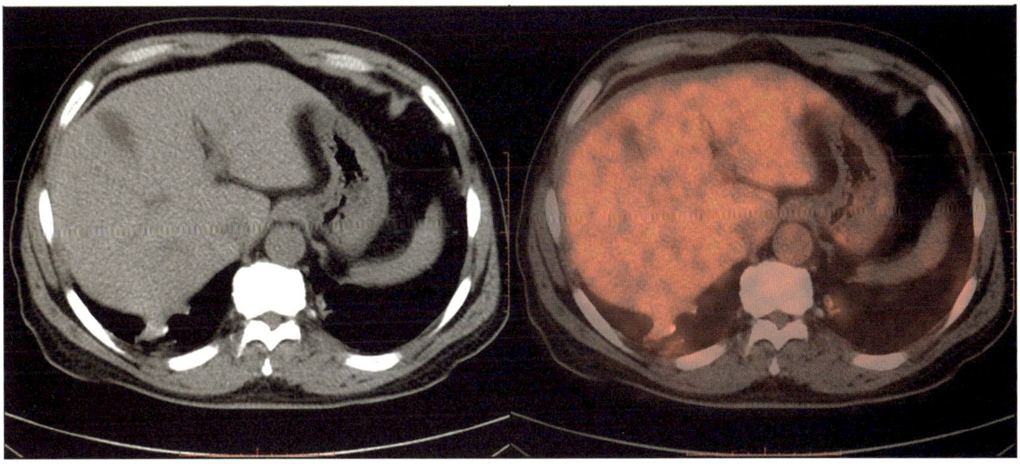

图 50-9　CT（左）、PET/CT 融合图（右）。肝、脾未见明显异常

出院后影像学随访表现：

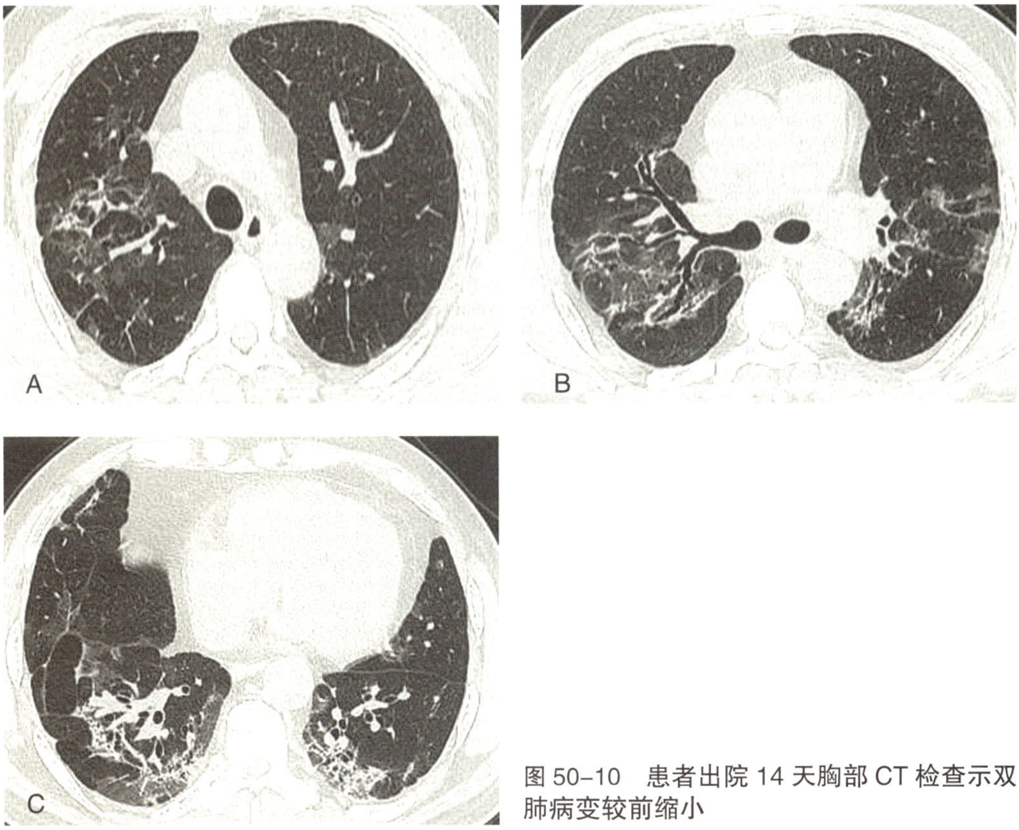

图 50-10　患者出院 14 天胸部 CT 检查示双肺病变较前缩小

第四章

危重型 COVID-19 病例床旁DR、CT 表现及转归

病例 51

病史

男，58 岁，COVID-19 患者接触史，11 天前出现发热，体温最高 37.5 ℃，伴咳嗽，咳少量白色黏痰，7 天前咽拭子 SARS-CoV-2 核酸检测阳性。

实验室检查

白细胞 11.00 × 10^9/L，淋巴细胞计数 0.49 × 10^9/L，淋巴细胞百分比 4.4%， C 反应蛋白 41.5 mg/L。

影像学表现

患者住院期间 DR 检查表现如下：

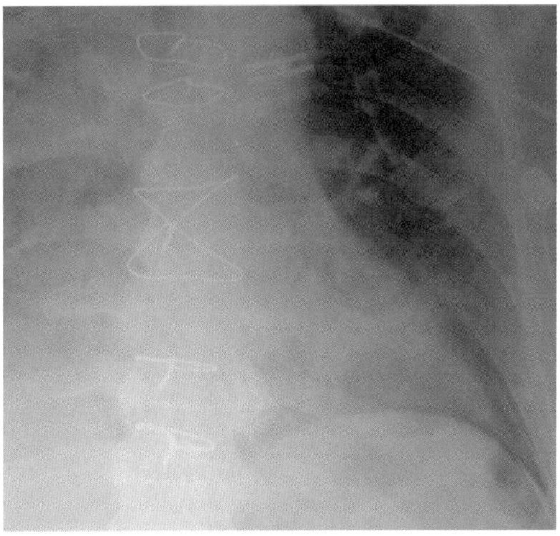

图 51–1　患者入院当天胸部 DR 检查示右肺野呈“白肺”改变，右侧叶间胸膜轻度增厚，右侧肋膈角变钝，左肺下野片状高密度影

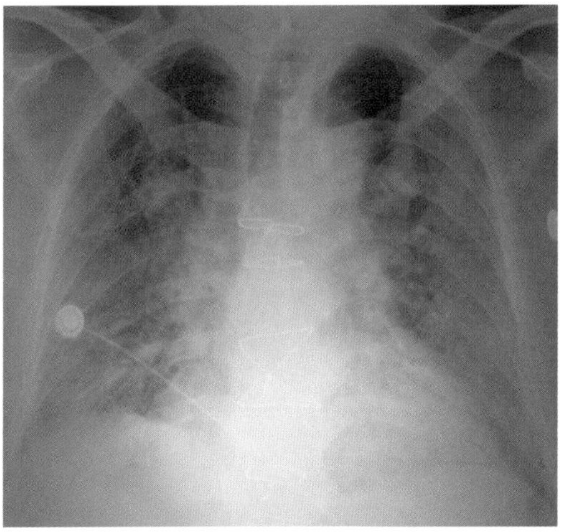

图 51–2　患者入院第 5 天胸部 DR 复查示右肺野透亮度增加，内见片状高密度影，病变较前减轻；左肺野斑片状高密度影，病变较前增多

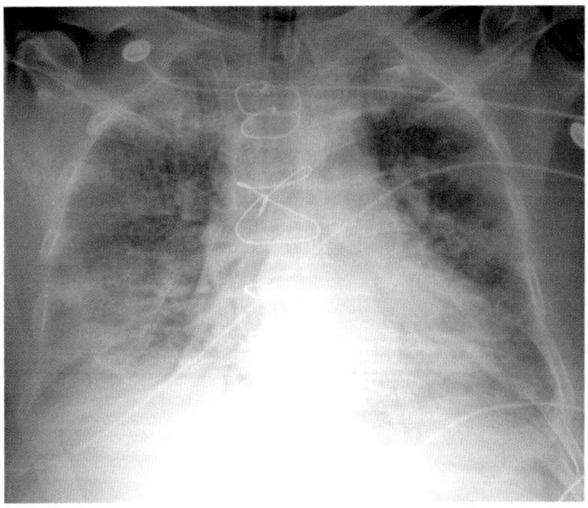

图 51–3　患者入院第 12 天胸部 DR 复查示两肺野多发片状高密度影，边界不清，以右肺为著，病变较前进展

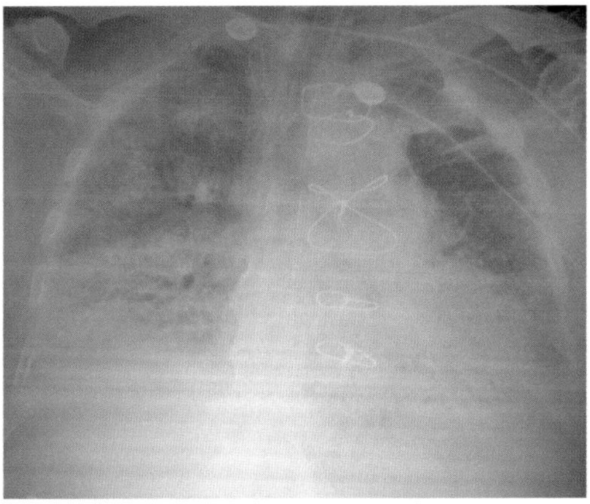

图 51–4　患者入院第 18 天胸部 DR 复查示双肺大片密度增高影，双侧肋膈角显示不清，病变较前进展

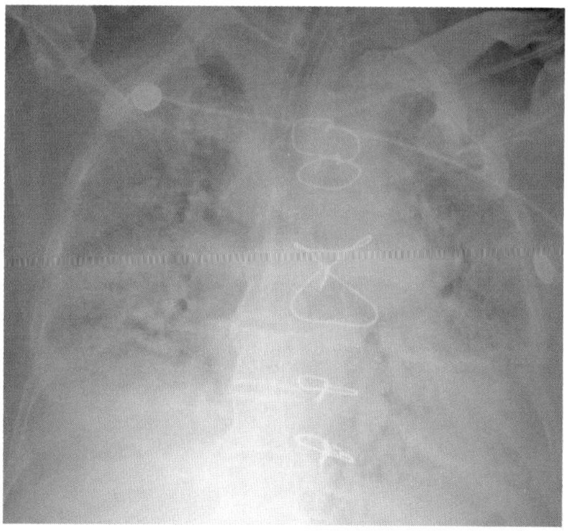

图 51-5　患者入院第 26 天胸部 DR 复查示双肺弥漫性实变，呈“白肺”改变

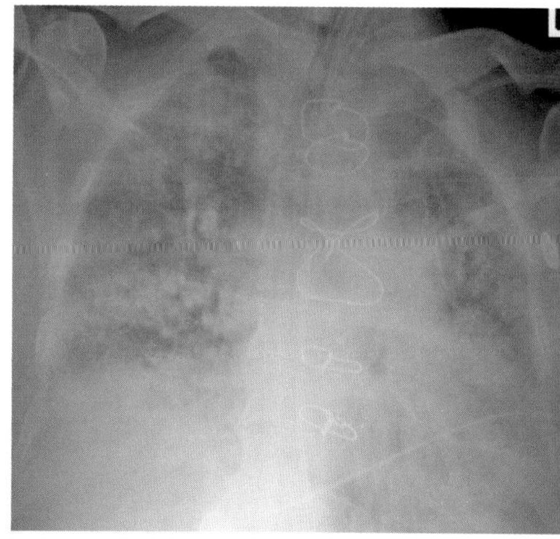

图 51-6　患者入院第 34 天胸部 DR 复查示双肺弥漫性实变，呈“白肺”改变，病变较前变化不明显

病例 52

病史

女，87 岁，COVID-19 患者接触史。9 天前出现发热，体温最高 37.8℃，伴全身酸痛，次日确诊为 COVID-19。

实验室检查

白细胞 11.20 × 10^9/L，淋巴细胞计数 0.57 × 10^9/L，淋巴细胞百分比 5.1%， C 反应蛋白 140.4 mg/L。

影像学表现

患者住院期间 CT 检查表现如下：

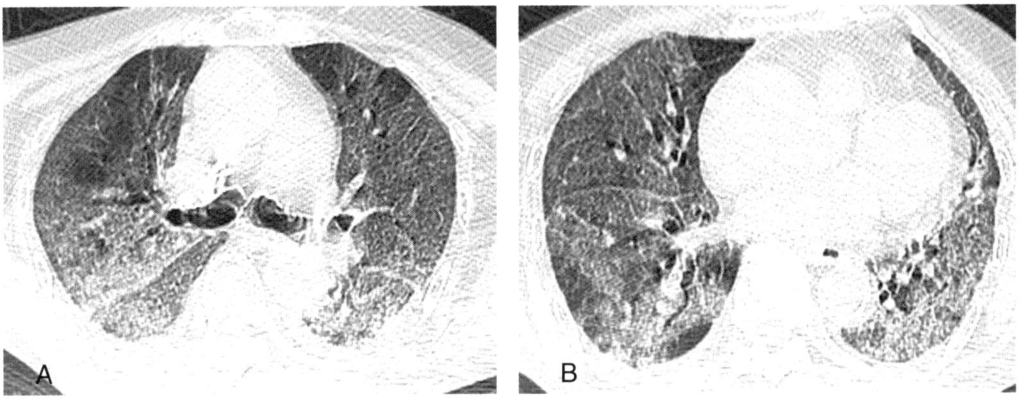

图 52–1　患者入院当天胸部 CT 检查示双肺弥漫性网格状磨玻璃影，局部见少许条索影及少许实变影，叶间胸膜增厚，双侧少量胸腔积液

患者住院期间 DR 检查表现如下：

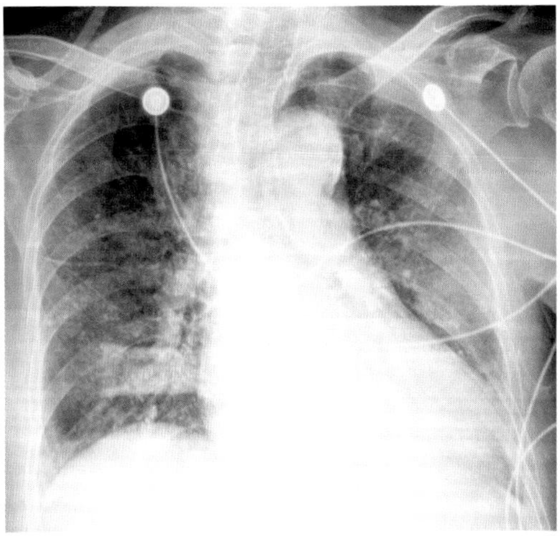

图 52–2　患者入院当天胸部 DR 检查示双肺野弥漫性片状高密度影，右侧叶间胸膜增厚

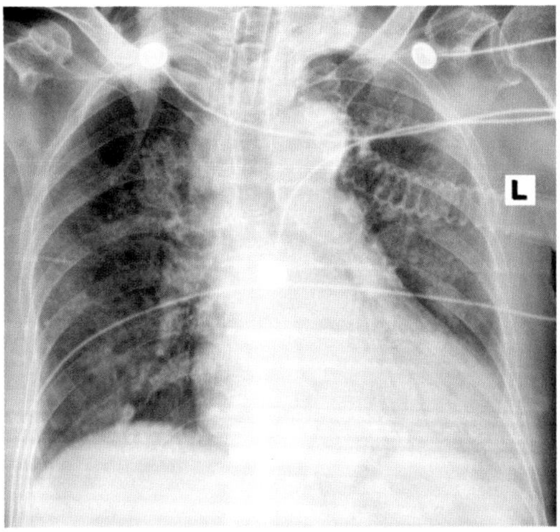

图 52–3　患者入院第 5 天胸部 DR 复查示双肺野弥漫性片状高密度影，病变较前明显增大

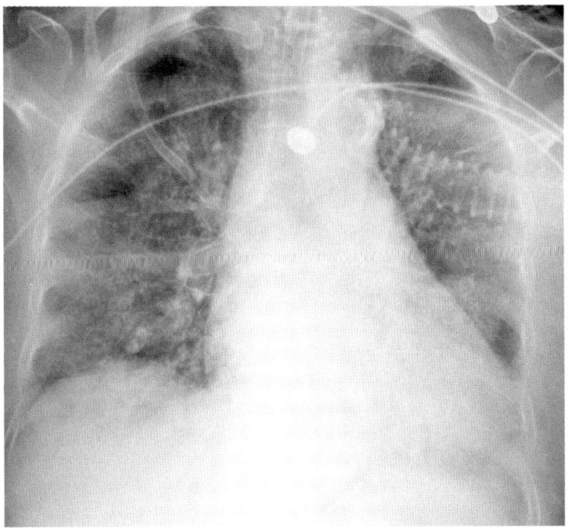

图 52–4　患者入院第 9 天胸部 DR 复查示双肺野弥漫性大片状高密度影，肺透亮度减低，病变较前明显增大

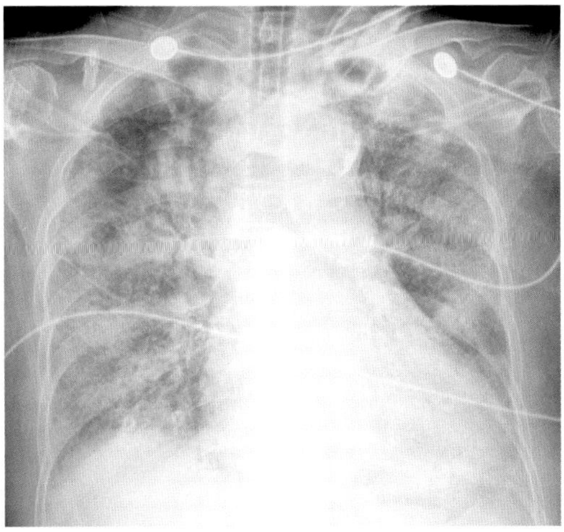

图 52–5　患者入院第 14 天胸部 DR 复查示双肺野弥漫性大片状高密度影，肺透亮度减低，病变较前稍增大

病例 53

病史

女，86 岁，8 天前出现咳嗽，5 天前出现发热，体温最高 38℃，伴寒战，1 天前 SARS-CoV-2 核酸检测阳性。

实验室检查

白细胞 $21.30 \times 10^9/L$，淋巴细胞计数 $1.06 \times 10^9/L$，淋巴细胞百分比 5.0%，C 反应蛋白 13.2 mg/L。

影像学表现

患者住院期间 CT 检查表现如下：

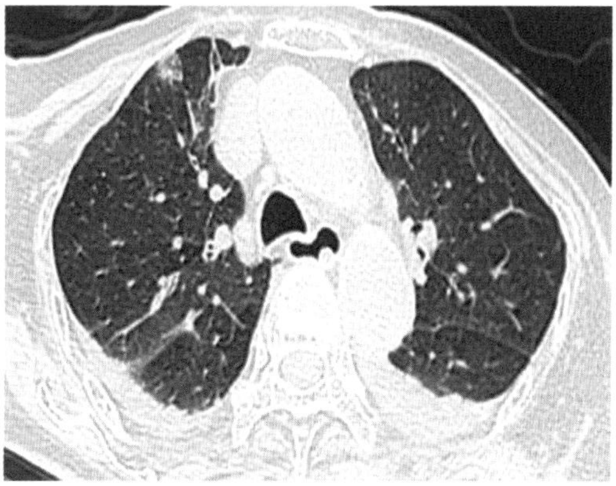

图 53–1　患者入院当天胸部 CT 检查示右肺上叶网格状磨玻璃影，小叶间隔增厚

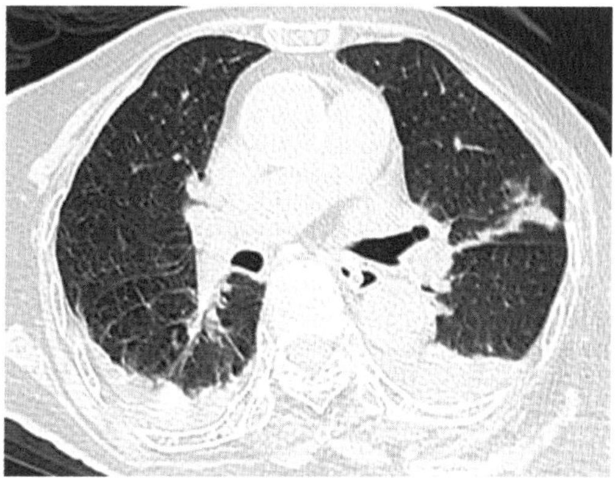

图 53–2　左肺上叶舌段斑片状实变影，双下肺膨胀不全

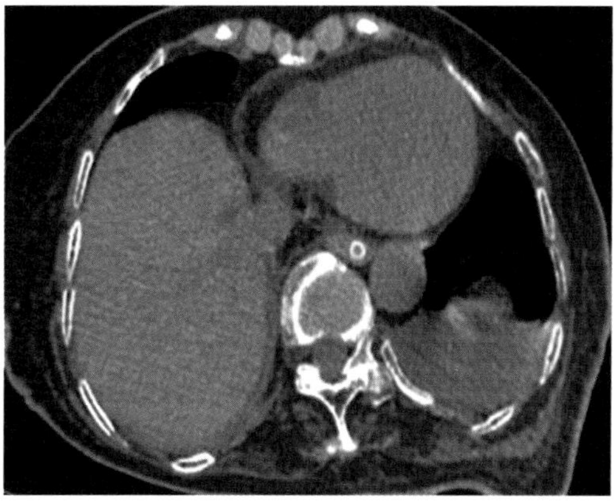

图 53–3　纵隔窗示双侧胸腔少量积液，双下肺膨胀不全

患者住院期间 DR 检查表现如下：

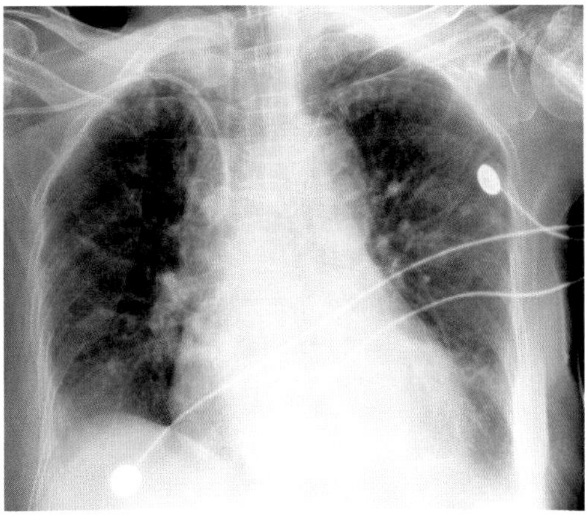

图 53-4　患者入院第 2 天床旁 DR 检查示双肺外带散在斑片状高密度影，双侧肋膈角变钝、消失

病例 54

病史

男，74 岁，有疫区居住史。22 天前出现发热，体温最高 38 ℃，15 天前确诊为 COVID-19。

实验室检查

白细胞 17.0×10^9/L，淋巴细胞计数 0.51×10^9/L，淋巴细胞百分比 3.0%，C 反应蛋白 200.0 mg/L。

影像学表现

患者住院期间 CT 检查表现如下：

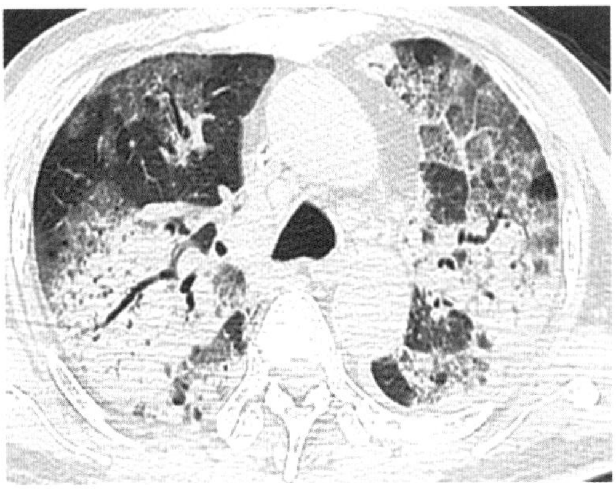

图 54–1　患者入院当天胸部 CT 检查示双肺大片状实变影及磨玻璃影，其内见支气管气像伴局部代偿性肺气肿

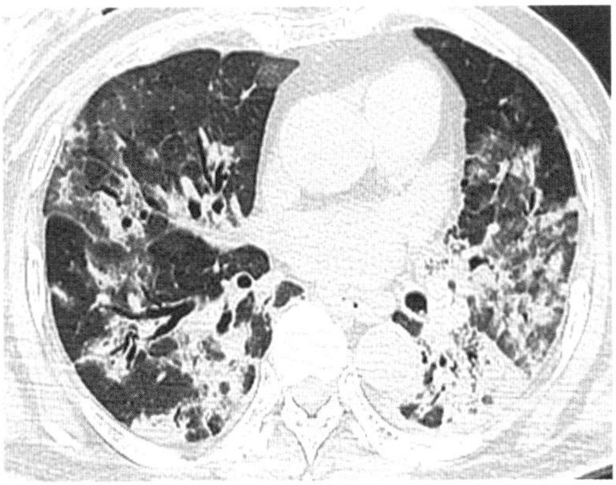

图 54–2　双肺大片状、条索状高密度影，支气管牵拉性扩张、扭曲

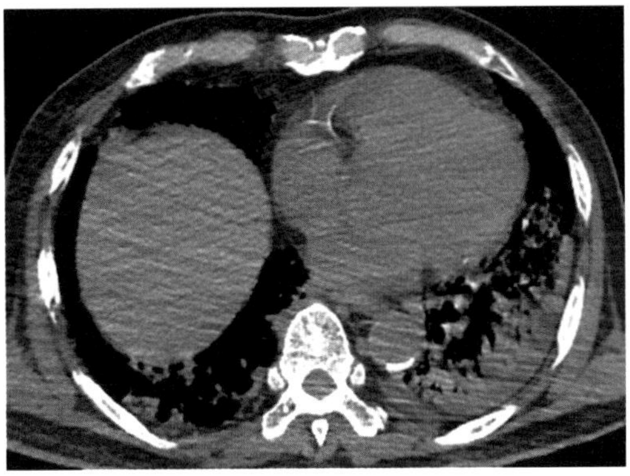

图 54–3　纵隔窗示双肺下叶实变影，左侧少量胸腔积液，右侧胸膜增厚

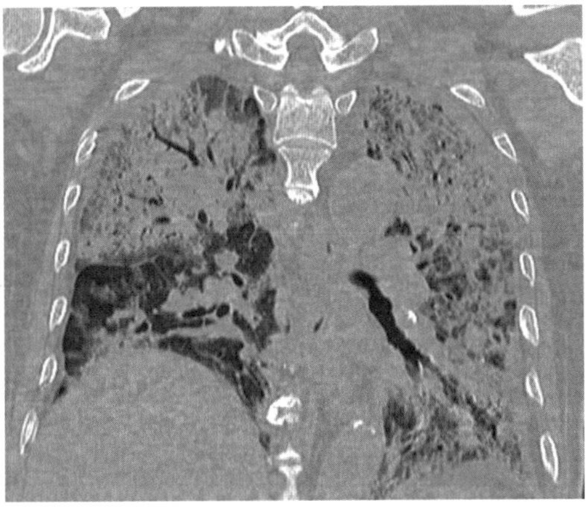

图 54–4　冠状位图像示双肺大片状高密度影，双肺呈“白肺”样改变，内见支气管气像

患者住院期间 DR 检查表现如下：

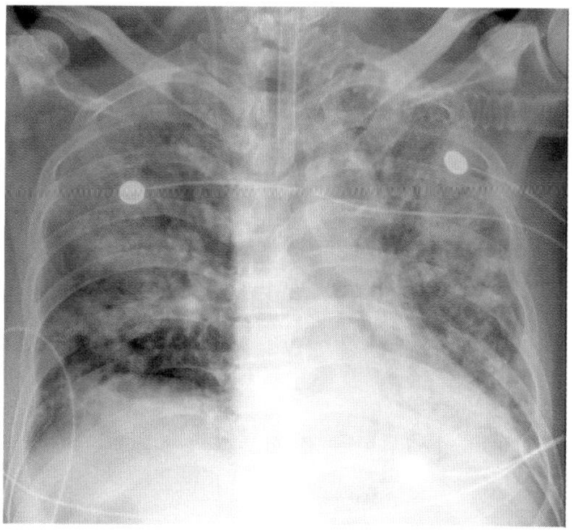

图 54-5　患者入院当天床旁 DR 检查示双肺大片状高密度影，边界模糊

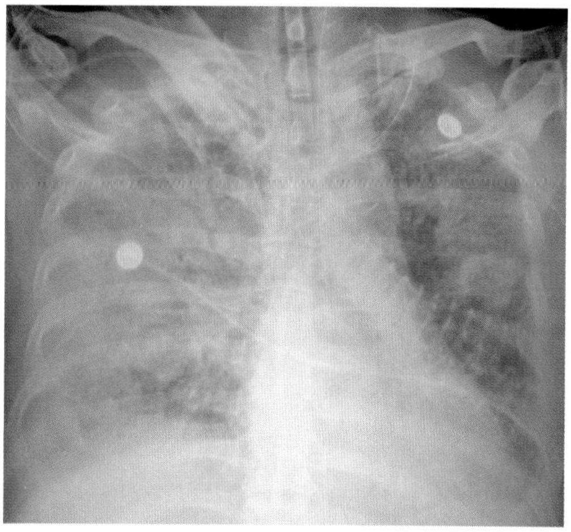

图 54-6　患者入院第 4 天床旁 DR 复查示双肺呈“白肺”样改变，病变范围较前明显增大

病例 55

病史

男，57 岁，有疫区居住史。20 天前出现咳嗽，咳白黏痰，伴低热，体温最高 37.4 ℃，确诊为 COVID-19。

实验室检查

白细胞 $23.30 \times 10^9/L$，淋巴细胞计数 $1.16 \times 10^9/L$，淋巴细胞百分比 5.0%，C 反应蛋白 8.0 mg/L。

影像学表现

患者住院期间 CT 检查表现如下：

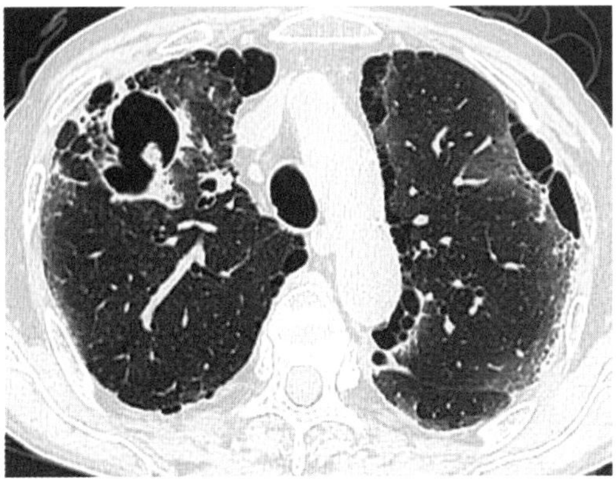

图 55-1　患者入院第 3 天胸部 CT 检查示双肺上叶胸膜下网格状磨玻璃影，边界模糊，右肺上叶前段一薄壁空洞，其内见真菌菌丝影，并双肺肺气肿

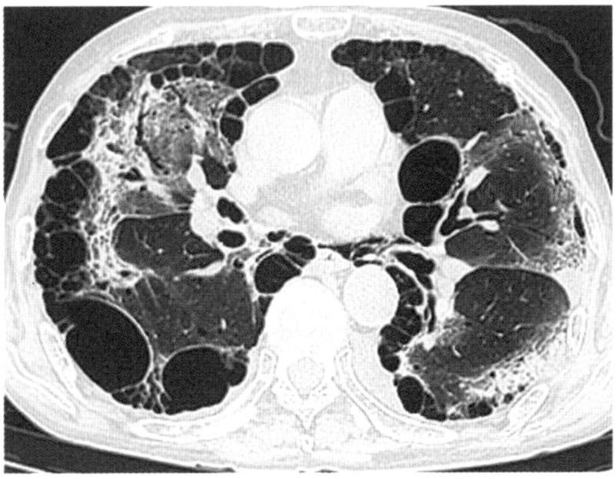

图 55-2　右肺中叶、左肺上叶下舌段及左肺下叶上段大片状磨玻璃影，局部少许实变影，邻近支气管扩张

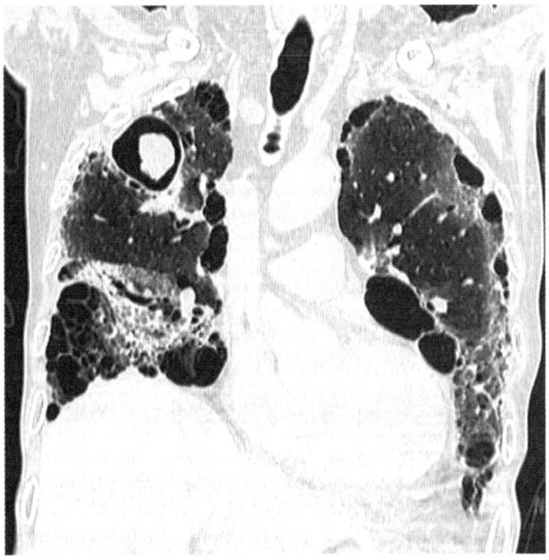

图 55-3　冠状位图像示双肺胸膜下大片状磨玻璃影及网格状高密度影，边界模糊

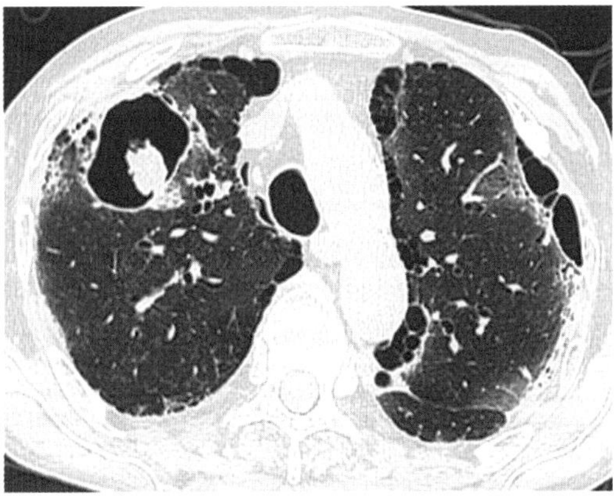

图 55-4　患者入院第 6 天胸部 CT 复查示双肺上叶条片状高密度影，病变较前吸收

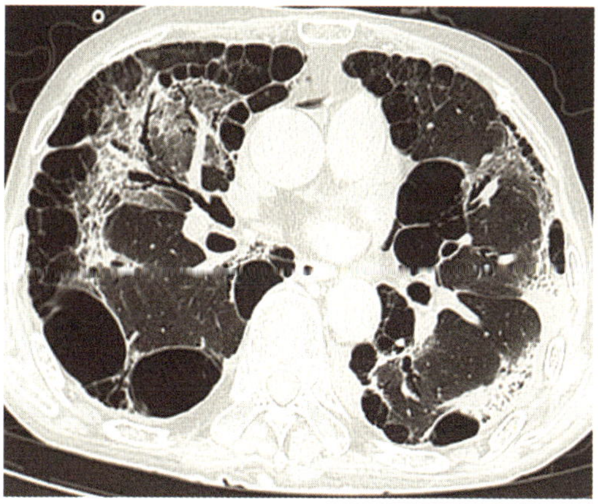

图 55-5 右肺中叶、左肺上叶下舌段及左肺下叶上段片状实变影及条索影，病变较前吸收

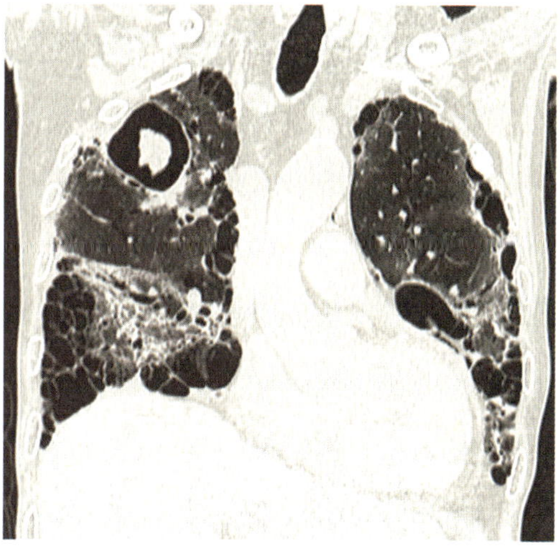

图 55-6 冠状位图像示双肺多发条索影及片状高密度影，病变较前吸收

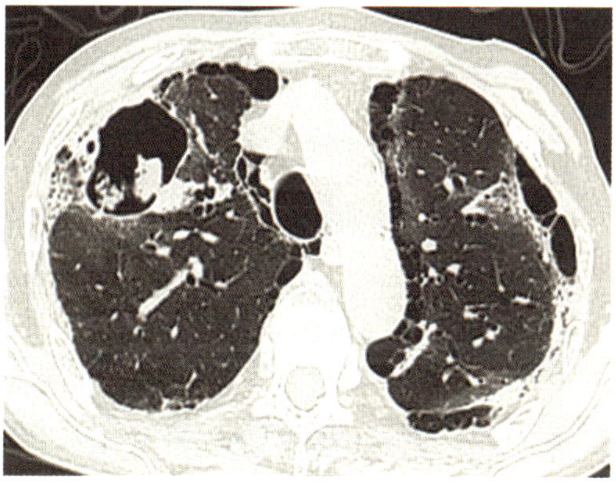

图 55-7 患者入院第 14 天胸部 CT 示双肺上叶多发条索影，病变较前吸收

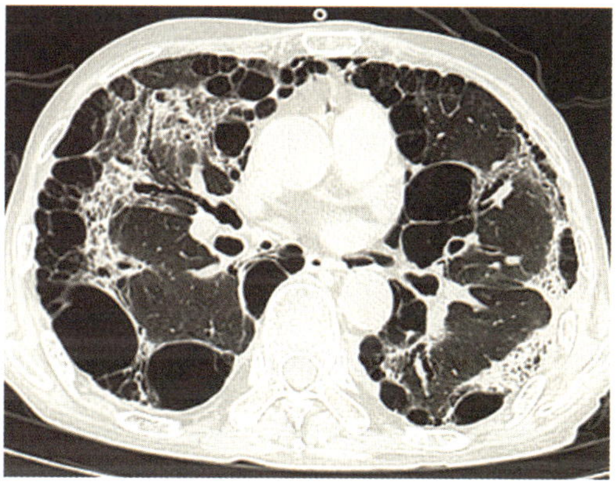

图 55-8 右肺中叶、左肺上叶下舌段及左肺下叶上段小片状实变影及条索影，病变较前吸收

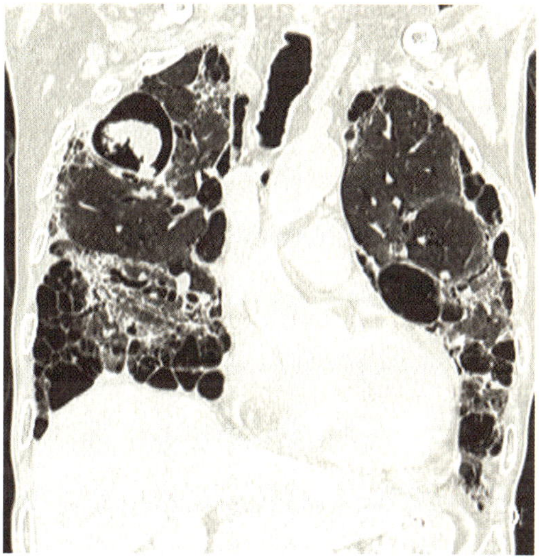

图 55-9 冠状位图像示双肺散在条索影及片状高密度影，病变较前吸收

病例 56

病史

男，81 岁，COVID-19 患者接触史。患者 17 天前出现咳嗽，确诊为 COVID-19。

实验室检查

白细胞 4.0×10^9/L，淋巴细胞计数 1.06×10^9/L，淋巴细胞百分比 26.3%，C 反应蛋白 46.4 mg/L。

影像学表现

患者住院期间 CT 检查表现如下：

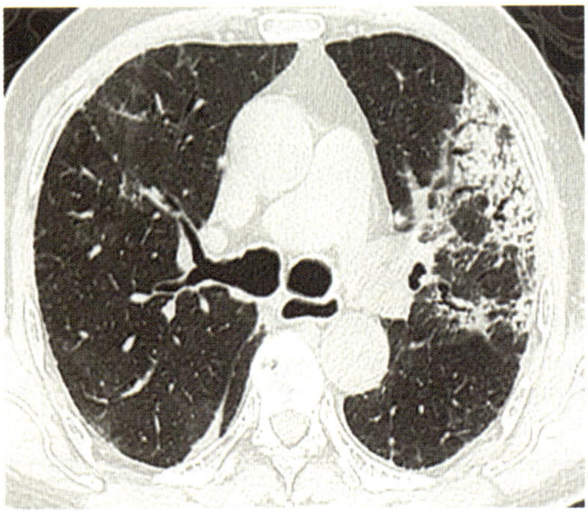

图 56–1　患者入院第 2 天胸部 CT 检查示左肺上叶舌段大片实变影，局部见少量条索影，内见支气管气像，右肺上叶前段、后段及左肺下叶上段少许条索影

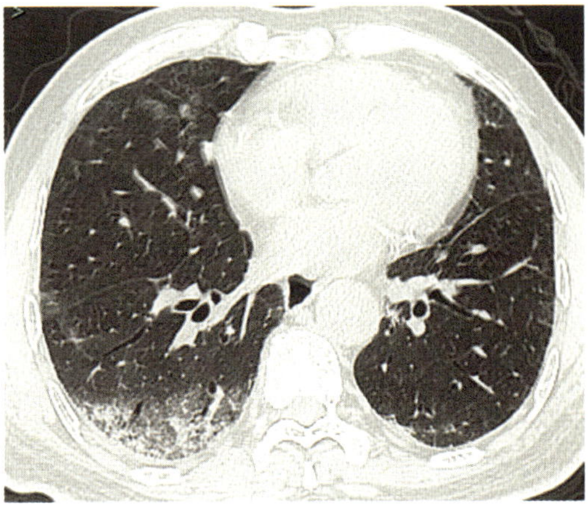

图 56–2　右肺中叶及双肺下叶片状实变影及少许条索影

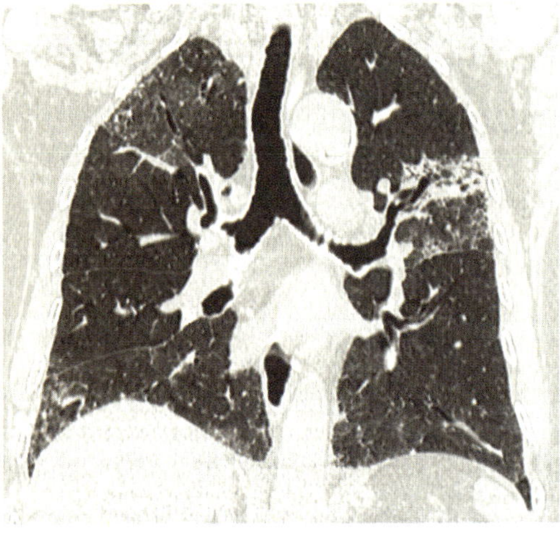

图 56–3　冠状位示双肺散在网格状磨玻璃影及实变影，局部见少许条索影，以左肺上叶舌段病变为著

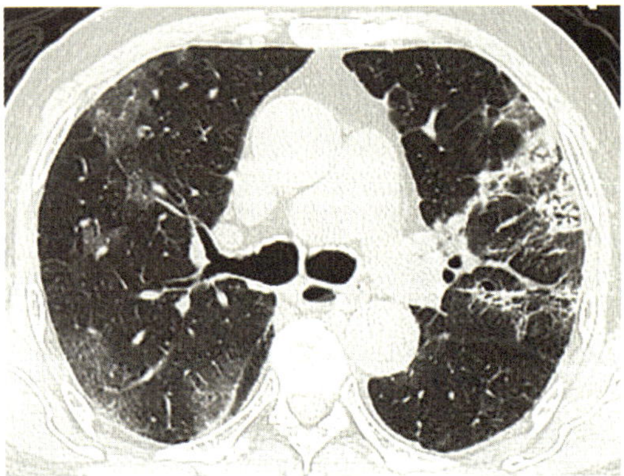

图 56–4　患者入院第 6 天胸部 CT 复查示左肺上叶舌段斑片状高密度影及条索影，病变较前吸收，右肺上叶前段、后段见散在片状磨玻璃影，病变较前范围增大，左肺下叶上段少许条索影，较前无明显变化

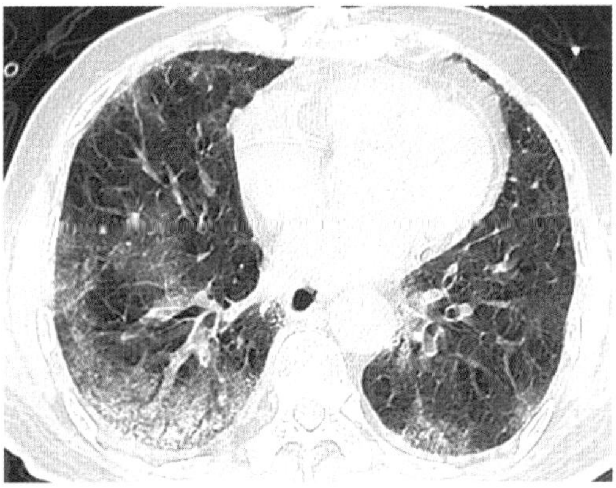

图 56-5　右肺中叶及双肺下叶胸膜下大片实变影，局部见条索影，病变范围较前增大

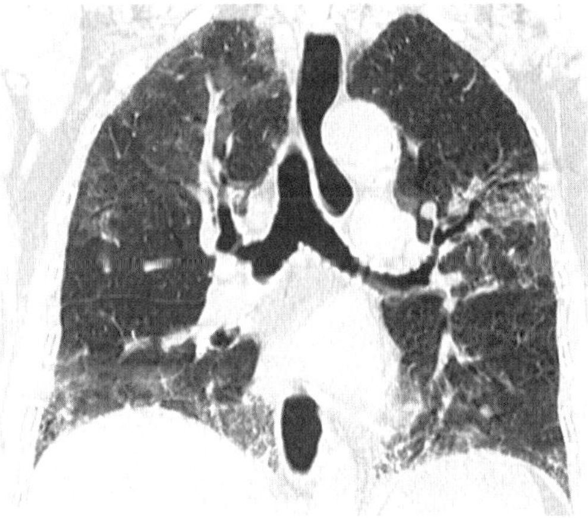

图 56-6　双肺散在网格状磨玻璃影及实变影，局部见少许条索影，左肺上叶舌段病变较前吸收，余病变较前范围稍增大

患者住院期间 DR 检查表现如下：

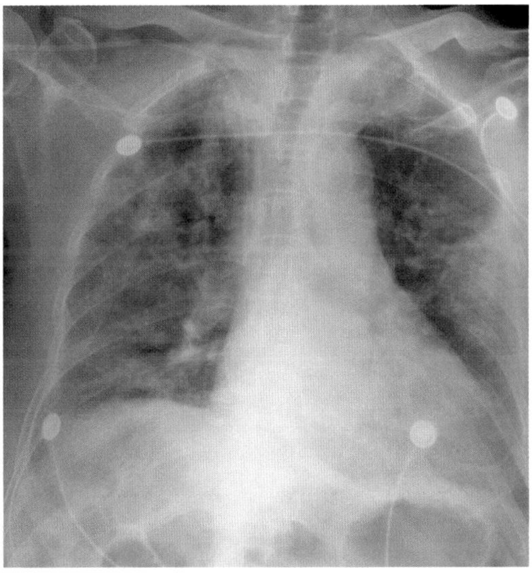

图 56-7　入院第 9 天胸部 DR 检查示双肺野透亮度减低，内见弥漫多发片状高密度影，边界模糊

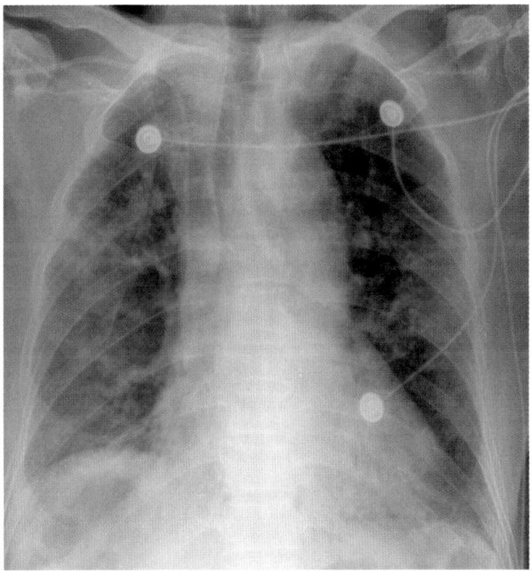

图 56-8　入院第 12 天胸部 DR 复查示双肺野透亮度减低，内多发弥漫片状高密度影，边界模糊，病变较前稍吸收

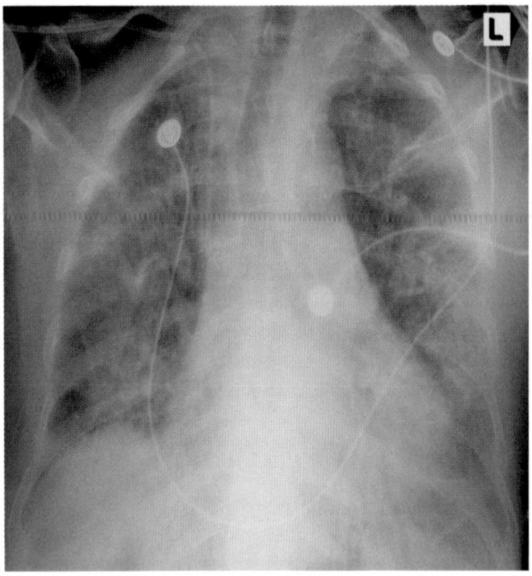

图 56-9　入院第 15 天胸部 DR 复查示双肺野透亮度减低，内见弥漫多发片状高密度影，边界模糊，病变较前进展

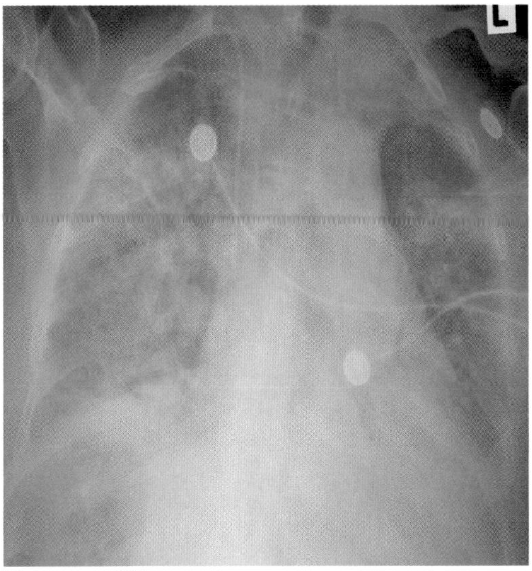

图 56-10　入院第 19 天胸部 DR 复查示双肺野透亮度明显减低，局部呈“白肺”改变，病变较前进展

病例 57

病史

男，89 岁，COVID-19 患者接触史。4 天前出现发热，体温 37.7 ℃，伴乏力。2 天前确诊为 COVID-19。

实验室检查

白细胞 3.20 × 10^9/L，淋巴细胞计数 0.28 × 10^9/L，淋巴细胞百分比 8.7%，C 反应蛋白 126.3 mg/L 。

影像学表现

患者住院期间 DR 检查表现如下：

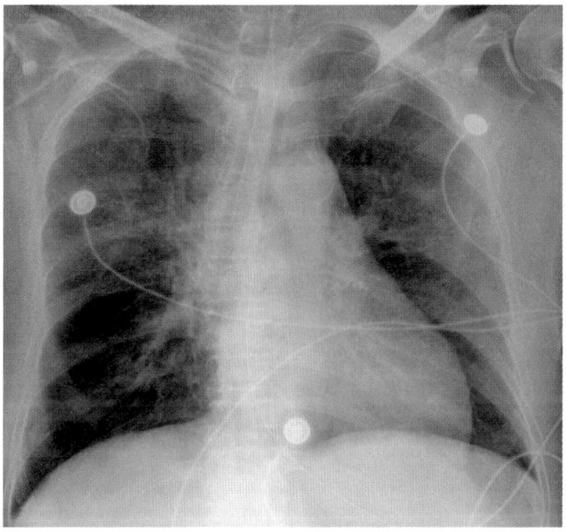

图 57-1　入院第 3 天胸部 DR 检查示双肺野透亮度减低，双肺上野见大片状密度增高影

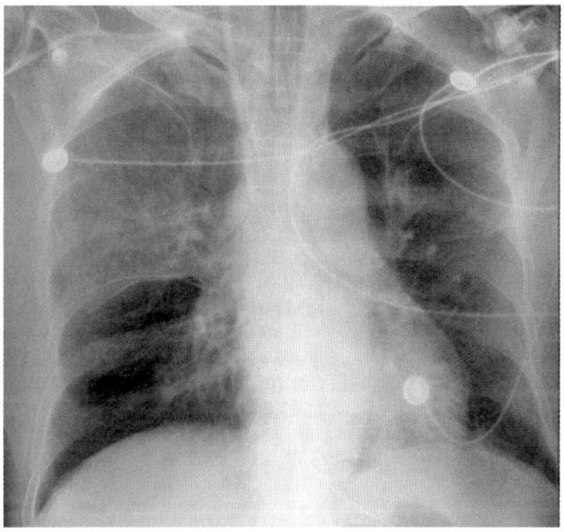

图 57-2　入院第 6 天胸部 DR 复查示双肺野透亮度减低，双肺上野大片状密度增高影，病变较前进展

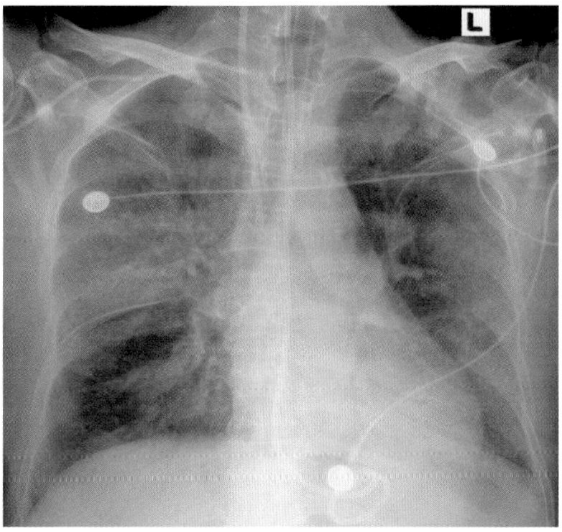

图 57-3　入院第 10 天胸部 DR 复查示双肺野透亮度明显减低，双肺野大片状密度增高影，病变较前进展

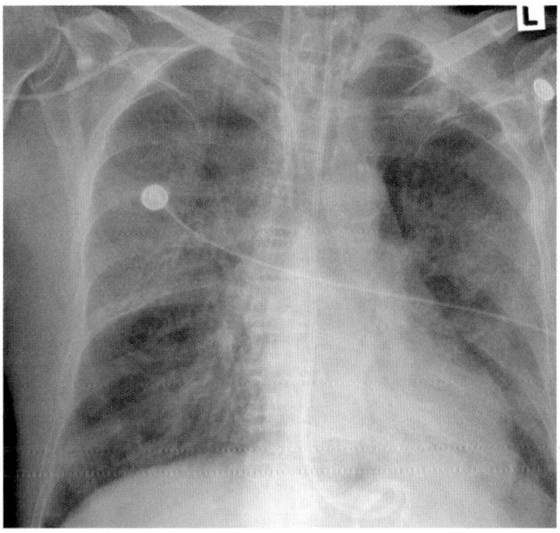

图 57-4　入院第 12 天胸部 DR 复查示双肺野透亮度明显减低，呈“白肺”改变

病例 58

病史

女，61 岁，有外出旅游史。21 天前出现咳嗽、发热，体温最高 38.5 ℃，伴畏寒、肌肉酸痛、乏力，20 天前确诊为 COVID-19。

实验室检查

白细胞 5.10×10^9/L，淋巴细胞计数 0.87×10^9/L，淋巴细胞百分比 17.1%，C 反应蛋白 74.2 mg/L。

影像学表现

患者住院期间 DR 检查表现如下：

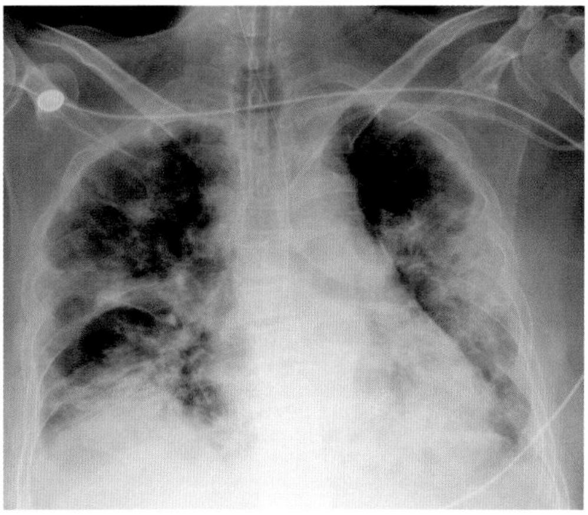

图 58–1 入院当天胸部 DR 检查示双肺野透亮度减低，双肺野大片状高密度影，边界模糊

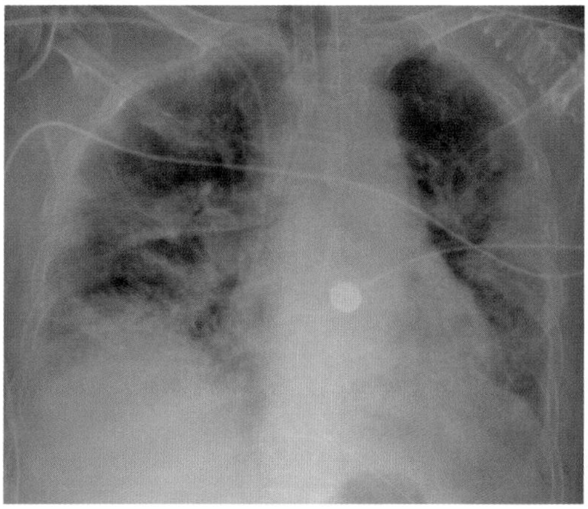

图 58–2 入院第 5 天胸部 DR 复查示双肺野透亮度减低，双肺野大片状高密度影，边界模糊，左肺上野病变较前稍吸收

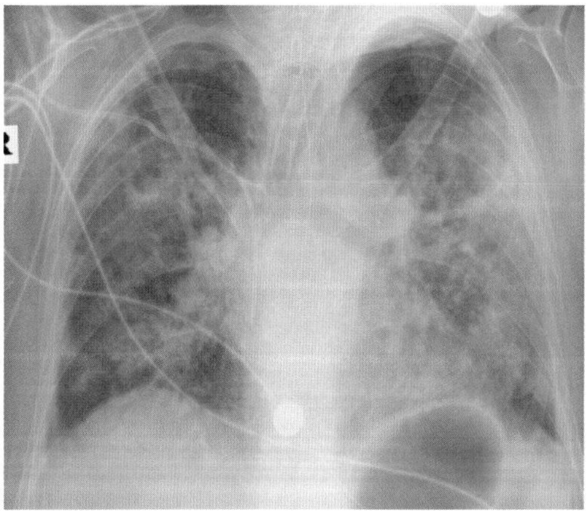

图 58–3 入院第 9 天胸部 DR 复查示双肺野透亮度明显减低，部分肺野呈“白肺”改变，病变较前增大

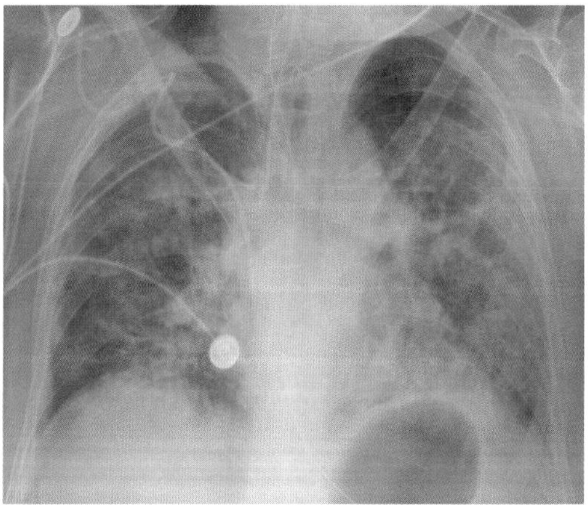

图 58–4 入院第 12 天胸部 DR 复查示双肺野透亮度明显减低，双肺野弥漫性大片状密度增高影，病变较前稍吸收

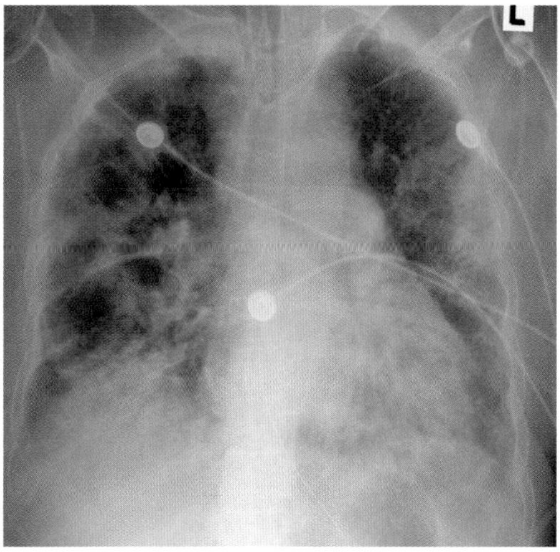

图 58-5　入院第 17 天胸部 DR 复查示双肺野透亮度减低，双肺野多发片状高密度影，病变较前稍吸收

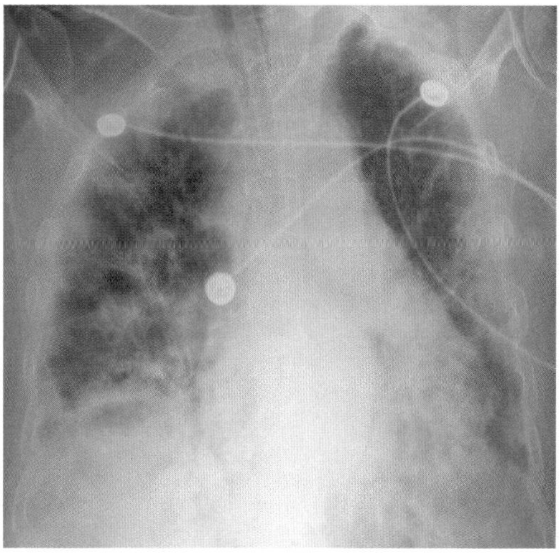

图 58-6　入院第 21 天胸部 DR 复查示双肺野透亮度减低，双肺野多发片状高密度影，病变较前变化不大

病例 59

病史

男，43 岁，有疫区返回人员接触史。20 天前出现发热、咳嗽、胸闷，体温最高 38 ℃，伴咳痰、恶心、呕吐，呕吐物为胃内容物，呕吐 3~4 次 /d，每次约 50~100 mL。19 天前确诊为 COVID-19。

实验室检查

白细胞 9.80×10^9/L，淋巴细胞计数 0.64×10^9/L，淋巴细胞百分比 6.5%， C 反应蛋白 200.0 mg/L 。

影像学表现

患者住院期间 DR 检查表现如下：

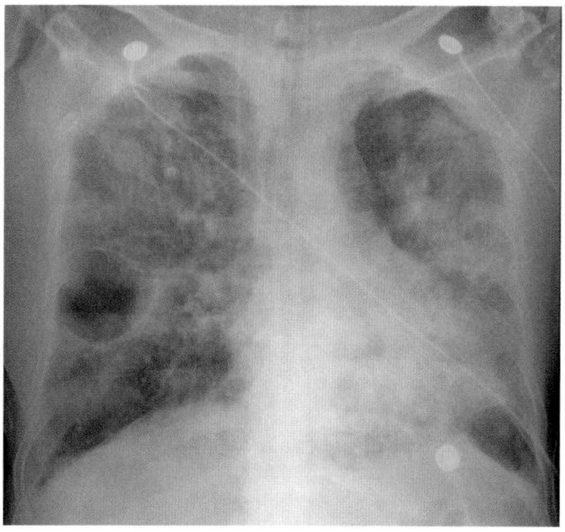

图 59-1　入院当天胸部 DR 检查示双肺野透亮度明显减低，双肺野大片状高密度影，边界不清，局部肺野呈“白肺”改变。右肺中野外带一类圆形大泡影，其内见液平影

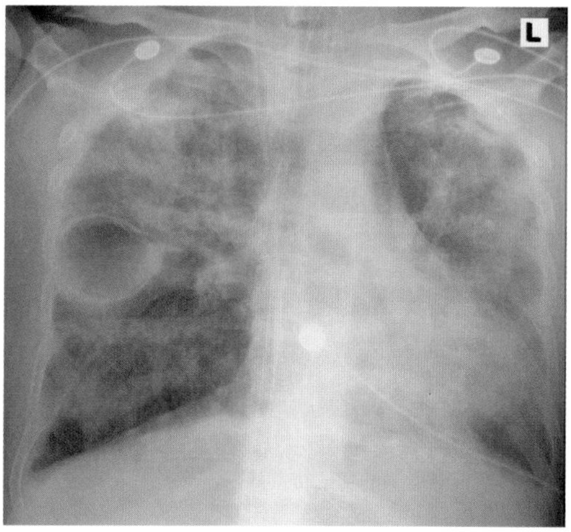

图 59-2　入院第 5 天胸部 DR 复查示双肺野透亮度明显减低，双肺野见大片状高密度影，边界不清，局部肺野呈“白肺”改变。右肺中野外带大泡影，其内液体较前稍增多

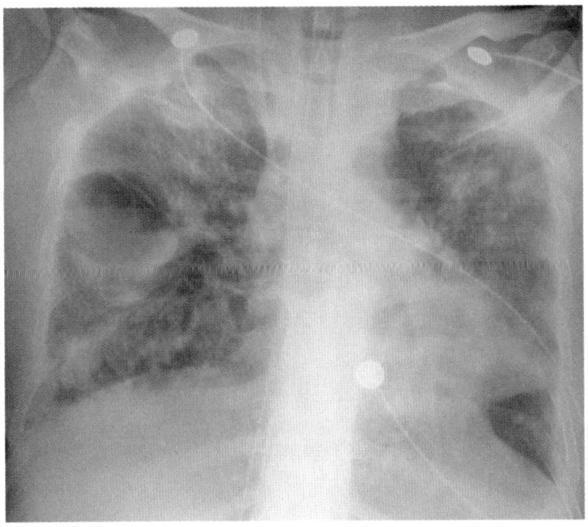

图 59-3　入院第 10 天胸部 DR 复查示双肺野透亮度明显减低，双肺野见大片状高密度影，边界不清，局部肺野呈“白肺”改变。右肺中野外带大泡影较前变化不大

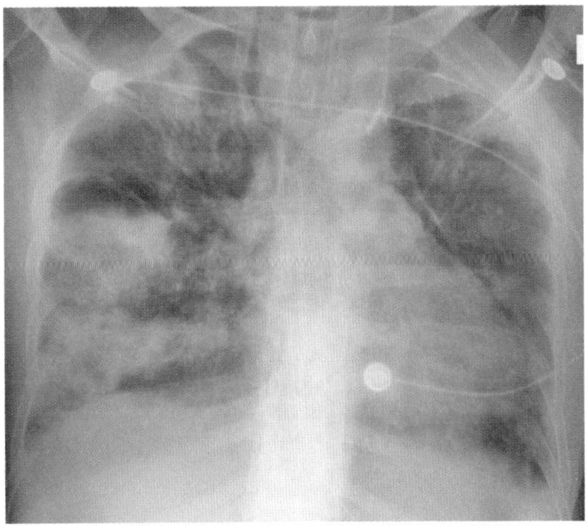

图 59-4　入院第 14 天胸部 DR 复查示双肺野透亮度明显减低，双肺野大片状高密度影，边界不清，右肺中下野大片高密度影，病变较前明显，余病变较前稍吸收。右肺中野外带大泡影，其内液体较前片稍增多

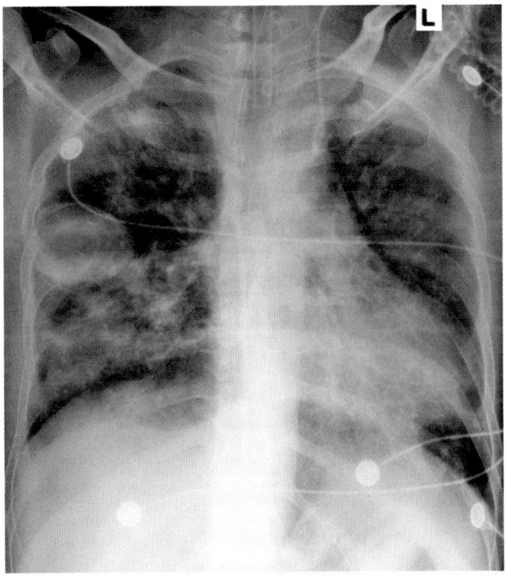

图 59-5　入院第 18 天胸部 DR 复查示双肺野透亮度减低，双肺野多发片状高密度影，右肺中野外带大泡影，病变较前稍吸收

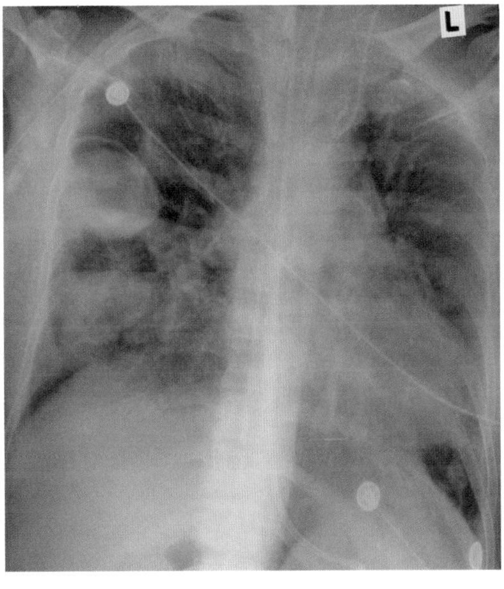

图 59-6　入院第 23 天胸部 DR 复查示双肺野透亮度减低，双肺野多发片状高密度影，右肺中野外带大泡影较前变化不大

病例 60

病史

男，54 岁，COVID-19 患者接触史。20 余天前出现发热，体温最高 37.8 ℃，伴咳嗽、乏力。9 天前 SARS-CoV-2 核酸检测阳性。

实验室检查

白细胞 17.30×10^9/L，淋巴细胞计数 1.52×10^9/L，淋巴细胞百分比 8.8%， C 反应蛋白 172.0 mg/L。

影像学表现

患者住院期间 CT 检查表现如下：

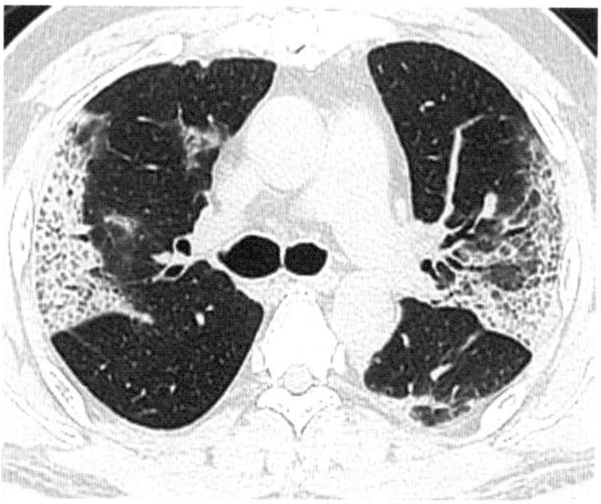

图 60-1　患者入院第 2 天胸部 CT 检查示双肺上叶及左肺下叶上段多发楔形网格状磨玻璃影，部分呈铺路石征改变，内见支气管气像

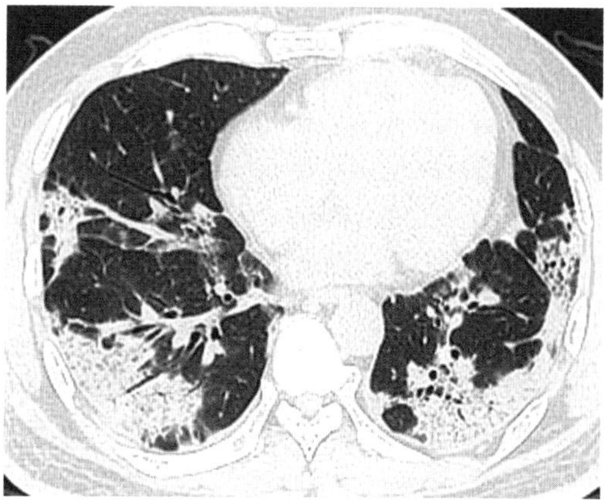

图 60-2　双肺下叶及左肺上叶下舌段多发片状实变影，内见支气管气像

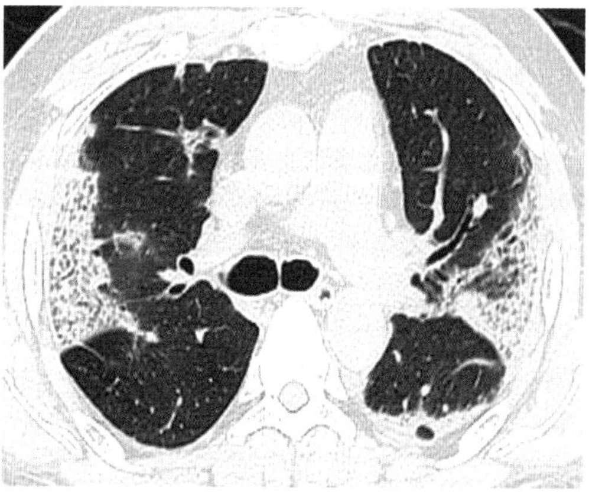

图 60-3　患者入院第 6 天胸部 CT 复查示双肺上叶及左肺下叶上段多发楔形网格状磨玻璃影，部分呈铺路石征改变，内见支气管气像，病变较前变化不大

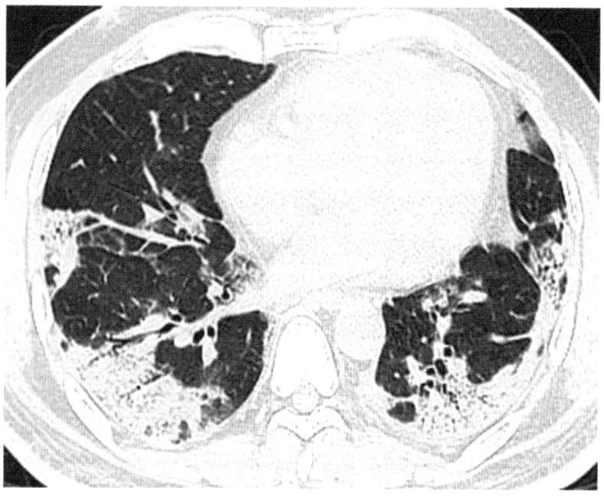

图 60-4　双肺下叶及左肺上叶下舌段多发实变影，较前变化不大

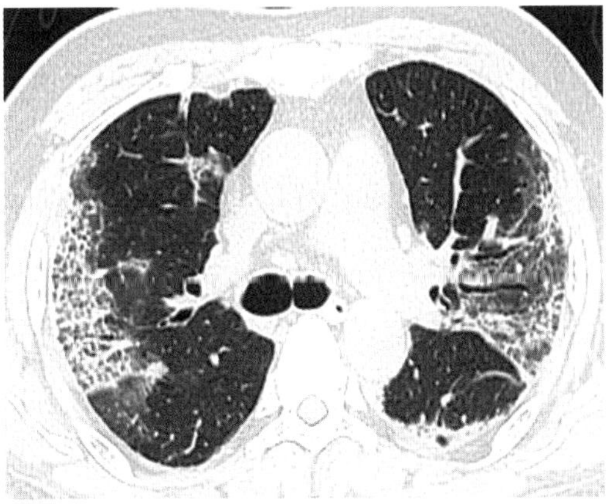

图 60-5　患者入院第 9 天胸部 CT 复查示双肺上叶及左肺下叶上段网格状磨玻璃影及条索影，病变较前吸收

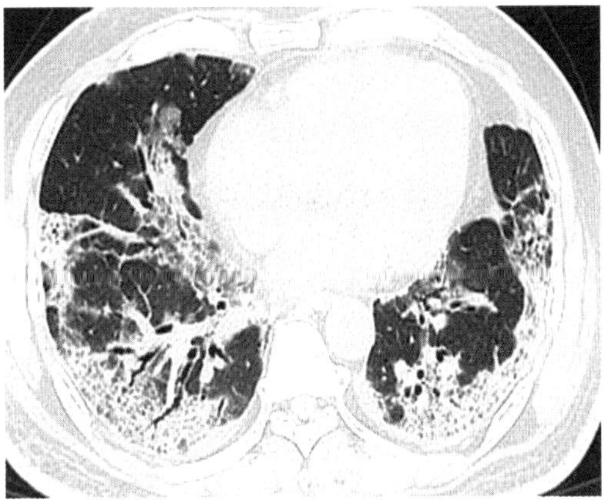

图 60-6　双肺下叶、左肺上叶下舌段及右肺中叶多发实变影及条索影，病变较前吸收

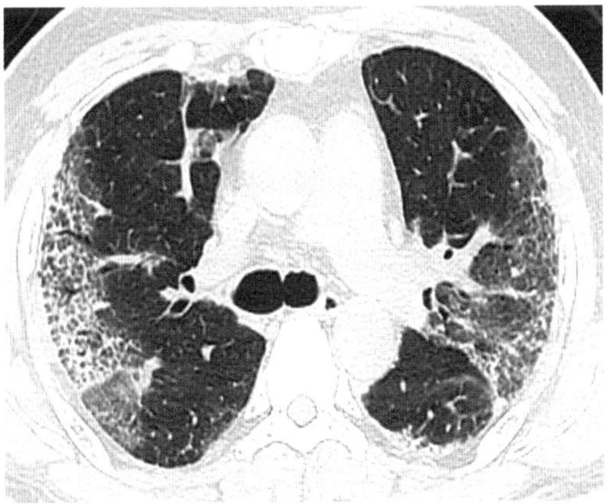

图 60-7　患者入院第 11 天胸部 CT 复查，双肺上叶及左肺下叶上段网格状磨玻璃影及条索影，病变较前进一步吸收

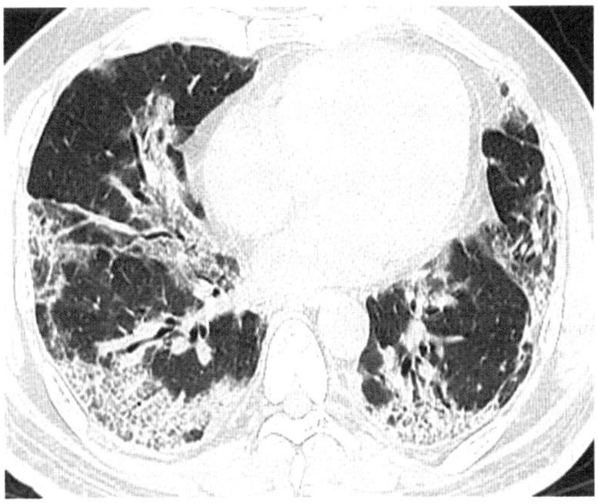

图 60-8　双肺下叶、左肺上叶下舌段及右肺中叶多发实变影及条索影，病变较前吸收

病例 61

病史

女，79 岁，COVID-19 患者接触史。16 天前出现腹泻，里急后重，伴腹痛，11 天前上述症状加重，伴胸闷、气短，恶心。咽拭子 SARS-CoV-2 核酸检测阳性。

实验室检查

白细胞 8.60×10^9/L，淋巴细胞计数 1.91×10^9/L，淋巴细胞百分比 22.2%，C 反应蛋白 67.7 mg/L。

影像学表现

患者住院期间 CT 检查表现如下：

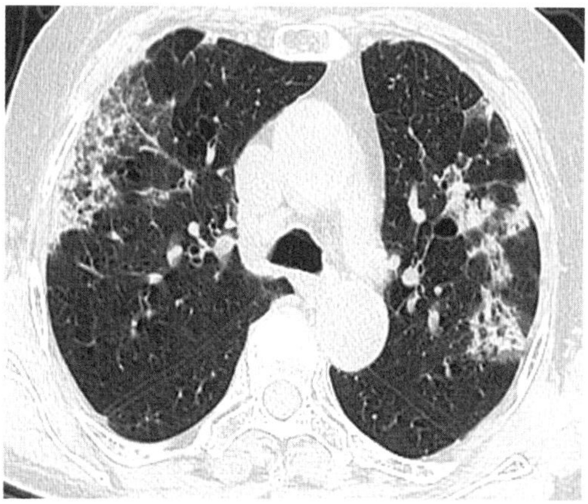

图 61–1　患者入院第 2 天胸部 CT 检查示双肺上叶大片状高密度影及条索影，局部少许实变影

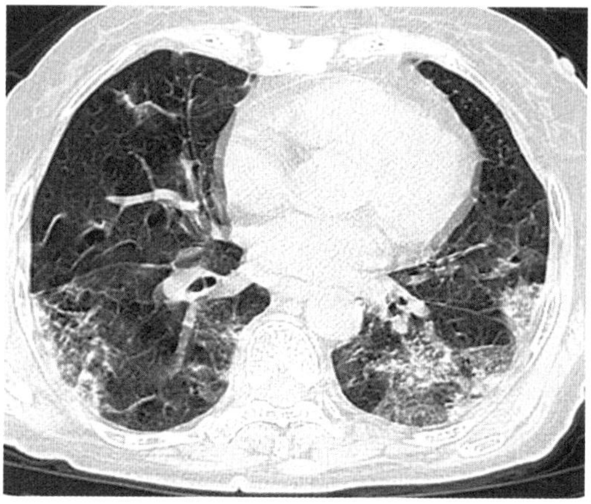

图 61–2　双肺下叶、右肺中叶内侧段、左肺上叶下舌段多发斑片状高密度影（患者屏气欠佳）

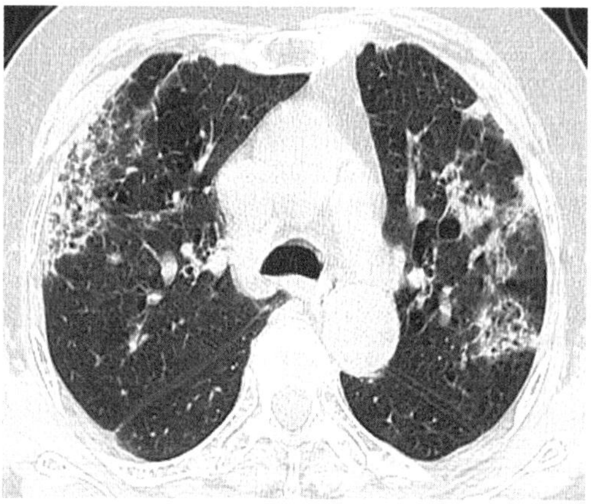

图 61–3　患者入院第 5 天胸部 CT 复查示双肺上叶大片状高密度影及条索影，局部少许实变影，病变较前稍吸收

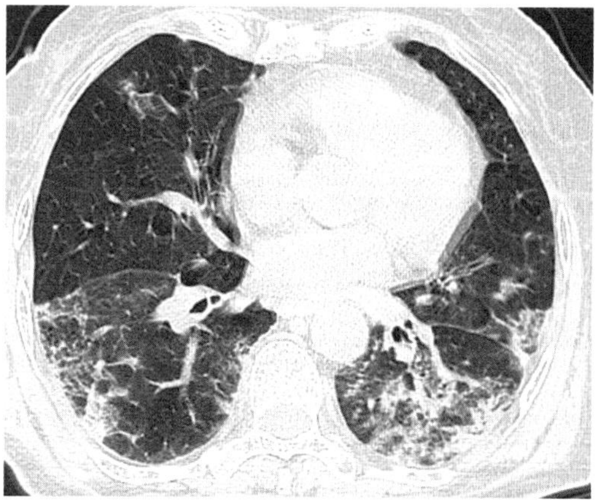

图 61–4　双肺下叶、右肺中叶内侧段、左肺上叶下舌段多发斑片状高密度影及条索影，病变较前稍吸收（患者屏气欠佳）

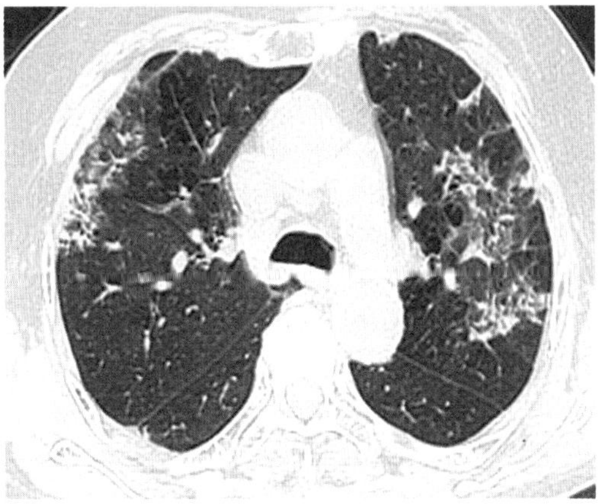

图 61-5　患者入院第 8 天胸部 CT 复查示双肺上叶多发条索影，病变较前明显吸收

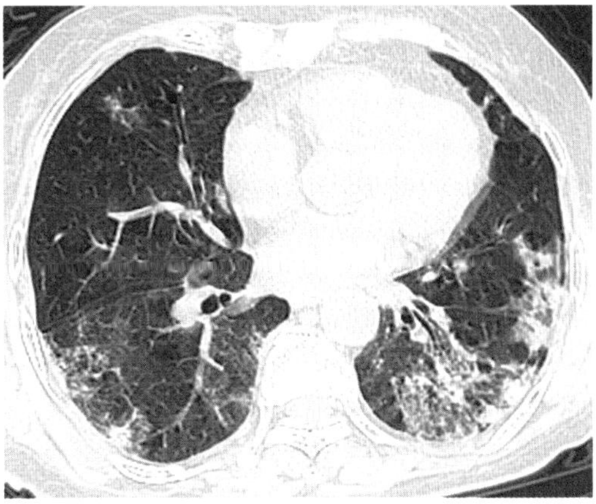

图 61-6　双肺下叶、右肺中叶内侧段、左肺上叶下舌段多发条索影，病变较前进一步吸收（患者屏气欠佳）